肿瘤病人的康复治疗

主编　贾廷珍　马力文　张淑兰
编者　(依章节先后为序)
贾廷珍　赵友文　徐厚恩　徐　红
张宝慧　王墨培　杨　静　张淑兰
张照辉　马力文　曹宝山　梁　莉
龙金华　邓惠静　李萍萍　肖　宇

北京大学医学出版社

ZHONGLIU BINGREN DE KANGFU ZHILIAO

图书在版编目（CIP）数据

肿瘤病人的康复治疗/贾廷珍，马力文，张淑兰主编．北京：北京大学医学出版社，2005.10
ISBN 7－81071－864－9

Ⅰ．肿…　Ⅱ．①贾…②马…③张…　Ⅲ．肿瘤－康复　Ⅳ．R730.9

中国版本图书馆 CIP 数据核字（2005）第 108123 号

肿瘤病人的康复治疗

主　　编：贾廷珍　马力文　张淑兰
出版发行：北京大学医学出版社（电话：010－82802230）
地　　址：（100083）北京市海淀区学院路 38 号　北京大学医学部院内
网　　址：http://www.pumpress.com.cn
E － mail：booksale@bjmu.edu.cn
印　　刷：北京东方圣雅印刷有限公司
经　　销：新华书店
责任编辑：任　远　**责任校对**：焦　娴　**责任印制**：张京生
开　　本：850mm×1168mm　1/32　**印张**：8.75　**字数**：220 千字
版　　次：2005 年 11 月第 1 版　2005 年 11 月第 1 次印刷　**印数**：1－3000 册
标准书号：ISBN 7－81071－864－9/R·864
定　　价：19.50 元

前 言

众所周知，肿瘤综合治疗能够延长患者无病生存期，可以提高其生活质量。这是基于医学科学理论和技术不断发展；医学科学工作者对肿瘤和肿瘤治疗观念不断更新和长期大量临床实践经验的累积。

肿瘤综合治疗是指参与综合治疗的主要相关科室（外科、内科和放射治疗科等）根据患者年龄、身体状况、肿瘤组织学和生物学特点、临床分期、疾病发展趋势共同制定个体化合理治疗方案，通力协作完成治疗计划，以达到最终目标——延长生存期，提高生活质量，回归社会，再作贡献。

完成肿瘤综合治疗计划并非完成对患者的全部治疗。肿瘤和肿瘤治疗对其造成的身体和器官功能障碍、心理障碍及社会活动障碍等都要通过各种有力措施，最大限度地改善其各种障碍，使其获得与健康人同等社会权益和义务。这就是康复医学治疗的目的和任务，也恰是编写本书的认识背景。

本书共分13章。每一章都围绕肿瘤综合治疗受益的同时又受到不同程度的器官损伤、损伤特点、心理障碍及其特点和对肿瘤和肿瘤治疗导致的各种障碍进行的康复治疗作了阐述。其中突出了心理、营养、运动和免疫康复治疗的重要性。提示临床医生、护理人员和医学生在关注肿瘤治疗的同时要重视康复治疗，使其获得综合治疗最佳疗效和最高生活质量。

本书是为临床医生、护理人员和医学生编写的参考书。

本书限于临床实践经验和写作水平，加之时间仓促，难免有误，敬请同道批评指正。

贾廷珍

2005年4月

目 录

第1章　概　论

20世纪，对肿瘤患者的康复治疗无论在临床医学还是在基础医学领域，都未引起人们足够关注，随着对肿瘤综合治疗认识的提高和实践，肿瘤患者这一群体的生活质量有了明显提高，生存时间也有了不同程度的延长。令人兴奋的这一事实，逐渐使人们对肿瘤患者康复治疗的悟性有了很大提高。如果不失时机地对肿瘤患者进行康复治疗，可以最大限度地改善其有关器官和系统的功能状况，减少由于肿瘤和对肿瘤治疗而产生的不同程度损害，对延长其生存时间和提高其生活质量将会有更大的裨益。

进入21世纪，肿瘤患者的康复治疗已被广大临床肿瘤工作者，乃至广大医护人员和患者高度重视，相关论文和著作逐渐增多，但系统、全面地指导肿瘤患者在接受综合治疗的全过程中增加康复治疗的专著为数尚少。为此，有必要编著一部肿瘤病人康复治疗的书，为肿瘤综合治疗增添一些参考内容。

一、定义与概念

（一）康复（rehabilitation）

1942年，在美国纽约召开的全美有关康复问题讨论会上曾对康复有一个著名的定义："所谓康复，就是使残疾者最大限度地复原其躯体、精神、社会、职业和经济能力"。1969年世界卫生组织（WHO）医疗康复专家委员会将康复定义为："康复是指综合地和协调地应用医学的、社会的、教育和职业的措施对患者进行训练和再训练，使其能力达到尽可能高的水平"。经过10年的发展，对康复的目的已一致认为通过一切努力使残疾者能够和健全人平等地重新参加社会生活、重返社会（community reentry）。为此在 1981 年 WHO 医疗康复专家委员会赋予康复一个新的定义："康复是应用各种有用措施以减轻残疾的影响和使残疾人重返社会"。迄今国际仍沿用这一定义。

（二）康复医学（rehabilitation medicine）

康复医学不是现有医学各科的延伸，而是有其独立的治疗对象，治疗目的，治疗方法的一个独立学科。

康复医学服务对象是经内科、外科、小儿科，治疗后仍遗有暂时性和永久性的躯体障碍、心理障碍和社会活动障碍的所有患者。

康复医学治疗目的是在可能范围内最大限度地对患者进行心理调适和恢复这些患者的器官功能，从而恢复他们的自理生活、学习、工作和社会活动的能力。

康复医学采用心理干预和功能恢复性训练及代偿和适应等手段；辅以必要的药物和手术治疗使患者恢复功能和能力，为其重返家庭和社会创造基本条件。

由此看来，康复医学不管采用什么手段，例如心理、药物物理和手术治疗等，均归属于治疗学的范畴。但它不等于临床医学，而是不同于临床医学的一个独立学科。

二、康复医学在现代医学体系中的地位和作用

如前所述，康复医学是一门不同于临床医学的集生物医学、医学心理学和医学社会学为一体的新兴的综合性独立学科，在保障人们的身体健康，心理健康和高质量的生活水平方面发挥着重要作用。

随着医学科学的发展，人们对其内涵的理解更加深刻。各国很多著名的专家相继提出："康复医学不是单纯的临床医学的延续，康复医学应与临床医学相结合，相渗透，相辅相成"。随后，

又进一步强调，康复医学的观点和其基本技术应为所有医院医疗计划的一个组成部分，同时还应使之成为医生医疗手段之一。因此，肿瘤患者的康复治疗不仅是康复治疗专科医生的任务，也是临床医生的任务。

康复医学与临床医学之间既密切相关又有所不同。临床医学主要作用是疾病的诊断与治疗；而康复医学尽管贯穿于临床医学的全过程，但其主要作用是涉及疾病和治疗疾病所导致的器官功能障碍，心理障碍，从业和社会活动障碍等全方位的治疗和训练。从另一角度来说，临床医学主要采用各种不同手段逆转疾病的病理过程，同时又为康复治疗创造必要条件，而康复治疗是在临床治疗过程中扮演着“成全”的角色。

三、康复治疗在肿瘤综合治疗中的地位和作用

肿瘤患者的康复治疗从广义上讲是指癌症的治疗，其中包含肿瘤病灶的切除，心理上的调适，体能恢复，回归社会，融入集体，展现患者各自的才干，发挥各自的作用；从狭义上理解，即对原发病灶和继发疾病治疗全过程中的不同阶段，通过各种不同手段，有计划和有针对性地进行有效治疗，使其受累器官的功能有所改善和恢复，以提高其生活质量，延长其生存时间。

众所周知，恶性实体瘤病人已归于常见疾病谱中的一大类疾病，严重影响人类健康。由于当代医学对癌症的诊断与治疗，特别是早期诊断，早期治疗有长足的进步，对癌症治疗的观念不断更新，对癌症综合性的个体化治疗，也逐渐被广大临床肿瘤工作者所认识，并取得许多可喜成就。近年来，英国杂志报道，英格兰和威尔士的癌症发病率和癌症死亡率呈下降趋势；75 岁以下的居民癌症死亡率下降 16%，其中男性肺癌和女性乳癌下降较为明显。2000 年美国报告，美国肿瘤的发病率和死亡率在 1997

年以后已持平，有些肿瘤已开始下降。日本学者于2000年亦报道其癌症死亡率目前已趋平坦，未再升高。这都说明人类在征服癌症的斗争中已取得了重大胜利。但是人类完全战胜癌症还有遥远的路要走。就患者个人来说，癌症对其是一个极大打击，即使得到根治，也会使其在接受治疗的全过程中，承受着种种压力：如精神压力，经济压力及风险压力等。治疗后也需将自己对癌症的认识调整到接受现实的状态。但是，治疗肿瘤的同时，又给患者带来相关器官功能和形体的不同程度影响，生活质量也有不同程度的下降。显然，肿瘤患者的康复治疗早于癌症临床治疗之前，融于癌症治疗之中，又于癌症治疗之后。不难看出，肿瘤病人的康复治疗在肿瘤的综合治疗中占有一定地位并起着重要作用。

四、康复治疗的特殊性

肿瘤患者的康复治疗与其他疾病（例如心脑血管疾病等）患者的康复治疗是有所不同的，影响肿瘤患者康复治疗的一些特殊因素常见于：(1) 肿瘤影响其生存时间重于其他疾病；(2) 肿瘤患者心态对其生活质量的影响较其他疾病严重；(3) 使患者有难以忍受的癌症疼痛严重影响其生活质量；(4) 肿瘤潜在的进展；(5) 联合抗肿瘤治疗所导致的损害；(6) 更高要求治疗的特殊性；(7) 继续抗肿瘤治疗所投入的时间和精力；(8) 打乱了家庭生活的计划；(9) 进行肿瘤治疗的经济支撑能力；(10) 家人支持治疗的情况；(11) 接受姑息治疗寄予的希望是否得到支持；(12) 更高营养需要的可能性。

从而看出，癌症具有复杂的慢性病程，其康复治疗绝不是单一业务科室的医生所能胜任的，而是需要一个结合其治疗特色组成的康复治疗小组，进行全面系统的个体化治疗。康复治疗小组成员包括理疗专家、职业医学家、成形修复专家、语言病理学家、心理学家、护理人员、社会工作者以及病人及其家属。

康复理疗专家是受到专业培训的，具有评价患者功能减低程度、生物力学状态，活动能力并有开具康复治疗处方的能力和指导肿瘤病人合理用药的水平以及对肿瘤病人形体残缺进行矫正和修复的技能和进行康复治疗的多类技术。当然，这些技能并不是集理疗学家于一身的，而是在一个理疗专业队伍中有不同特长的康复医学专家。康复小组将对肿瘤病人制定全面的个体化康复治疗方案，包括疾病的早期、晚期的治疗。治疗目标应是提高肿瘤病人的器官功能，减轻其痛苦，预防其伤残。此外还要协调康复治疗各部门间的活动，实施康复治疗的具体计划，并对病人进行长期随访。不难看出，对康复治疗医生的专业水平要求是很高的。目前就美国来说，肿瘤康复治疗专业医生数量远不能满足要求。1960 年代，其数量寥寥无几，1970 年代已由 1 163 名增加到 6 220 名，这足够说明，肿瘤病人的康复治疗在综合治疗中的作用已经成为不可缺少的重要部分。

五、肿瘤临床治疗在康复治疗中的作用

肿瘤病灶的单一治疗时代已是过去的历史。现在对肿瘤的治疗不仅针对肿瘤疾病本身，重要的是重视病人的整体。合理的有计划的对肿瘤病人进行综合治疗已成为当代治疗肿瘤的指导思想。这也是我们肿瘤学界著名专家孙燕院士的一贯主张，并有所发展。

对一个肿瘤患者来说，不管先就诊于肿瘤外科，还是肿瘤内科或是肿瘤放疗科，首诊医生应对患者进行系统、全面地检查，根据检查结果对其机体状况，肿瘤的病理类型，侵犯的范围和发展的结局进行综合分析，客观评价疾病已处的临床分期，并与相关科室共同制定综合治疗方案，对病人进行相应治疗，以最大限度地提高治愈率和生活质量。例如乳腺癌的治疗不仅只考虑切除

病灶，还要考虑进行肿瘤根治时最大限度地保证形体的完整性，这对患者的心理都将产生很好的影响，减少对癌症的恐惧感，增强治疗的信心。这说明肿瘤患者的康复治疗必须融入肿瘤临床治疗的全过程。又如乳腺癌术后，医生根据其肿瘤大小、位置、组织学病理类型、淋巴结转移情况，受体情况和基因表达水平，月经情况，制定合理的术后辅助治疗方案和由治疗疾病引起的副反应的处理方案，为以后的康复治疗创造良好条件。所以说康复治疗又是临床治疗的继续。

六、康复治疗内容

肿瘤病人的康复治疗应是系统的全方位的治疗。癌症本身的发生和发展造成癌症发生部位的损伤和功能障碍。例如胃癌致胃黏膜溃疡、坏死、出血、穿孔，最后导致病人胃功能障碍和生活质量的下降。肺癌影响肺功能，乃至影响心功能。肝癌病人影响消化道功能，甚至影响代谢功能等。适宜手术者，术后又会给病人造成器官功能的障碍和器官残缺。有的癌症患者处于疾病不同阶段，术后又可能进行辅助放疗和化疗。同样，放、化疗会伤害正常器官并导致其功能障碍，可见，不管肿瘤发生在哪个部位，发展到哪个阶段，都要采取相应的治疗措施，也都会给病人带来不同的负面影响，因此癌症病人都需要进行有所侧重的康复治疗。

癌症患者因为肿瘤发生部位不同，严重程度不同，历经时间长短不同，治疗手段不同，造成器官残缺和功能障碍不同，其家庭经济条件，人文背景都不尽一致，因而癌症病人都有不同程度的心理障碍，因此，医护人员在临床治疗前及治疗过程中和治疗之后，始终重视病人的心理活动及时与其家属和亲友密切配合，进行有针对性的个体化心理治疗，这将会大大提高肿瘤病人的总体治疗效果。

肿瘤营养治疗是康复治疗中一个重要内容，其理论依据是营养治疗应有益于患者而不会刺激肿瘤生长，其目的是提高抗肿瘤耐受性，延长患者的生存期，提高生活质量。

“生命在于运动”这一名言包含着极其深刻的哲理。肿瘤病人不论疾病处于哪一个阶段，采用什么手段治疗都会对其心理、体能和器官产生一定影响，因此，在临床治疗的不同阶段和临床治疗之后，进行科学的、适量的运动是十分必要的，在促进体能的恢复和生活质量的提高都将发挥重要作用。

在临床实践中，发现肿瘤病人在荷瘤时，在手术前后，在肿瘤化、放疗前、后，其免疫功能，特别是细胞免疫功能都受到一定程度影响，主要表现在T淋巴细胞亚型比率和辅助T淋巴细胞和抑制T淋巴细胞比值均明显降低，说明提高肿瘤病人的免疫功能是非常重要的。临床医生、康复医生在肿瘤病人治疗的全过程中应不失时机的，采取行之有效的措施，提高其免疫功能。这对提高肿瘤治疗的近、远期疗效和自身抗瘤能力将占重要地位。

肿瘤病人在采用各种措施的治疗前、中、后对胃肠功能的干扰是影响病人生活质量的一个最突出的临床表现，也是患者在接受各种治疗时产生心理负担最重的一个方面，这表明，肿瘤病人的胃肠功能康复在临床治疗的不同阶段都应给予足够重视。

原发肺癌和肺转移癌都会不同程度的造成患者肺功能障碍，进而影响心功能。肺癌手术和术后的辅助治疗以及其他部位肿瘤的治疗都会给病人带来损害和痛苦，因此应重视心肺功能的康复治疗。

肝脏、肾脏是人体重要器官。各种癌症的治疗都会给患者造成不同程度损伤，因此在对肿瘤患者进行综合治疗时，保护肝肾和肝肾康复治疗都不能等闲视之。

实体瘤对造血系统的影响常见于癌细胞的骨转移和采用不同治疗手段导致的骨髓造血功能损伤。这是中断治疗计划的重要因素，造血功能恢复程度直接影响肿瘤病人治疗计划的实施。因此，造血功能的康复就显得十分重要。

中医中药在我国医药发展史上占重要地位，发挥了不可磨灭的作用。我国肿瘤学界著名的肿瘤内科专家孙燕院士在第四版“临床肿瘤内科手册”第一章中特别提出“大家共同关心的几个问题之一就是中医中药在肿瘤治疗中的地位”。在这节中，精练而高度概括了中医和西医的特点，两者之间相互补充可明显提高肿瘤患者生活质量和生存率，可见中医中药在肿瘤患者的康复治疗中扮演重要角色。

生活质量与康复是本书重要内容之一。肿瘤病人的康复治疗的最终目的就是最大限度地恢复器官功能，提高生活质量，延长生存时间。这正是临床工作者和康复工作者共同关注的问题。

七、展望

肿瘤病人的康复治疗是肿瘤病人综合治疗中的重要组成部分。其主要内容涉及癌症患者的手术治疗、化疗、放疗和其他治疗后所出现的身心功能障碍的全面康复，使其恢复到一个健康人的正常心身状态。这一最终目标正是广大医学工作者和患者的共同目标，正受到广大医务工作者、医疗管理部门和政府部门的高度重视，又将作为医学教育、医疗培训的重要内容之一。相信在不久未来，肿瘤病人的康复治疗很快发展成为一门独立学科。

（贾廷珍）

第2章　异常心理的干预、治疗与康复

癌症常常被认为是“不治之症”，患者一旦被确诊为癌症，都会产生不同程度的心理问题，甚至心理障碍。

一、心理社会因素与癌症

当前认为癌症是一种心身疾病，癌症的发生与心理社会因素有明显关系，并且还影响着肿瘤的进程。患者良好的心态以及良好的社会支持系统可以调整和增强机体免疫系统的功能，有利于肿瘤向康复的方向转化。而恶劣的情绪，不良的环境，社会支持系统的不利因素则会降低机体的免疫力，使病情进一步恶化。

癌症的确诊对患者本人，对家属都是一种超强的心理创伤、精神刺激，因而常常会引起患者强烈的情绪反应，如恐惧、紧张不安的焦虑反应，悲伤、抑郁反应，或愤怒、不信任、疑虑等各种反应。不仅在得知诊断时出现，而且也存在于癌症的治疗、复发、再治疗、恶化等全过程中。因此，癌症不仅给患者带来精神创伤，在整个治疗过程中还经受各种疼痛的折磨，以及由于身体功能受损带来的心理冲击，如化疗、放疗、手术等引起的脱发，胃肠道症状，血象的异常，乳房的缺失，人工肛门……。更由于癌症的治疗、住院等原因打乱了家庭生活的平静，影响了工作和社交活动导致了经济紧张，甚至影响了生活质量。

二、肿瘤病人常见的心理问题

(一) 急性应激反应

1. 急性应激反应 (acute stress reaction)　过去叫做急性心因性反应。

心因指的是心理因素，包括心理素质和心理应激两个方面。心理素质主要反映了一个人对具有足够强度或频度的精神刺激的敏感性、耐受性的情况。

而心理应激　指的是来自生活中的各种重大事件导致的精神刺激、精神创伤。

癌症作为强烈的精神创伤，成为应激原，可以立即产生急性应激反应，因为癌症与一般的躯体疾病不同，癌症的病情险恶，病程急促，治疗困难，使得患者以及家属感到束手无策，无法应对，特别是癌症的不良预后，会给家庭和个人带来各种重大损失和不幸，因此，癌症患者接到确诊的恶性信息之后，往往会立即发生急性应激反应。

2. 临床表现　发病后，症状持续时间，每个人的差别很大，从几小时，几天，甚至1~2周。症状表现主要有以下几种类型：

(1) 茫然　患者获知得癌的消息后，突然变得麻木，就像没听见似的，呆住了，有时呼之不应，表情呆滞，过后对当时情况不能清楚地回忆，说明当时有一定程度的意识障碍。意识障碍还可表现为注意力不集中，对周围的事情反应淡漠，还可能出现定向力障碍，如不知身在何处，正在干什么，他人与其无法接触与交流，有时还可以出现自言自语，语言断断续续，令人无法理解。

(2) 亚木僵或木僵状态　部分患者从茫然进一步恶化，表现少语、不动，表情呆板，无神，呼之不应，或完全不语。有时呆坐，有时则卧床不动，虽能睁眼，但却缄默无语。

(3) 激越　表现为无目的性活动明显增多、兴奋、躁动、时有逃避行为或无目的地漫游，此时可出现胡言乱语，焦虑不安等症状。伴有恐惧，焦虑症状时，可同时出现植物神经系统功能紊乱的症状，如心悸、心动过速、呼吸急促，出汗，尿频，面部潮红，震颤等。

3. 病因分析

病因具有明显的，强烈的精神创伤作为应激原，如果应激原不存在就不会发生应激反应，但是对于患病的个体来说，心理素质如易感性起着重要的作用。对于听到患癌症的不幸消息后，每个人的反应有着极大的不同，有的人十分镇静，努力地克制自己，会向医生咨询对策，寻求帮助……，有的却立即发生“休克”反应，这种差别与患者对癌症的认识不同，以及当时的环境、条件的区别（如身体情况，有无其他疾病，家庭经济状况，工作情况等）有密切相关。如有心理准备，应激反应较轻，反之则较重，又如身旁有可共同承担此重大精神创伤的亲人或医护人员，也都可以减轻这种刺激强度，这说明及时的心理干预是非常重要的。

总之，急性应激反应的发生，与癌症作为应激原有直接关系，也与其个体的各种条件以及当时的现场环境有着重要的、间接的关系。

按照巴甫洛夫学派的观点，急剧超强的刺激，作用于高级神经系统，可导致兴奋，抑制和过度紧张相互冲突，中枢神经系统为了避免进一步受到损伤，则会产生超限抑制。超限抑制是一种保护性抑制，在抑制扩散的过程中，会产生脱抑制现象，即产生皮层与皮层下活动相互作用的异常表现，在临床可表现出一定程度的意识障碍，精神活动的兴奋或木僵状态以及无目的的行为紊乱状态等都反映了这种中枢神经系统的变化。

根据 Kaplan 的观点，把应激的后果归纳为三期：

第一期　冲击期　是指受到精神刺激之后的第一个反应期，

表现出茫然的休克状态，一般持续数分钟至数小时不等。

第二期　明显的精神混乱期　情绪障碍，变化极大，如焦虑、抑郁、情绪极不稳定，各种行为紊乱……。

第三期　重建期　情绪逐渐平稳，建立新的平衡，一方面表现为正视现实，改善功能，恢复正常；另一方面，可以发生进一步的心理，躯体以及人际关系等多方面的异常，趋于慢性化，产生适应性障碍。

4．预防

癌症引起的急性应激反应是与天灾、战争以及其他意外等不可预知的精神创伤所引致的应激是完全不同的，疾病引起的应激，包括癌症在内，是可以事先加以注意，进行预防的。首先最先获得某人确诊癌症信息的是医务人员，包括放射科医师或检验科医师以及其他医务人员，特别是肿瘤科的专业人员，必须认识到，这个诊断会给患者及家属带来强烈创伤。因此，应该以极大的同情心，认真安排一个适当的环境，首先向患者家属实事求是地告知其诊断，同时要恰当地指出：癌症并非不治之症，使其家属对癌症有信心与医生一道帮助患者与疾病进行斗争，并与其家属协商在什么时候用什么方式，告诉患者的方法，患者对自己的疾病有知情权，患者得知自己患了癌症之后，许多病人能够发挥主观能动性，积极地与癌症进行斗争；但为了预防发生急性应激反应，医务人员及患者家属仍应在有准备的情况下告知患者，而绝不应该让患者在毫无心理准备的情况下，突然得知患了癌症，从而发生突发的急性应激反应。

从全社会讲，进行有关癌症的治疗，特别是当前治疗方法不断进步的科普宣传以及癌症患者的现身说法，组织各种活动。对于广大群众进行教育也会使人们对癌症的恐惧心理有缓解应激的作用。

5．心理治疗

对于急性应激反应的心理治疗，就是危机干预。当一个重大的生活事件发生，使人感到无法应付，难以解决时，这种平衡的稳定状态就被打破，从而产生了心理紧张、不安、焦虑、开始进入失衡状态，继而产生了急性应激反应。

危机干预一般分为四个步骤：对危机的评估、确定治疗目标、实施治疗和中止治疗。

对于癌症引起的危机干预，主要有三步：

第一步　得知信息之后，患者被吓呆了，茫然不知所措，此时，并不需要进行什么劝告，解释等心理安慰，只需细心照料，安排一个安静的环境，使其逐渐地、自然地恢复，如果发生兴奋、躁动、胡言乱语或者逃跑等行为紊乱的话，应立即给予抗焦虑药或镇静药。

第二步　向其家属了解患者的性格特点，平时对癌症的认识，对癌症的恐惧心理，文化素质，遗传因素等方面的情况，在患者恢复神志、冷静之后，有针对性的进行认知治疗及支持性心理治疗，以促膝交谈的方式，建立良好的、可依赖的医患关系，进行直率的，实事求是地交流，如讲解人的一生之中，患病是难免的事情，癌症也是躯体疾病，癌症的治疗方法及技术已经取得了长足的进步，并不再是“不治之症”等等内容。

要尽量针对患者的具体情况，向患者提出如何配合医生进行各项检查和治疗的明确要求，这就是调动患者的主观能动性，让患者也积极主动地努力战胜癌症。

要同时说服动员患者家属及其他社会支持系统共同与患者一起克服危机，防止家属或其他人做出一些事与愿违的事件干扰心理干预。

第三步　帮助患者进行心理康复，在与癌症进行斗争的过程中，是个艰苦的，长期过程，需不断地与患者交流，帮助他正视疾病治疗的长期性，要以健康的心理来对待癌症，积极与医务人员合作，防止发生慢性的不良心态——适应性障碍。

在危机干预心理治疗的同时，有时需进行药物的辅助治疗。

抗焦虑药　可给予苯二氮䓬类药物如安定（口服或注射）、罗拉、佳乐定（阿普唑仑）或氯硝安定（口服或注射）。以控制其焦虑不安情绪或兴奋状态并促进睡眠。

催眠药　于晚上入睡前可给予速效催眠药，如三唑仑、思诺思、米唑安定（多美康）等，也可给长效安眠药，如氯硝安定、氟安定等，使其安稳入睡，缓解焦虑情绪，次晨患者会获得好转。

对于木僵、抑制持续时间较长的患者，要保证其水分，热量及营养的供给，必要时进行输液等支持疗法。

（二）适应障碍

1. 适应障碍的概念

严重的精神创伤导致了急性应激反应之后，部分患者会形成持续性的情绪失调，难以适应应激后的新环境，称之为适应障碍。

严重的躯体疾病，例如心脑血管病，糖尿病等都可以作为应激源而引起适应障碍，癌症患者由于得病后还要反复持续地进行化疗或放疗等检查及治疗，因而不断的痛苦仍会造成应激和心理创伤，因此，患者经常会产生明显的适应障碍。

2. 临床特点

在急性应激之后，1～3个月内发生较多。病程多数在6个月内，但癌症的反复治疗也可以使适应障碍的病程持续更长时间。临床症状多种多样，临床表现以及轻重程度与患者心理特点，生活经历，文化素质，家庭环境，社会支持系统等多种因素有关。

3. 主要临床类型

(1) 以焦虑为主的适应障碍

焦虑反应　当人们遇到危机或重大问题，都会引起焦虑反应。同样的，自己或至亲的人得了重病，特别是得了癌症，对自己及其亲属的工作、生活都会带来极其不利的影响，丧失工作能力，带来沉重的经济负担，因此，必然会产生焦虑不安的情绪，感到不知所措，无法应对，但如果医生说是误诊了，那么焦虑立即会消失，如果有好的治疗方法，焦虑也会立即明显减轻，癌症引起的焦虑反应属于对于身体疾病这一不良应激带来的适应障碍。

焦虑症　与上述焦虑反应不同，是属于一种并没有现实生活中的应激事件，而是患者无缘无故产生的焦虑不安情绪，中国古语说的“杞人忧天”正是焦虑症的典型写照，患者终日提心吊胆，惶恐不安，总是担心会有什么可怕的危险降临到自己的头上的预感，并为此坐立不安，忧心忡忡，严重时常常伴随一些植物神经系统功能紊乱的症状，焦虑症属于慢性病程的疾病，早期时常常不被重视，比较严重时才去就医，有的几年，十几年的病史均未进行过治疗，而起病年龄越早，症状又严重者，治疗越困难，常常对社会功能带来较多的损害。

总之，焦虑症是一种神经症的一个类型，是心理疾病；焦虑情绪是人们在碰到不利的事件，或预见到某种危害事件时，产生的正常的具有保护性的情绪。焦虑反应是当不良的精神刺激，应激事件来临之后，无法面对现实，产生的情绪反应，是一种适应不良，适应障碍。

癌症引起的焦虑反应　焦虑反应有确切的病因，焦虑的内容与癌症的严重度，治疗效果的好坏等各种因素密切相关，随着治疗的好转，焦虑反应可减轻。症状表现多与阳性体征和检查结果不符，具有明显的夸张性特点，患者常反复地叙述各种不适感，要求较多，有时也可见到植物神经系统功能紊乱的症状。而且，经常会在人多时，如医护人员或者家属在场时，症状明显加重。

在癌症早期时，由于无法适应这一现实，症状明显，治疗半年之后，症状减轻，当化疗或发生病情恶化时，焦虑也会加重。老年人，女性比较多见。

癌症引起的焦虑反应，在住院病人中，明显比门诊多，一方面住院的癌症病人病情较重，另一方面由于见到其他病人的治疗痛苦，甚至死亡……等，都会给患者带来心理负担，特别是没有亲人陪护时的孤独感，更加重了焦虑反应。

社会支持系统对患者的焦虑反应影响很大，社会支持系统中包括有亲人，单位，朋友，也包括医护人员，这些人给患者的关怀，照顾，会使患者焦虑反应减轻，反之焦虑反应加重。

癌症的医疗消费巨大，如果经济条件较好，焦虑反应较轻，反之，经济负担也会加重焦虑反应。

焦虑反应的治疗

支持性心理治疗 根据患者的性格特征，文化教育程度，对癌症的理解程度，向患者解释其病情，症状表现和将要采取的治疗方案，在治疗中可能发生的不良反应及其对策，要求患者积极配合治疗等等，医生要明确地告诉他真实的病情，让病人有心理准备，是非常重要的。对那些十分焦虑不安的患者，要求他们正视疾病，安心治疗，如紧张，担心，焦虑不安，对治疗无任何帮助反而是有害的。支持性心理治疗也同样应该用于癌症患者的家属及亲朋好友，这些人也同样存在着焦虑反应，也会给患者带来不良影响，因此，也应该同时给予支持性心理治疗。

支持性心理治疗是从各个不同角度，有针对性地了解了患者的各方面情况之后，合理地调动起患者及其社会支持系统的力量，共同帮助患者树立治病的勇气和信心，积极地配合医疗，特别是在疾病的康复阶段，要参予正常的社会生活，不要时时刻刻地处于癌症的恐惧之中。

药物治疗 应首选抗焦虑药物治疗，目前常用药物为苯二氮䓬类药物，如罗拉，阿普唑仑，安定等药，目前非苯二氮䓬类药物如丁螺环酮也广泛应用于临床。

当前许多抗抑郁药物均有治疗抑郁和焦虑的双重作用，如，五羟色胺再摄取抑制剂中的帕罗西汀、舍曲林及喜普妙（西酞普兰）等；具有双受体抑制作用的文拉法新和米氯平（瑞美隆）等药对抗焦虑作用均比较好，疗效明显。

(2) 以抑郁为主的适应障碍

① 抑郁的概念

抑郁　是人类的情感体验的一种，是普遍存在的心理现象，一般来说，不会持续很久，几小时，或者几天就会过去，逐渐地被高兴的事情所带来的愉快心情所取代。

抑郁反应　当人们遇到一件发愁，又无法解脱的不幸事件时，常常会产生抑郁情绪，例如癌症患者感到将不久于人世，想到还有许多事情有待自己去完成，却已力不从心，感到悲哀，由于癌症的治疗不仅自己痛苦，还给家庭带来了难以承受的经济负担，心理负担，影响了家人的正常生活，觉得自己拖累了家人，对不起家人而感到悲伤。甚至部分患者会产生轻生念头，认为死了可以解脱自己的痛苦和家人的负担，这就是处于一种精神创伤状态中的抑郁反应。

抑郁症　是一种无明确病因的精神疾病，与人体脑内的五羟色胺及肾上腺素受体的减少有关，精神创伤只是诱发因素，并非是疾病的发病原因，抑郁症患者是无原因的逐渐地高兴不起来，情绪低沉，丧失精力，并无劳累的原因，却倍感疲乏无力，活动减少，终日卧床不起，懒得与周围人接触，有时感到思维变得迟钝，部分患者有失眠，尤其以早醒多见，每当患者醒来之后，情绪的忧伤最为突出，自觉度日如年，不知这一天将会受到什么样的煎熬，因此常产生自杀念头或行为，有的患者食欲下降，不思饮食，消瘦，也有的患者影响性功能或月经紊乱。抑郁症的病程一般较长，至少2周，往往长达数月，少数可有自发缓解（首发），常常会有反复发作，多数需要药物治疗。

癌症引起的抑郁反应　病因确切，因为患了癌症，引起心理创伤，产生悲观、沮丧，对治疗感到恐惧、认为无希望了，除了对自己的病之外，对任何事情都无兴趣，不愿与周围人接触，没有引起兴趣的话题，由于想到治疗给家庭及亲人带来的各种负担感到内疚，不积极求治，希望迅速解脱痛苦，少数病人会有自杀观念或自杀行为。

癌症引起的抑郁反应从症状上也比抑郁症轻些，当然也会伴随一些躯体症状，如失眠、食欲下降、性欲下降等。但失眠病人的早醒之后情绪明显低落，度日如年之感比抑郁症病人要轻，常常这种“晨重夜轻”的体验（即清晨醒来时的情绪低落最严重，常有自杀观念，而快睡觉之前会觉得心情较轻松些，这一天总算熬过来的体验）不明显。

癌症引起的抑郁反应会随着癌症治疗好转而减轻，自信心恢复，无助、无望感好转，会积极配合治疗，活动增多，有笑声，话也多些，但是每当癌症治疗出现不良反应或病情恶化及经济困难等原因时又会使抑郁症状加重。

② 抑郁反应的治疗

安全第一　严防发生意外是首要的任务，要了解患者的情绪，重视患者发出的信号，如病人对别人说：“真不如死了痛快”；“死了就一了百了啦！免得受罪，也省得全家人受累……”。这些话完全是他打算自杀的信息，绝不可忽视，凡是有这种说法的患者，一定要及时劝慰，要鼓励治病的信心，要24小时不离开，时刻注意患者的举动，防止发生自杀行为，要对可能导致发生危险的物品，如刀、绳、药物，特别是住在楼上的窗户等等，都要有所防范，一旦发现患者有明显自杀意图，需及时转到精神病院住院治疗。

这一安全防范工作，必须通知家属，要有专人陪护，不必忌讳和患者谈到自杀，只有耐心地交谈，才能了解患者的轻生观念和行为打算，才能更好的加以防范，加强护理。

心理治疗与焦虑反应的方法是相同的，不再加以介绍。

药物治疗　以抗抑郁药物治疗为主，也可相应的给予抗焦虑药物及催眠药物作为辅助治疗。当前可供选择的抗抑郁药有许多种。

三环类抗抑郁药有多虑平，阿米替林和氯丙咪嗪等药，疗效肯定，价格便宜，但不良反应较多，对于癌症引起抑郁反应的治疗，由于病人体质差，为避免合并服用其他药物时可能发生的不良反应三环类抗抑郁药的选择应格外慎重。

5-羟色胺再摄取抑制剂有五种药物，即氟西汀、帕罗西汀、舍曲林、西酞普兰和氟伏沙明，五种药物的疗效及不良反应大同小异。其中以氟西汀疗效较慢，早期发生焦虑等不良反应较多，西酞普兰及舍曲林和其他药物合用时不良反应较少。

另有两类抗抑郁药为双受体作用的药物，即文拉法新（SNRI）和米氯平（NassA），两类药物虽各有特征，都是疗效肯定，起效较快，不良反应较少的药物，建议对癌症引起的抑郁反应首选这两类药物，尤其是瑞美隆（米氯平）因为有促进食欲，增加睡眠时数的作用对病人应用更为有利，这两类药物的安全性，耐受性较好，与其他药物合用不良反应少，服药方便，病人服药依从性好。

（3）以焦虑、抑郁混合状态为主的适应障碍

焦虑与抑郁共同存在，目前称为共病。共病的现象在临床医学中广泛存在，而且焦虑和抑郁同时存在的共病非常突出。对于癌症来讲，可以引起焦虑反应，也可以引起抑郁反应，更多见的是引起焦虑和抑郁反应，叫焦虑抑郁综合征。

① 焦虑抑郁综合征的临床表现

焦虑症状的表现 紧张，不安为主，可有精神运动性亢进，话多，反复叙述自己的各种症状，提出种种要求，甚至纠缠医护人员……也常常伴随植物神经系统功能紊乱的症状：如心悸，气短，面部潮红或苍白，口干，出汗，恶心，食欲下降，腹痛，腹泄或尿频等，也常常会有坐立不安，震颤或搓手顿足等症状。

抑郁症状的表现 情绪低落，沮丧，无原因疲乏无力等等。

共有的症状表现 睡眠障碍，入睡难和早醒共存；忧虑，担心与心情愁苦，悲哀共存；消化道症状加重，如恶心，食欲下

降，腹痛，腹胀，腹泻等；慢性疼痛较多见，疼痛可能与癌症的疼痛无明显关系，疼痛的部位有时固定或不固定，难以用医学理论及方法得到相应的认证；注意力不集中，情绪不稳定，易激惹，为一点小事发脾气……带有冲击性行为；自杀观念及自杀行为比焦虑反应和抑郁反应者明显增多，需要严加防范！

② 焦虑抑郁综合征的治疗

药物治疗为主 在症状缓解之后，再进行心理治疗。抗焦虑药和抗抑郁药合并应用，可以取得较好的疗效，抗焦虑药中的苯二氮䓬类药物见效快，可以起到立竿见影的疗效。抗抑郁药的协同作用，可使焦虑和抑郁症状获得缓解。

心理治疗 仍以支持性心理治疗为主，也可应用认知疗法和行为疗法。

认知疗法的目标是对患者的错误认知，加以纠正，使之回到正确的认知上来，认知疗法就是要调动起患者自己的潜能来解决自己的问题，要患者主动地明确认清自己的错误观念，提高认识，树立治病的信心，决心与医生配合，共同作战。

对少数患者有轻生念头或自杀念头：认为自己病重，对家庭是个负担，自己死了对亲人是个解脱的想法是错误的。病重，对家庭在经济上以及其他方面带来了负担是事实，但是，如果选择用自杀的方式对家人不是解脱，而是带来了不幸，如会遭到他人指责是因为不给治病才促使患者自杀的，又如对没有老伴的患者，应强调他（她）在家庭中的地位，和维持一个完整家庭中的作用，以坚定患者生存的信念和治疗的决心和信心。

行为疗法 是一种改变行为的治疗方法，为患者安排一些力所能及的活动，分散注意力，改变思维方法，增强体质，减少疲劳感，循序渐进，逐渐增加活动量使患者回归到正常的社会生活，淡化疾病的体验和感受，使焦虑抑郁情绪获得好转。癌症患者和其他慢性病患者一样，在长期的诊治过程中，会有许多心理问题，特别是住院患者尤为突出。例如：

自我中心　认为其他事情都不重要，只有自己和自己的疾病是最重要的，要求别人全力以赴地照顾自己。而且认为这些要求是应该的。

孤独感　认为周围的人都无法理解自己，都在忙于他们自己的事情，只有自己一个人在忍受着痛苦，感到孤独，苦闷，又无处倾诉，希望有人陪伴，得到精心地照料和帮助。

依赖性　对于癌症患者，一旦被确诊，认为治不好了，但又希望能够发生奇迹，希望找到最好的医生，应用最好的方法，能解除自己的疾病痛苦，因此常常依赖医生。依赖性还表现为日常生活方面，患者常常一切事情都要求亲人或照料者去做，本来可以自己动手干的事情，也要依靠别人。

暗示性　由于对自己的疾病过分关心和对解脱痛苦的强烈愿望，暗示性明显增高，容易接受别人的劝告，轻信广告的宣传……对于平时比较信任的人，与其观点相近的人，在依赖的基础上，更加容易产生暗示性。

情感脆弱　患者不仅表现出焦虑不安，悲哀的抑郁情绪，还表现出明显的情绪不稳定，可为一点小事激动，伤感，发脾气，过后又后悔，甚至也为他人的不幸深感悲伤，痛苦，不能克制。

(4) 自我防御心理增强　对周围人包括医护人员和自己亲人都不信任，对疾病诊断，严重程度，治疗中出现的问题，化验结果，预后等问题产生猜疑，认为都在欺骗，隐瞒自己……。有的患者会怀疑这些人对自己的病不重视，不认真治疗，或者认为病情严重了，准备放弃治疗……在这种多疑的基础上，患者察言观色，常会做出错误的判断。

① 产生敏感多疑的原因

患者未被告知真实信息　在临床工作中，对于癌症的诊断是否要告知患者的问题总有争议，许多家属也怕患者会无法承受这一精神刺激，也不同意将诊断癌症的信息告知患者，因此，当患者追问自己的病情及诊断时，医护人员及家属在患者面前经常吞吞吐吐，必然引起患者的猜疑和不信任。癌症患者对自己的疾病诊断十分关注，不仅是关心自己的各种躯体症状，还十分注意观察家属以及医护人员的言行，以便获得真实的信息。

对住院后环境不适应　对自己的患者角色不适应，住院后，一切诊疗行为都听命于他人，吃药、打针都“受人摆布”，自尊心受到伤害，产生敏感多疑。

患者性格特点　部分患者具有敏感，多疑，多思虑，心胸狭窄的性格。

家庭或者社会支持系统不良　对其家庭不信任，怕因为经济问题放弃治疗，因此，十分注意观察及留意医护人员与家属单独谈话之后的言行。

社会上对医生的不信任观念　使得患者对医生不信任，有的认为自己不是癌症，医生为了多赚钱，故意诊断为癌症，因此，要求到其他医院去检查，重新诊断……有时对术后化疗也认为不必进行……总之，这种猜疑的心理影响了较好的医患关系，对治疗十分不利。

② 临床表现

敏感，多疑　十分注意医护人员的态度，语言，表情，然后和自己的病情相联系，如听到某人的化验结果不好，立即认为是说自己的，其实他的化验单结果尚未回来等等情况很多，对家属也总猜疑不把病情告诉自己，或者认为不关心不照顾自己，常常指责子女探望自己次数少，来得晚……甚至表现愤怒。

对住院的环境不满意，对医护人员的态度不满意，认为不亲切，不重视他的病，不尊重他……。或认为自己的病十分严重，甚至当化疗结束时，病情恢复，也拒绝出院，怕在家里发生危险。

有少数患者却相反，否认自己得了癌症，认为是误诊，反复要求进行检查，进一步明确诊断，企图否定治疗，不信任医生告知的诊治及检查结果。

③ 治疗

敏感，多疑的心理在癌症患者对自己的诊断不明确时，尤为突出，癌症的诊断信息是病人应有的知情权力，可使病人在整个检查诊断，治疗的过程中，能够保持积极的心态，坦然面对疾病，并认识到治疗的长期性，反复性，提高了认识，使其通过与癌症的斗争提高心理素质，变得坚强，豁达。

但是，并非所有的患者都能够承受住这严重的心理创伤，因此必须在告知癌症诊断之前，细致地了解病人的性格特点是否胆小，恐惧；要了解其生活经历中有无经受过重大的精神创伤史，对癌症有无恐惧心理；了解他的文化素质，家庭经济以及支持系统的情况。总之，是否告知诊断，千万要因人而异，如要告知也应该选择恰当时机，在一个安静、温馨的场所，进行支持性心理治疗的同时，逐步地、耐心地把癌症的诊断告知病人，而且同时必须向病人讲明他的癌症在医学技术发展的今天是可治的，要给病人以信心和希望。

在癌症的治疗过程中，心理治疗是十分重要的，支持性心理治疗，认知疗法和行为疗法都可以选择，在行为疗法中，目前较多应用于临床的是放松治疗，如静坐或静卧放松，适用于身体较衰弱的患者和卧床患者；放松呼吸以及肌肉放松等均有一定疗效。在放松的过程中，可以把患者的注意力从不愉快的思维中转移到放松的技巧上，使情绪恢复平静，许多患者通过放松疗法，使得自己的身心处于一种心理调节的最佳状态，特别对情绪易激动的患者具有稳定情绪的效果。

在心理治疗中，特别需要患者获得社会支持系统的援助，医护人员，甚至家属都要参与为患者取得社会各方面的支持活动。免疫系统功能的调查表明，已婚者比未婚者强，婚姻幸福者比婚姻生活不幸者强。没有亲人，没有朋友，没有社会支持的患者死亡率较高。经常情绪低落，愁眉不展，发脾气的患者死亡率更高。因此，要组织安排一些社交活动，喜庆，娱乐活动，帮助患者投身到社会中去，和同事，同学，朋友，甚至和恢复期的癌症病友一起参加活动，要学会淡化癌症带来的不良刺激，而正常的社交活动是一种良性刺激，可以使患者树立自信。恢复欢乐的心境，对心理康复是十分有利的。

对于较重的敏感、多疑，情绪不稳定的患者，也可以选用一些抗焦虑药及小剂量的维思通或喹硫平等抗精神病药物辅助治疗也有一定的疗效。

（赵友文）

第3章　营养与康复

随着医学科学的迅速发展，人们生活水平和生活质量都有了显著的提高。各种食品对疾病发生的干预、治疗和康复都发挥着重要作用，因此，人们高度重视营养与健康这一领域。肿瘤病人的营养与康复同样是肿瘤学界十分关注的课题。合理饮食可提供机体需要的营养，维持机体正常生理功能，平衡代谢，提高免疫功能，增强抗病能力，因此营养是机体健康的基础，又是健康的保证。由此可见肿瘤病人营养康复是多么重要。

一、人体需要的营养素

营养素是指食物中的有效成分和其质量。

营养素有七类：碳水化合物、脂肪、蛋白质、膳食纤维、维生素、矿物质和水。

碳水化合物、脂肪和蛋白质是提供机体能量的三大要素，前两者是机体主要能量来源，而蛋白质却有双重作用，即提供机体能量与构成机体组织成分。

维生素参与机体物质代谢，维持机体生理活动。

矿物质在体内不产生能量，但发挥调节机体代谢的作用，例如，食物消化、肌肉运动、组织生长等；有的矿物质，如钙、磷是人体骨骼的组成成分。

合理的膳食能给人们提供需要的营养素，而且具有以下特征：①足量：为机体提供的营养素要有量的保证；②适量：不提供过量的营养素，以使机体代谢处于平衡状态，体重维持在适宜水平；③多样性：每日膳食品类不宜重复；④合理性：食谱搭配合理，不过分强调某种营养素，注意营养互补。

（一）蛋白质

蛋白质是构成机体所有细胞和体液的重要成分，是机体生长发育和组织更新的物质基础；组成体内生理活性物质；供给机体能量，每克蛋白质在体内氧化可提供 16.7kJ（4.0 kcal）的能量。占机体总能量 10% ~ 15%。

中国营养学会推荐（2000 年）我国居民膳食蛋白摄入量儿童为 35 ~ 75 g/d；青少年 80 ~ 85 g/d；成年男性 75 ~ 90 g/d；成年女性 65 ~ 80 g/d，孕妇和乳母另加 5 ~ 20 g/d；老年男性 75/d；老年女性 65 g/d。

蛋白质含量高的食品有动物肝脏、蛋类、瘦肉、大豆及其制品；含量中等的有米、面等谷类；蔬菜和水果中含量很少。

（二）脂类

脂类是脂肪和类脂的总称，是具有重要生物学作用的一类化合物。食物中的脂类三酰甘油酯（甘油三酯）占 95%，其他脂类占 5%。

类脂主要有磷脂、糖脂和类固醇等。磷脂又分为甘油磷脂、卵磷脂和神经鞘磷脂等。

脂类是供给机体能量的主要要素之一。每克脂肪产生的能量约为 37.6 kJ（9 kcal）；具有贮存能量、维持体温、保护内脏不受外力损伤的生理功能；此外，其在体内代谢产物有促进碳水化合物能量代谢，并释放能量，以保护蛋白质不作为机体的能量来源。

膳食中脂肪摄入量占总能量的 30% 以内，饱和脂肪酸、单不饱和脂肪酸和多不饱和脂肪酸的比例以 1∶1∶1 为宜。胆固醇的摄入量不超过 300 mg/d。

人类膳食脂肪主要来源于动物脂肪组织，肌肉和植物种子。畜类肉中脂肪以饱和脂肪酸和单不饱和脂肪酸为多，而多不饱和脂肪酸较少。

（三）碳水化合物

碳水化合物是提供机体能量的主要来源之一，也是最经济、最广泛的能量来源，约占机体所需能量的60%～70%。每克碳水化合物在体内可提供16.8 kJ（4.0 kcal）能量。还具有解毒功能；是机体细胞、组织的构成成分，如结缔组织、核酸、糖蛋白和神经细胞膜的主要成分。碳水化物来源于谷类，蔬菜、水果等。

（四）膳食纤维

膳食纤维是指人体不可利用的多糖，主要成分是非淀粉多糖类，包括纤维素、混合键的β－葡聚糖、半纤维素、果胶及树胶。而木质素不是人类食物中重要组成部分。具有降低血浆胆固醇，改善血糖生成反应和改善大肠功能的生理作用。

膳食纤维素每日摄入量约18 g/d左右。它主要来源蔬菜、水果、谷类和豆类。

（五）维生素

维生素是机体需要的一大类营养素，分为脂溶性维生素（维生素A、D、E、K）和水溶性维生素（维生C、B_1、B_2、B_6、B_{12}、烟酸、叶酸、泛酸、胆碱和生物素等）。

正常成人每日需要维生素的量分别为：维生素A 600～800 μg，D为100 IU，E 14 mg α－TE（生育酚当量）；K 60 μg；维生素C 100 mg，B_1 1.5 mg；B_2 1.5 mg，B_6 1.5 mg，B_{12} 2 μg，烟酸13 NE（1 NE＝1 mg烟酸）；其他维生素没有特定的推荐量。

维生素主要来源于蔬菜、水果、畜禽的肝、奶油、蛋黄、肉类、豆类、坚果类和谷类。

（六）矿物质

人体内几乎含有自然界存在的所有元素，除了碳、氢、氧、氮以有机形式存在外，其余统称为矿物质（无机盐）。

矿物质分两大类：常量元素（钙、磷、硫、钾、钠、氯和镁。在体内的含量＞0.01%，膳食摄入量＞100 mg/d；微量元素

（铁、锌、碘、硒、镍、钼、氟、铜、钴、铬、锰、硅、锡、钒。在体内的含量<0.01%，膳食摄入量为<100 mg/d。矿物质在人体生理活动中都起着重要作用。

富含矿物质的食品有牛奶、干酪、青豆、黑豆、海带、紫菜、苜蓿、花生仁、苋菜、荠菜、油菜和豌豆等。

（七）水

水是机体必不可少的营养素，广泛参与机体的许多不同功能。水占人体重量的60%，是组成人体的主要成分。水在各组织器官的含量从血液83%到脂肪10%不等。

水具有维持人体内环境稳定，为血液运输功能提供介质，参与体温调节和润滑作用的生理功能。

人体每日需要的水量为2500毫升；每日失水量约1500毫升（尿至少500毫升，呼吸蒸发水分约400毫升，皮肤蒸发水分约500毫升，大便排出约100毫升）。

二、人体对肿瘤的防御机能

在肿瘤的治疗中，除了研究杀死癌细胞的有效化学或物理疗法，还同时要研究减轻药物对患者的毒副作用和增强机体的免疫能力。1995年安德鲁·韦尔（Andrew Weil）博士写了一本书，书名为《Spontaneous Healing》，曾是美国1996年最畅销书之一，其理论基础在于人体确有对癌症的防御机能，已知的防御机能不仅是免疫力，还有系列的解毒酶，抗氧化和对DNA损伤的修复能力及对激素代谢的调节等。人体防癌途径模式见图3-1。

致癌物进入人体会遭遇人体解毒酶活性增强促进其排除，前致癌物活化为终致癌物会遭遇谷胱甘肽转硫酶的失活。我国学者林东晰在法国里昂肿瘤研究所研究杂环胺致癌机理时发现大鼠肝谷胱甘肽转硫酶（GST）活性高，肝癌难以形成，而小鼠GST活性很低，肝癌易于形成。提高肝谷胱甘肽转硫酶活性的食品可能

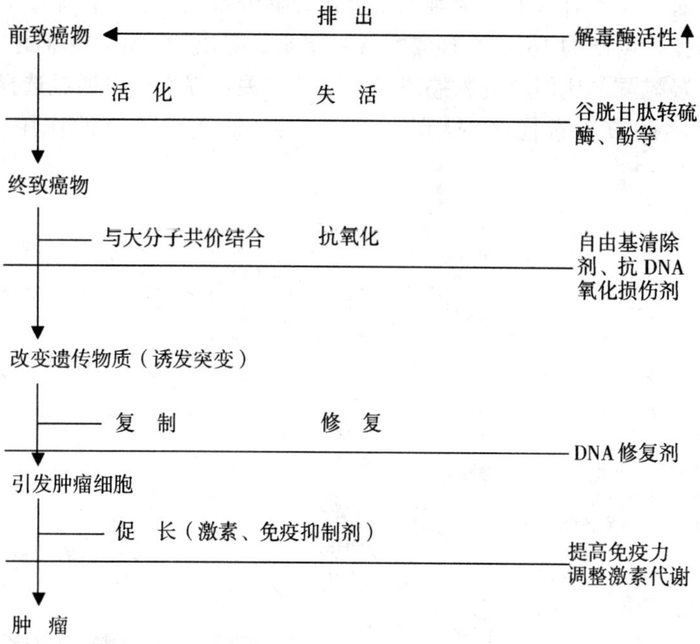

图 3－1　防御途径模式

具有使进入人体的致癌物失活，如下图示。

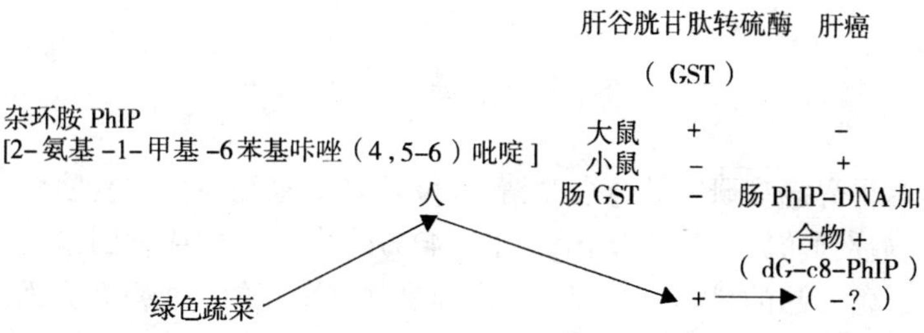

美国前总统克林顿的环境医学顾问 Devra Lee Davis 和其合作者内分泌专家 Bradlow H. Leon 在研究妇女内分泌变化和乳腺癌关

系时，发现有害的外源雌激素类化合物进入人体后可使雌二醇的不良代谢产物16－α－羟雌酮含量增高，提出16－α－羟雌酮与2－羟雌酮的比值与乳腺癌患病危险性有关。提出可以通过选择营养品调节激素代谢，提高2－羟雌酮含量达到防御的作用，见图3－2。

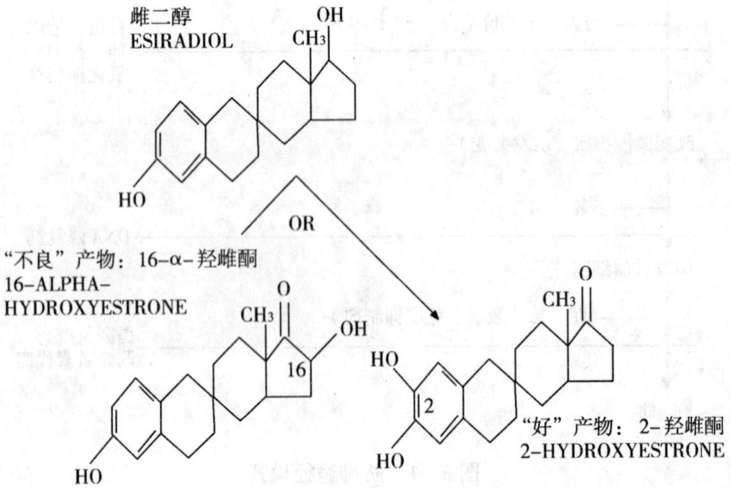

图3－2　雌二醇在体内代谢转化产物示意图

三、营养品对癌的防御作用

世界癌症研究基金会邀请16位著名专家编写的《食物营养与癌症预防》报告中指出，约有40%的癌症是由饮食因素引起的，营养品的科学，合理选择同样是肿瘤康复的一个重要方面。

(一) 减少脂肪摄入量

目前大多数的膳食存在热量过高，而热量供给主要来自脂肪，减少脂肪摄入量，保持在占20%～30%大卡热量，可使肝低密度脂蛋白胆固醇含量降低，有助于心血管疾病患者的康复，但更重要的是减少不利于健康的饱和脂肪酸和多不饱和脂肪酸Ω-6比例，提高有利于健康单一不饱和脂肪酸Ω-3比例，因为已证实多不饱和脂肪酸Ω-6容易氧化，导致对DNA的损伤，促进癌症的发生，实际上，“低胆固醇活动”带来了Ω-6油类的过度消耗，也正是我们日常生活中常用的菜油、玉米油、红花油等，而有益于健康的Ω-3含量高的橄榄油又价格昂贵，应多从含Ω-3脂肪酸高的鱼类（沙丁鱼、金枪鱼等），绿叶蔬菜和坚果（核桃）中摄取。Ω-6脂肪酸中最主要的是亚油酸（LA），在Ω-3脂肪酸中最主要的是亚麻酸（LNA），两种脂肪酸的来源和代谢见表3-1。

表3-1　Ω-3脂肪酸和Ω-6脂肪酸的来源和代谢

Ω-3脂肪酸	Ω-6脂肪酸
亚麻酸（LNA）	亚油酸（LA）
↓ 常见于绿叶蔬菜、亚麻籽油、坚果（核桃）中	↓ 常见于植物油、种子中
二十碳五烯酸（EPA）	r-亚油酸
↓ 存在于鱼油中	↓ 存在于樱草油中
二十二碳六烯酸（DHA）	花生四烯酸
↓ 存在于鱼油中	↓ 肉类中含有
Ω-3族的二十烷类	Ω-6族的二十烷类

Ω-3脂肪酸的抗癌作用：

1. 癌需要营养物质亚油酸，而Ω-3脂肪酸能降低其获取量。

2. 与Ω-6脂肪酸争夺癌在代谢中所需的酶。

3. 使癌细胞膜不饱和，易于破坏。

4. 使癌细胞带上细胞凋亡的基因，促使细胞凋亡，减缓癌细胞生长。

5. 阻止癌细胞粘附在基底膜和胶原酶的产生，防止癌细胞扩散。

在制定美国营养政策上曾起重要作用的专家阿特米斯（Artemis P.Simopoulos）博士多年来研究和倡导欧米伽膳食，主张将Ω-6脂肪酸与Ω-3脂肪酸的比率降到4以下，可能有助于降低癌症发病率，有助于减少癌细胞转移的风险。她在2002年4月我国上海举办的“中国首届人体必需脂肪酸”研讨会上发现中国的野茶油中，Ω-3与Ω-6的脂肪酸配比很合理。是我国食油发展可供选择的一种。此外，市场上为使液体植物油易于保存不变质而进行氢化使其处于固态的油制品，也是有害健康的饱和脂肪酸。选择富含Ω-3的营养品，除了上述鱼类，专家们把目光转向绿色蔬菜，饮食结构改善的一个重要方面是少吃脂肪、蛋白、多吃水果、蔬菜。提供蛋白质的肉类应限制在90克以下。

（二）选用富含Ω-3的野菜马齿苋

癌症、心脑血管疾病和糖尿病等危害人类健康主要疾病的患病率一直在增长，不少研究显示和人类现代不良生活方式有关，特别是典型的西方膳食，Ω-6脂肪酸的含量大约是Ω-3脂肪酸含量的14～20倍，而古代膳食这种比例很低，在化验分析中，比较典型的是希腊克利特岛的传统膳食，Ω-3含量高，Ω-6/Ω-3<4，该地区癌症死亡率是美国人的一半，冠心病死亡率是美国的1/20。在希腊和亚洲的野菜中马齿苋是常见的一种，据化验分析，每100克马齿苋中含有高达400克亚麻酸（LNA，Ω-3脂肪酸的一种），是普通生菜的15倍，放养的鸡也喜欢吃这种野菜，下的蛋比圈养肉鸡的蛋Ω-3脂肪酸含量高20倍。从脂肪酸的比例可以看出，我们现代所谓的“文明病”，可能与打破古代膳食平衡有关，从基因分析，Ω-3脂肪酸有抑制诱发癌症基因ras p21的作用，从临床观察Ω-3脂肪酸可以促进癌症术后恢复和增强化疗、放疗的效果。马齿苋在我国传统医学中早已列为食、药两用植物，在食品短缺的年代，我们曾以挖野菜充饥，现在在中药店里还可以方便的买到药制品。上面提及的Ω-3与马齿苋的科学故事，给人们一个重大的启示：我们现代

的饮食是否没有继承古代优良传统？随着回归大自然的呼声，人们不是简单的复古，而正在用现代科学手段去在大自然中寻求有助于肿瘤预防的营养品。

（三）食用有解毒酶活性的十字花科蔬菜

在十字花科蔬菜中已被证实可以提高肝谷胱甘肽转硫酶活性的有芥兰，现在在北方市场也可以买到。北京历史上冬季老百姓贮存的大白菜，价廉，产量高，也属于十字花科，现已证实也具有提高肝谷胱甘肽转硫酶活性的作用。

另外绿叶蔬菜还提供人体健康必需的纤维素和抗氧化物质。

（四）选用有抗突变作用的水果

曾被西方称为水果之王，维生素 C 含量很高的猕猴桃，在我国中华猕猴桃有几十万吨的资源，而且具有抗突变作用的优良品种在我国。体细胞变成癌细胞并扩散须经过突变和细胞凋亡与增殖的失控，突变可通过基因突变，染色体畸变和 DNA 损伤等实验来检测，突变率高可显示致癌的危险性，抗突变具有抗癌意义。在我们环境中存在不少致突变物，例如煤、石油、烟草不完全燃烧产物的苯并（a）芘等多环芳烃化合物；油炸动物食品过度产生的杂环胺化合物；花生、玉米等在湿热环境下霉菌污染产生的黄曲霉毒素；食物污染物如农药，亚硝胺化合物等；有机氯、有毒藻类毒素、甲基汞等水中有机污染物；苯、甲醛等化学品对车间和室内空气的污染；以及紫外线，电磁波过量照射。更引起肿瘤患者关注的是环磷酰胺等化疗药物，放疗射线也是致突变物。为减少致突变作用和化疗、放疗的毒副作用，选用具有广谱抗突变作用的中华猕猴桃、山楂等水果是有益的，更何况这些水果中具有抗癌异黄酮、多糖等物质还具有提高机体免疫力的作用。但使用植物膨大剂会破坏猕猴桃的质量。

在常用的食品中，有些具有药用的化学结构，例如抗癌异黄酮中的 5，7，4′三羟异黄酮（Genistein），4′－OH 为必需的活性结构，必须达到一定的药效剂量，才能药用。

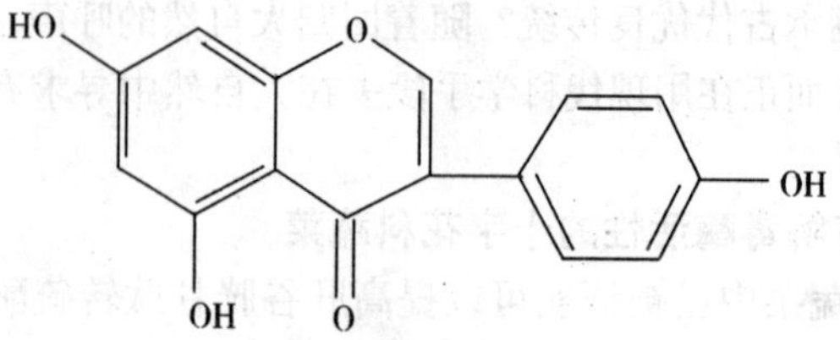

Genistein
金转停

5,7,4– 三羟基异黄酮

（五）饮食要有大豆、粗杂粮

大豆不仅可提供人体需要的植物蛋白，而且可从中提取 5，7，4′三羟异黄酮，但为几万分之一。苡仁米（薏苡仁）在粮食市场杂粮类可以买到，习俗上用来配糯米或小米熬粥，有健脾益胃，去湿、清热作用。其所含有的薏苡酯（coixenolide)，可抑制癌细胞核分裂，每日可食用 30 克。膳食纤维，有助于肠道加速粪便的排出，减少致癌物与肠壁接触的时间，有助于防治肠癌，含高纤维的食物主要在粗粮，蔬菜中，所以主食应粗细搭配，副食应有荤有素，当然食入纤维过量，也会出现胀气，大便次数增多和腹部不适等不良反应，患者的情况各有不同，膳食方案应在大夫和营养师的指导下进行。

（六）看重美味食品蘑菇

蘑菇是美味、富有营养的食品，全世界很多种蘑菇均具有抗突变作用，试验证实的已有几十种，其中对香菇（Letnus edodes）研究的比较多，已知有效成分香菇多糖，可提高机体免疫力，对小鼠肉瘤 – 180 的抑瘤率可达 70% ~ 100%；香菇多糖可通过促进 IL – 1 和集落刺激因子（CSF）的产生，激活 Th 和 TC 细胞而增强免疫，香菇多糖的提取液已有注射液供医用。

（七）饮用传统茶

我国茶文化也是健康的文化。已有研究资料证实，茶含有的多酚类对肿瘤细胞的核苷转运有抑制作用，可增强阿糖胞苷对小鼠 L1210、P388 的抗肿瘤疗效，也可增强丝裂霉素对小鼠结肠癌

C26 的抑瘤作用。

(八) 重视佐料大蒜的作用

日常生活中常用的大蒜，有抗癌成分二烯丙基硫代磺酸酯，挥发油中主要成份为大蒜辣素（allicin，$C_6H_{10}SO_2$），可使癌细胞染色体发生退行性变，显示抑瘤作用，抗癌验方中使用大蒜液多在每日 10ml 以上的剂量，大蒜具有特殊的蒜臭味，经过与其他抗癌食品配方加工后，不仅可以增强作用，而且可以除臭味，便于患者使用。日本学者大蒜“疫苗”的构思，为大蒜的药效提出了新创意。

营养品不能代替药品，不少肿瘤患者吃不进东西，而作为注射用的剂型又很少，因此营养品的合理应用，可起一定辅助作用。

四、营养治疗

(一) 癌与膳食

1. 碳水化合物

碳水化合物占总能量的 85%以上和低于 40%都不利于健康。大量研究结果表明：高淀粉膳食可能降低结、直肠癌的发病危险性，但精制的淀粉食品却无保护作用。精制糖，特别是蔗糖含量高的膳食可能增加结、直癌的危险性。

膳食纤维在肠道吸收水分，致粪便体积增大刺激肠蠕动，减少有害物质在肠内的存留时间，从而减少有害物质的吸收，有利于健康。有学者分析了许多国家乳腺癌发病与膳食的关系，发现摄入精制糖量与乳腺癌发病有关。膳食纤维可能有预防乳腺癌的作用。

2. 脂肪

大量流行病学调查结果说明：膳食脂肪与癌症，特别是乳腺癌和肠癌存在因果关系。高脂肪膳食增加能量摄入并以脂肪形式贮存于脂肪组织，致乳房腺体上皮增生癌变。高脂肪膳食促肠癌发生的可能机制，被认为是高脂肪膳食进入人体后，提高了直肠胆汁酸的浓度导致癌的发生。前列腺癌也与摄入高脂肪膳食有关。胆固醇摄入量增加，则子宫内膜癌、肺癌和胰腺癌有增加趋势。肥胖也增加了多种癌发生危险，如子宫内膜癌和乳腺癌等。

3. 蛋白质

动物蛋白摄入量增多，可增加乳腺癌发病的危险，但缺乏足够证据。一项研究发现：患结肠癌的危险性与食用含高脂肪红肉（猪、羊和牛肉）有关，而与食用低脂肪鸡肉或鱼肉无相关性。结肠癌的发病率升高与摄入高蛋白饮食有关，可能与进入结肠氨基酸产生氨有关，也有可能与摄入膳食纤维不足有关。

4. 维生素和矿物质

维生素和矿物质在体内的物质代谢，机体生长发育，维持机体生理活动都起重要作用。维生素 A、E 和 C，微量元素硒等在保护组织细胞，提高免疫功能，抑制癌细胞生长都发挥其一定作用。

5. 食物中某些致癌物，如黄曲霉素、杂环胺类、亚硝胺和多环芳烃类化合物，如苯蒽或苯并芘等均有致癌作用。饮酒是发生几种癌的危险因素，如肝癌，特别与其直接接触的部位，如口腔、咽部发生癌的危险性大。

（二）营养治疗

营养治疗的理论依据是，无论使用肠内还是肠外营养都认为应有益于患者而不会刺激肿瘤生长。目前没有证据说明营养治疗只刺激肿瘤生长而无益于患者，因此国际抗癌联盟推荐这种治疗。

营养治疗的目的是，有利于抗肿瘤治疗，延长无病生存期，提高生活质量。

营养治疗是患者接受综合治疗的一部分，是康复治疗中一个重要内容。

1. 手术前后的营养治疗

患者得知被确诊为癌症时，常会出现情绪低落，食欲不振，睡眠不佳，进而食量减少，体力下降；又有肿瘤本身导致机体一些异常变化，如厌食、消瘦、体重减轻、疲乏无力等不同程度的营养不良表现。因此，重视手术前的营养治疗十分必要。

手术麻醉、失血、禁食、疼痛和对手术的恐惧心理等诸多因素影响，使患者进水、进食量减少，进而加重了肿瘤引起的营养不良，引起体内代谢异常，例如，肝糖原和肌糖原分解增多，肌组织蛋白分解和脂肪被动员增加，蛋白转换率升高等。这说明手术后的营养治疗更显重要。

原则

（1）予以高能量、高蛋白和高维生素饮食；

（2）个体化选择食品，确定营养素的供应量；

（3）根据病情和手术大小选择营养途径和每日餐次；

（4）注意饮食的色、香、味，清淡爽口，易于消化。

治疗

（1）手术前

除采取不同措施，包括中西医相结合的药物治疗来改善患者食欲、睡眠，缓解疼痛，提高消化与免疫功能外，应给予其足够能量、维生素和矿物质，以保证其手术顺利进行，减少并发症。

产生能量的三大要素搭配要合理（正常人食谱中碳水化合物约占 55% ~ 65%，脂肪 20% ~ 25%，蛋白质 12% ~ 15%）。可在中国居民每日平衡膳食宝塔形配制的基础上适量增加蛋白质和维生素 K 的摄入量：蛋白质可增至 20%，其中动物蛋白占 50%；维生素 K 增至正常上限值 140 μg/d。碳水化合物保持在正常上限值 65%；其余的能量来源为脂肪。水溶性维生素补充要适量：维生素 C 100 mg/d；维生素 B_1 5 ~ 10 mg/d；维生素 B_6 4 ~ 10 mg/d；烟酸 50 mg/d；。

食品的配制参考图 3 - 3。

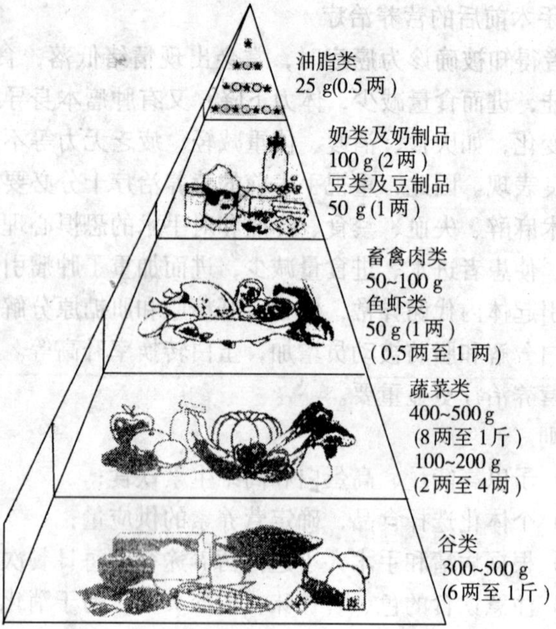

图3-3　中国居民平衡膳食宝塔

(2) 手术后

手术后的营养治疗因性别、年龄、心理素质、既往身体状况、肿瘤发生部位、病变范围和手术大小而异。但营养治疗的总原则是相同的。

手术后3~10天

手术后3~10天内应给予短期肠外营养（常指中、晚期可手术者），以保持液体出入量和电解质平衡为原则。

输入液体量　60公斤标准体重的液体入量为2500~3000 ml。夏季手术入量可适当增加；体温每升高摄氏1℃时，每日每公斤体重增加3~5 ml入量；行胃肠减压者，每日引流出的液体量为额外出量，应等同额外出量液体加入每日2500 ml入量中。

输注液体成分　葡萄糖、脂乳、氨基酸、氯化钠、氯化钾、维生素、微量元素和水。

手术过程顺利又无并发症，肠蠕动恢复并能进流食后，输入量可适当减少。流食持续时间因手术部位和大小不同而异。以后逐渐停止输液，由流食改为半流食并逐步过渡到普食。

手术后饮食过渡期间

供给足够能量　合理搭配食谱中各成分比例：碳水化合物占60%～65%；脂肪15%～20%，肝、胆、胰手术后不宜给予高比例高脂肪；蛋白质20%左右。

供给足够维生素　水溶性维生素手术后消耗和丢失较多，因此补充水溶性维生素比脂溶性维生素显得更为重要。一般为正常需要量的2倍左右。维生素 B_1 10 mg/次，每日3次；维生素 B_2 10 mg/次，每日3次；维生素 B_6 10 mg/次；每日3次；维生素 B_{12} 500 μg/d；维生素C 1～2 g/d。骨折患者要给予维生素D，以促进钙磷代谢，有利于骨愈合。肝胆手术后常因肠道菌群紊乱，合成维生素K减少，应适当补充。

矿物质补充　手术后重视矿物质补充，特别是钙磷补充，对手术后康复十分重要。

2. 放化疗病人的营养治疗

肿瘤病人手术后经过1～2个月调养和休息后将要接受手术后的辅助化疗或放疗。进行手术后辅助化疗的依据是病人的身体状况，病变的大小，侵犯的范围，组织学类型和肿瘤的某些生物学特点。从北京大学第三医院住院进行手术治疗的胃肠道肿瘤来看，约60%～70%病人已处于中晚期。因此，大部分病人在身体条件允许情况下都需要接受化疗或放疗。因此对这一人群的营养治疗应给予足够重视，而且值得深入研究。

手术后不管是先化疗还是先放疗，或仅接受其中一种治疗都会给病人增加了心理负担，产生不同程度的药物和放射治疗的不良反应，例如恶心、呕吐、腹泻；白细胞减少和减少性发热，血红蛋白降低，血小板减少；免疫功能，特别是T淋巴细胞功能受到一定影响；肝肾功能、心肺功能都会受到不同程度的影响。为保证病人顺利完成放化疗计划又不严重影响其生活质量，应加强放化疗期间和放化疗后的营养治疗，并将其置入重要地位。

原则

（1）接受放化疗患者营养良好或轻度营养不良，要首选胃肠内营养；

（2）按合理比例给予碳水化合物、蛋白质、脂肪、新鲜蔬菜和水果，注意选用已为人们所熟知的有益于肿瘤患者食用品类；

（3）个体化用餐，宜少量多餐；

（4）饮食清淡可口，易于消化；

（5）提供良好用餐环境，最好与他人共餐，以提高其饮食兴趣。

治疗

（1）放化疗期间

供给足够水分　放化疗对胃肠道黏膜上皮造成一定程度损伤，因此在放化疗期间，患者不思饮水，甚至呕吐、腹泻致失水过多；因白细胞明显减少而出现白细胞减少性发热，使水分蒸发过多引起脱水，特别是在炎热夏天接受放化疗者；放化疗可破坏大量癌细胞，产生大量产物需要有足量水分，以利排泄；化疗药物进入体内经一系列代谢又产生一些中间产物也需要有足够水量将其排出。因此，放化疗期间应鼓励患者多喝水，必要时可由静脉途径补充，保证其每日足够入量；接受顺铂（CDDP）化疗方案患者应给予水化，以减轻或预防 CDDP 对肾脏损伤。

供给足够能量：相同于手术后能量保证。

供给足够量维生素　相同于术后维生素用量。如果化疗方案中含有植物碱类药物，则应提高维生素 B_1、B_{12}剂量，前者为 100 mg/d，肌内注射；后者 500 μg/d，肌内注射。

适量补充矿物质　放化疗时，由于呕吐、腹泻，不思饮食，造成矿物质丢失过多，有可能发生电解质失平衡，血钾或血钠低，血钙磷也会降低，如不重视矿物质补充，将会发生严重后果，甚至发生放化疗相关性死亡。因此，在放化疗期间应定时测定其血钾、钠、氯和钙磷，根据测定结果，适时适量的补充相应的矿物质，以防发生难以纠正的电解质紊乱。

(2) 放化疗后

相同于手术后饮食过渡期间的营养治疗。

接受放化疗患者营养治疗途径、用膳类型要体现个体化和科学化。一般原则是能吃不给予管饲，能胃肠内营养不予全胃肠外营养。但有以下三种情况可应用全胃肠外营养，持续时间因其情况不同而异。

①出现放化疗相关毒性，影响胃肠内营养者；

②出现营养不良者；

③放化疗后 7 ~ 10 天或更长时间不能进食者。每日人量和营养素配方与手术后相同。

合理膳食结构，平衡营养要素，因人而异是肿瘤患者营养治疗遵循的总原则。

（徐厚恩　徐红　贾廷珍）

第 4 章 运动与康复

一、癌症与运动

（一）癌症病人长期卧床的不良反应

1. 对肌肉、骨骼和关节的影响

长期卧床会产生肌肉萎缩，肌力和耐力降低，肌腱韧带强度下降和肌纤维挛缩。卧床休息 2 周，肌力以每天 1.0% ~ 1.5% 的速度下降。通过核磁共振检查发现，卧床一个月下肢肌肉的横断面积降低 3% ~ 13%，若下肢限制运动 4 周，CT 测定股四头肌的横断面积可减少 27%。卧床对抗重力的大肌肉群如背肌的影响最大，其肌力的丢失是小肌群的两倍。

骨代谢平衡和骨密度与施加在骨骼上的应力有关，运动时肌肉收缩产生的张力和机械应力作用于骨骼上，刺激成骨细胞和促进骨形成；缺乏运动使骨骼缺乏应力刺激，骨吸收增加使骨密度降低，引起骨量丢失或骨质疏松症。一般抗体重的骨骼较易受影响，卧床休息使脊椎的骨密度每周丢失 1%，卧床 30 ~ 36 周后体内总钙含量丢失 4.2%。制动 30 小时骨量即开始丢失，在制动 2 ~ 4 周后，常可见到由于骨吸收增加所致的血钙上升，出现恶心呕吐、肌无力、反应迟钝、昏迷等危及生命的症状或体症。

不活动可引起关节软骨退行性变，关节面产生裂纹、不光滑，关节软骨变硬、增生和骨赘形成，从而引起关节僵硬和肌腱韧带挛缩。

2. 对心血管和呼吸系统的影响

卧床 3 ~ 4 周，由于自主神经系统不平衡，出现心率加快，心肌萎缩和心肌灌注减少，使心搏量减少30%。卧床2周后的血容量降低15%，易发生直立性低血压，随着血容量的降低，可伴有血浆白蛋白、肌酸肌酐、氮、磷、钙、钾和糖的降低，尿氮、球蛋白和钠增加。

长期不活动，下肢肌肉的泵功能降低，血粘度、血小板集聚力和纤维蛋白原水平增加，促进下肢血栓形成。

平卧位肺容量和残余容量降低，呼吸道的粘液沉积在气道下部，上部呈干燥状态，易招致呼吸道感染：长期卧床，呼吸道活动减少，减弱咳嗽反射，导致呼吸道分泌物排出不畅以及肺通气和灌注之间的不协调，而引起呼吸功能下降。此外卧床期间，肋间肌萎缩和肋骨关节挛缩，使呼吸变浅、频率加快。

（二）运动对癌症病人的有益作用

1. 运动改善癌症病人的情绪

观察104例肺癌患者，随机分为2组，参加运动方案组的患者有良好的心理状态，对今后治疗抱有希望，在治疗过程中能与医生积极配合。乳腺癌幸存者参加运动后明显降低焦虑症状，尤其对有明显焦虑状态的乳腺癌幸存者改善的更明显。癌症患者参加适当运动能缓解抑郁和焦虑症状，保持心理平衡，增加战胜疾病的信心。

2. 适宜的运动提高癌症患者的体能

癌症患者由于本身病变的侵害，化疗和放疗的反应、手术创伤以及长期卧床，使身体消耗很大，又因情绪低落而不愿意活动，体能进而明显下降，甚至不能承受日常生活的活动量。

文献报道乳腺癌患者参加监测的运动训练26周后，有氧能力改善，摄氧量较未参加训练者增加3.5 ml /(kg·min)，并减轻化疗的不良反应。癌症幸存者参加有处方的运动训练，可以改善机体血液动力学和循环功能，如心搏量增加、安静心率减慢，在亚极量运动时的心率降低、心肌耗氧量减少，提示了心脏储备能力的增加。癌症患者经过有规律的运动训练，可以防止肌肉萎缩和维持肌力，为今后接受长期的治疗，提供了体能的储备。

3. 运动提高癌症存活者的免疫功能

1994～2000年发表的文献中，约有三分之一的论文阐述了适度运动明显改善与肿瘤有关的免疫功能。降低肿瘤的发病率及其病变的恶化。从而增加了存活时间。适量运动增加免疫细胞数量和免疫功能，如T淋巴细胞和自然杀伤细胞的数目增多，巨噬细胞和吞噬细胞的免疫防御、监视和清除功能提高，延缓免疫功能的衰退，减少感染和肿瘤的发病率。

在运动干预的六项研究中，观察了近170例乳腺癌、胃癌、淋巴细胞白血病等存活者，参加监测的和非监测的康复运动训练，运动强度为60%～80%最大心率，30～40分钟，每周3～4次，运动方式为功率自行车运动、步行、关节活动度训练和肌力训练。2～29周后，采用功率自行车分级运动试验，平板运动试验、16分钟步行试验、下肢伸展肌力测试。以及外周血细胞免疫功能测定。结果发现心肺功能和肌力有改善，表现为亚极量运动时心率减慢，有氧能力增加4%，下肢力量增加。6项研究中有四项报道运动后免疫功能明显提高，如NK细胞活性、单核细胞功能、粒细胞比例和中性白细胞减少的持续时间等有改善。参加规律的中等强度运动，能增加免疫系统功能，提高抗肿瘤的防御功能；大强度的运动则抑制免疫功能，不利于肿瘤的控制。

（三）癌症患者运动的注意事项

1. 血液指标　虽然没有明确规定能参加运动的外周血常规指标的范围，但是为了避免运动中因血小板减少而发生颅内、肌肉和关节腔的出血危险，一般认为，血小板计数超过5万，可参加运动，血小板水平较低者能参加有氧运动，但禁忌参加阻力运动。建议参加运动前做血常规检查。

2. 体温　体温高不宜参加运动，因此时呼吸和心率加快，体力消耗大，运动耐力降低。

3. 长期卧床　适于在卧位，即在床头稍高、倾斜的体位下做关节活动度运动和深呼吸运动，以预防肺不张和肺部感染。站立位运动应是短暂的。患者对运动产生适应性反应后，可在室内做静止自行车运动，慢走和较轻的阻力运动。

有腹部病变的患者应避免做仰卧位运动或腹部运动，以免加重腹部症状。

4. 药物应用　应用抗癌药物，如蒽环类药物（anthracyclines），对心脏有毒性。癌症患者使用时会损害心肌，出现心电图 ST 段和 T 波的异常改变，运动时可诱发低血压和晕厥。在这种情况下，运动的时间和强度要减少，运动训练的适应时间也应延长，一般经过 3～6 个月的有氧运动，能提高运动的耐受时间和峰值摄氧量，但运动心率和心搏量不增加。

应用肿瘤坏死因子治疗，可降低骨骼肌蛋白的储存，使肌肉横断面积缩小、肌力减退，促进肌肉的消耗，运动时容易产生疲劳。鼓励参加中等强度的运动，由于运动增加Ⅰ型纤维，对减轻疲劳有帮助。患者接受治疗期间，不宜马上参加运动，应等待肌肉再生恢复几天后再参加运动。对于有明显恶液质的患者不能耐受运动时，可采取其他的康复措施达到改善功能的目的。

二、癌症患者疲劳的处理

癌症患者的疲劳感是其最常见和痛苦的症状，通过运动疗法、营养疗法、睡眠和认知功能治疗，以及药物治疗等方法，对减轻疲劳感取得了满意的效果。

由癌症引起的疲劳感称为癌症性疲劳综合征（C R F S，cancer related fatigue syndrome），它是多种症状的集合，最好的治疗方法是上述几种方法的联合干预。维持每天的活动，如最简单的直立位和步行等活动，可保持机体线粒体可利用氧的量，以补充每日日常生活活动中能量的消耗。

（一）癌症性疲劳综合征的原因

癌症性疲劳综合征是由癌症本身和治疗反应造成的。其生物学机制为能量供给不足、氧不足、废物和有毒产物堆积如蛋白质分解产生的氨是一种神经毒素，以及睡眠紊乱产生的白细胞介素-6引起中枢神经系统症状。

1. 常规活动减少的患者，其代谢发生变化，日常生活活动由无氧酵解提供能量，导致ATP降低和乳酸产物增加，患者从事每日活动时出现气短和疲劳，甚至稍用力就会出现心率加快，而且恢复缓慢。

2. 支气管分支，肺容积、血容量、肺灌注能力、肺泡面积、心功能、贫血和细胞内氧化酶浓度等改变降低了氧的运送和利用。化疗药常常损伤骨髓，红细胞生成受损，从而降低血氧的运送能力，细胞内氧供减少。如心肌毒性药物蒽环类药物（anthracyclines）和环磷酰胺（cyclophosphamide）可引起心输出量减少，运送到身体工作肌肉的血液量减少。肺部肿瘤，如肺癌、肺转移癌和胸膜渗出或肺切除，放疗后肺纤维化等引起肺容量减少，这些变化使通气/灌注比改变和血氧降低。考的松的应用可引起明显的肌肉萎缩和肌力下降。

上述变化降低氧在细胞线粒体的利用，限制ATP的合成，降低氧化酶的功能。患者不能承受日常简单的活动，如步行、上台阶和家务劳动等。为了完成每天的活动，细胞内的能量代谢从有氧到无氧代谢，产生能量物质。心率加快和呼吸加快，能量物质减少和代谢性酸中毒等加重了疲劳和降低了耐力。

（二）耐力运动训练对减轻疲劳的作用

为了避免疲劳，一般建议患者休息或减轻体力活动，体力活动减少，促进了肌肉废用性改变和心肺功能降低，反而加重疲劳感。由于缺乏或不敢活动而丧失信心，活动越少，越易于疲劳，反之亦然。

1. 运动对减轻疲劳的有益作用

近10余年来北美和欧洲研究资料报道了大剂量化疗的肿瘤

患者、骨髓移植的血液病患者和结肠癌、乳腺癌患者接受不同的运动疗法取得一定的疗效。

运动疗法的目标是维持正常体力和功能，通过运动疗法产生一系列适应性变化，如肌力增强、血液量增加、改善肺通气和灌注能力，增加心脏储备和肌肉氧化酶活性。抗阻训练减轻因使用可的松引起的肌肉萎缩。由于心肺功能和肌力的改善，体力活动不受限制，愿意参加各种社会活动，从而增强了自信心、自尊感和独立性，减少焦虑和恐惧。

2. 消除 C R F S 的运动方案

C R S F 的运动处方包括 6 个部分

①每个病人的开始状态（S)，②活动方式（T)，③运动强度(I)，以心率和自觉运动强度（RPE）表示，④运动频率（F)，⑤运动持续时间（D)，⑥运动进展速度（P)。可用 STIFDP 表示。参加运动方案前须进行筛选，以保证患者安全。并应了解其诊断、治疗方法、药物毒性、心肺疾病和神经系统损害等。

运动方式　步行、平板运动和踏车运动。

运动强度　低到中等强度运动，运动强度为峰值心率的 60%～75%，50%～60% VO_2max。以 RPE 表示相当 12～13 级，见表 4－1。

表 4－1　自觉运动强度（RPE）分级表

级	6	7	8	9	10	11	12	13	14	15	16	17	18	19	20
RPE		非常轻		很轻		有点累		稍累		累		很累		非常累	

运动频度和持续时间：每次运动 20～30 分钟，准备活动 5 分钟，整理活动 5～10 分钟。

间歇运动适于体力较差的病人，如表 4－2：

表 4-2 间歇有氧运动

周	% 最大功能	运动时间（h）	休息时间（h）	重复次数	运动总时间（h）
1	60	2	1	6	12
2	60	2	1	7	14
3	60	2	1	8	16
4	60~70	2	1	9	18
5	60~70	2	1	10	20

每周3~5次。

运动进展速度　训练开始运动强度低，待适应后逐渐增加运动强度，适应的时间一般2~4周，步行的速度和距离、平板运动的坡度和速度，踏车的频率和负荷等运动强度逐渐增加。训练效果达到预计目标而无不良反应时，继续维持运动训练。

3. 常用评估的方法

（1）疲劳分级表（Visual analogy scale，VAS）

表 4-3 疲劳分级表

分级	症状
1	24小时后疲劳感最严重
2	24小时疲劳感最小
3	24小时疲劳感一般水平
4	立刻出现疲劳感

（2）生活质量评分方法（QOL）如SF-36 scale score是从149项病人和健康评分以及20项评分表发展而来。它简单和易于操作，适于癌症患者生活质量的评定。

评分的内容包括：

体力活动（包括日常生活活动、家务劳动、体育运动和娱乐活动）；疼痛部位、性质、持续时间、出现频率；一般健康状况；社会活动；情绪。

评分共分 36 项，其中总身体功能 12 项，社会活动 2 项，身体和情绪的不良反应 7 项，心理和健康 5 项，疼痛 4 项，整体健康感觉 5 项，过去 1 年健康变化 1 项。

三、肿瘤患者的康复评估

肿瘤患者的运动疗法应尽早开始，以预防可能发生的残疾并改善功能、提高生活质量和延长生存期。

进行治疗时应尽量保持患者的活动状态，预防因长期卧床发生的合并症，并继续进行步态和功能训练，处理可能发生的残疾如认知障碍、脊髓综合征、神经病变、心肌病变和病理性骨折。

制定手术计划时，应事先计划术后的运动疗法，对于骨肿瘤患者还应考虑假肢使用的可能。对于放疗患者要预防因放疗发生组织纤维化而引起的挛缩和变形。

在结束治疗的终末期，为了减轻损害和减少依赖，运动疗法仍起重要的作用，维持运动可预防挛缩和体能下降。

而在长期治疗过程中的不同时期应给予运动指导，如肢体功能和脊柱稳定性练习、训练病人适当使用矫形器和助行工具以及协助处理术后水肿等。

（一）肿瘤患者康复运动的分期评估和处理

在进行康复运动前，须依其手术、化疗和放疗等治疗方法，以及所处的治疗期、治疗的终末期或生存期的不同，分期评估和处理，见表 4－4。

（二）肿瘤患者日常生活活动能力分级

为了改善肿瘤患者的功能状态和提高生活质量，将依据病情按其日常生活活动能力分级，如表 4－5 所示的卡尔诺夫斯基分级表（Karnovsky Scale），分为0～10级以便于制定治疗计划和处理。

表4－4　肿瘤患者康复运动的分期评估和处理

治疗方法	治疗前	治疗期	治疗的终末期	生存期
手术	讨论最佳治疗方案	关节活动度 日常活动 矫形器和假肢 伤口处理 控制水肿	维持活动 疼痛处理 支持疗法	适应性训练 职业咨询
化疗		运动 日常活动 矫形器、助行器、辅助器械	疼痛处理 支持疗法	
放疗		关节活动度训练（ROM），预防挛缩和变形 皮肤保护 水肿处理	ROM 皮肤护理	继续做伸展运动和皮肤护理

表4－5　卡尔诺夫斯基分级表

病　情	分级（0～10级）
一、能正常活动，不需特殊处理	10. 正常，无疾病表现 9. 能从事正常活动，有轻微的症状和体征 8. 进行正常活动较吃力，出现一些症状或体征
二、不能工作，能完成个人的日常生活活动，但需要一定帮助	7. 能照顾自己，不能工作和正常活动 6. 生活基本自理，但偶尔需要帮助 5. 需要帮助和护理
三、疾病进展迅速，不能照顾自己，需要特殊照顾和住院治疗	4. 不能活动，需要特殊照顾和帮助 3. 严重残疾，需要住院治疗 2. 病情严重，需要住院积极治疗 1. 病危，濒临死亡 0. 死亡

（三）肿瘤患者不同期的运动疗法

肿瘤患者依其病变侵犯部位而采用不同的治疗方法，在不同治疗期制定运动疗法，如表4－6所列。

表4－6　肿瘤患者不同期的运动疗法

病情	治疗前	治疗后	治疗的终末期	生存期
制动	小运动量活动	床上运动 上下肢运动 关节活动度训练 步行	床上体位变动 小运动量活动	
中枢神经侵犯	肢体功能评估	床上正确体位 肢体功能训练	床上、床边活动 站立训练 步态训练 日常生活活动	肢体功能训练 步行训练 职业活动训练
周围神经侵犯 骨骼肌肉系统	肌力和骨骼稳定性评估	支具和助行器的使用 支具和助行器的使用，加强稳定性训练，牵伸，等长肌力运动	日常生活活动训练 支具和助行器帮助下做日常生活活动	小运动量活动 肌肉力量和耐力训练

（四）肿瘤患者运动筛选和运动量制定

肿瘤患者参加康复运动方案前，应进行标准和非标准运动试验，检查有无心、肺疾病的危险因素以及与肿瘤治疗有关的毒性反应等，此外根据运动试验结果制定适宜的运动处方，以确保其安全有效地进行运动康复。

存活期肿瘤患者的病情稳定，在进行恢复体能的有氧耐力运动前，可进行标准分级运动试验。常用的有功率自行车和平板运动方案见表4－7和表4－8。表4－7中列出平板运动试验，在不同坡度、速度和时间时的耗氧量（METs）；表4－8中列出功率自行车运动试验，在不同体重（50～80kg）、递增运动负荷（25～100W）时的耗氧量（METs）。文献报道采用气体分析方法测定其步态训练时和运动试验时的心肺储备能力，如最大耗氧量、无氧阈值等。

表 4－7　改良的布鲁斯（Bruce）方案

阶段	坡度（%）	速度（mph）	时间（min）	METs
1	5	1.7	3	3.5
2	10	1.7	3	4.6
3	12	2.5	3	7.0
4	14	3.4	3	10.2

若年老、体弱或不能进行上述分级运动试验的存活期肿瘤患者，可进行非标准的运动试验如 6 分钟步行试验和 16 分钟步行试验等。

试验前 3 小时不吸烟、饮酒和咖啡，向受试者讲解试验步骤，自觉运动强度（RPE）。准备心脏遥测或佩戴心率表。

表 4－8　功率自行车运动试验方案（METs）

体重（kg）	阶段/功率（W）						
	1	2	3	4	5	6	7
	25.0	37.5	50.0	62.5	75.0	87.5	100.0
50	2.7	3.6	4.4	5.3	6.1	7.0	7.9
60	2.4	3.2	3.9	4.6	5.3	6.0	6.7
70	2.1	2.8	3.4	4.1	4.7	5.3	5.9
80	2.0	2.6	3.1	3.1	4.2	4.8	5.3

受试者静坐 5 分钟后，测安静血压、记录安静心电图或心率。受试者步行的速度要以自己最大能耐受的速度进行。步行中观察受试者的症状和体征，每步行 50 米记录心电图、测血压、RPE 等级，测定 6 分钟或 16 分钟完成的距离。继续观察并记录步行后恢复期 1、3 到 5 分钟时的上述指标。

四、常见肿瘤康复的运动疗法

（一）头颈部肿瘤术后的运动疗法

头颈部肿瘤和肿瘤的治疗不仅影响语言交流功能、营养、吞咽和牙齿的健康，还影响头颈部肌肉和骨骼的功能。由于头颈部解剖结构的复杂性，手术会涉及周围的血管、神经和肌肉骨骼，术后常合并淋巴水肿、伤口感染、肩部功能障碍和慢性颈痛。还可发生肩部肌肉和关节的功能障碍，如斜方肌功能的丧失使肩部向下及向前伸展，从而引起肩部活动受限和疼痛，外展范围 < 90°；菱形肌和肩胛提肌变得过伸，胸部主要肌肉缩短；胸锁关节负担上肢的重量，导致锁骨半脱位和关节炎性改变。

头颈部术后病人应进行以下的活动，以预防和矫正上述的异常变化。

1. 颈部活动　折线后做颈部的被动运动，主要做屈曲和转动的活动，逐渐增加活动范围。到第 4 周时做等长肌力运动。

颈部运动的禁忌　对有颈动脉破裂危险性者，长时间咳嗽可增加胸腔内压。

接受放疗者，颈部软组织易发生纤维化和挛缩，在治疗前应做颈部的活动训练，并在整个放疗过程中坚持颈部活动练习。

2. 肩部活动　肩胛骨周围肌肉群牵伸训练，如菱形肌、前锯肌、肩胛提肌的肌力训练能改善肩胛骨的稳定性和肩部上抬功能并减轻疼痛。应避免做内旋运动，因内旋会造成前伸，不宜做用力活动如举起重物。

3. 头颈部肿瘤术后的运动方案

（1）仰卧于较硬的床上，髋和膝关节屈曲，足平放床上，做以下动作。

① 双肩向耳朵方向上抬，然后放松；

② 双上肢伸直向前举起超过头部，必要时一侧手帮助；

③ 双上肢侧举向耳朵方向，保持双上肢不离开床面；

④ 双手在颈后握住，双肘放在床上持续数到“5”时放松。

（2）完成上述动作后，坐在有直立靠背的椅子上，将手放在髋部，试图用手向后触及你的肘部。

（3）坐在椅子上

① 头部缓慢向前伸，使下颏接触前胸；

② 头向一侧倾斜，使耳朵朝向肩部，保持不转头和不抬肩；

③ 尽量转头看你的肩部，保持肩部不动。

4. 平卧位，腰下垫一枕头

（1）将双臂外展与身体成90°角，双臂向天花板方向抬起；

（2）双上肢放于体侧，抬头然后抬肩，如能较容易完成这个动作，则可做以下动作；

（3）双手在颈后握住，抬头然后抬肩，保持肘部向后。

5. 坐在椅子上

（1）缓慢张开和闭上口，不要咬紧牙齿；

（2）轻轻移动颚部，下颚向左、右移动；

（3）轻轻向前然后向后动下颚。

（二）肺癌术后的运动疗法

肺癌手术切除肺叶，视肺叶切除的多少会引起不同程度的呼吸功能障碍，术后运动疗法能缓解术后呼吸功能的降低。

1. 肺癌术后对肺功能的影响

肺癌术后因疼痛、使用镇疼药和患者呼吸浅表使肺通气量降低；加之肺叶切除，肺容量减少，出现明显的缺氧；术后呼吸道分泌物增加，患者因术后疼痛和虚弱咳嗽无力，气道分泌物阻塞，致肺不张形成；此外气道分泌物引流不畅，易招致肺部感染，从而进一步加重呼吸困难。

2. 肺癌术后运动疗法的目的

（1）呼吸运动训练　促进呼吸道分泌物的排出，防止肺部感染和肺不张等肺部合并症。

（2）体疗　肢体功能训练能维持肢体关节活动度和增强呼吸肌的肌力，有助于增加肺的通气量。

3. 肺癌术后的运动疗法方案

（1）术前　向患者介绍术后运动疗法的有关知识，以取得患者的配合；教会患者术后正确的咳嗽和咯痰的方法，以减少因咳嗽引起的疼痛而不敢咳嗽；学习腹式呼吸的方法和适宜的肢体运动方法等。

（2）术后即开始进行呼吸训练

① 排痰　咳嗽时用手或软枕按住伤口，深吸气后咳嗽会减轻疼痛。

叩打法　治疗师的手半握成杯状，有节律的叩打胸部，引起胸部振动使气道分泌物移动。

振动法　治疗师将手紧贴住患者的胸壁，于患者呼气时，治疗师的手在胸壁上振动，使手的振动通过胸壁传至患者的胸部，有利于分泌物沿气道壁移动。

② 加强呼吸运动，增强通气功能

开始进行腹式呼吸以减少胸部切口的疼痛，待疼痛减轻或拆线后可进行被动到主动的深呼吸运动。

被动的呼吸运动　治疗师将双手放在患者的下胸部，于患者呼气时轻轻向下压，可使肺部的呼气量增加，进而吸气量也增加。

主动的呼吸运动　患者进行呼吸运动时放松肩部，并配合上肢上举或身体侧弯动作以加强肺部的通气功能。

待病情好转，指导患者做有阻力的呼气运动如撅嘴吹瓶子或吹蜡烛的呼吸训练。

（3）肢体运动疗法

① 关节活动度训练　肺癌术后会影响肩关节周围组织的结构和功能，若不进行肩部活动会引起肩关节粘连而影响肩部的活动。因术后肩关节活动的牵拉会引起疼痛和影响切口的愈合，在

进行肩关节活动度训练时，应以主动或协助的主动运动为主，在不引起疼痛的情况下缓慢增加关节的活动范围。

下肢关节活动度训练　术后患者于卧位或坐位做踝、膝、髋关节的活动，有防止下肢血栓形成的作用。

② 耐力和肌力训练　术后逐渐增加活动，从坐位、站位到室内步行，步行的距离和速度依患者耐受程度而异，无明显呼吸困难时可进行上下楼梯的运动。

术后早期步行训练和上下楼梯的运动，能增强术后患者的呼吸功能和提高肺的通气量。

（三）乳癌根治术后的运动疗法

乳癌根治术切除患侧所有的乳腺组织、胸大、小肌和腋部淋巴结。术后有伤口感染，20%伴有患侧淋巴水肿、肩关节功能障碍等。乳癌术后的患者经历着胸部切口疼痛、肩部活动障碍和患侧上肢水肿的痛苦。乳癌术后运动疗法的主要目的是防治术侧淋巴水肿和预防术侧肩部的功能障碍。

1. 乳癌术后运动疗法的有益作用

术后术侧上肢肌肉收缩，可促进淋巴液流动和增加蛋白质的吸收。这种肌肉泵的作用是由于运动时肌肉内压力改变刺激淋巴管开放和关闭，进而促进组织间隙的液体进入淋巴管，。术侧运动不宜引起疲劳感，因过分运动会产生额外的组织间液反而加重淋巴水肿。

2. 乳癌术后运动疗法

乳癌手术切除的范围、放射剂量大小和术后疼痛程度均影响术侧肩部活动的肌力。术后使用适当的止痛药、配合热或冷疗，以及术后早期活动可有效防止术侧的功能障碍。

术后拔除引流管后，即可做肩部活动。

术后第1天，肩部的活动范围有内/外旋的动作。

术后第4天，做肩部的屈曲和外展40°~45°的活动。

术后第4~6天，肩部屈曲到45°~90°，外展维持45°。

术后6天继续做肩部的屈曲，外展和旋转活动达到耐受程度。

术后关节活动度的训练有助于淋巴液引流，术侧一旦愈合，其功能和常规活动应不受限制。

术后出现肩胛带无力者，可徒手或使用阻力胶带进行等长运动和等张运动，能促进术后术侧功能的完全恢复。

3. 术后淋巴水肿的预防

术后淋巴水肿可发生在乳腺切除术后较长时间，预防的方法为：不要干扰淋巴的流出，不能过分限制上肢活动，运动时应穿氧压缩袖带，预防局部感染，避免热暴露如太阳、桑那和蒸气的热量等。

术后采用手法促进淋巴引流的治疗方法有一定疗效，这需要柔和手法按摩技巧，若配合上肢运动将获得较满意疗效。

对于使用气体压缩泵的治疗尚有争议。充气压缩泵曾做为淋巴水肿的标准治疗，有多种形式的压缩泵如单腔、多腔和不同压力和时间等，近来研究指出选择压力大的易损伤浅层的淋巴管，故应选择适宜压力泵，使用后继续应用压缩服或绷带会产生较好的效果。

（四）中枢神经系统肿瘤的运动疗法

1. 脑肿瘤患者的运动疗法

脑肿瘤引起的损害有偏瘫、失语和认知能力改变等，致使患者的运动功能、交流和职业活动发生障碍。脑肿瘤所致的功能障碍类似脑卒中和脑外伤，因此脑肿瘤康复治疗的原则与脑卒中和脑外伤相似。不同点有① 脑肿瘤康复干预的时间较短；② 要根据脑肿瘤的特点限定能实现其功能恢复的目标；③ 最低限度地降低因治疗造成的有害影响。

脑肿瘤患者的身体功能往往是进行性下降，其对残疾出现的心理障碍较难调整，以及较差的预后等不利因素，均可影响运动疗法的进行。

最常见的脑肿瘤有神经胶质瘤，脑膜瘤和来自颅外转移癌，中枢转移癌约占颅内肿瘤的一半，其生存期较短，多采用姑息疗法。预后较好的脑肿瘤如脑膜瘤，病情稳定可达数月或数年，适宜进行康复运动疗法。运动疗法的目的是维持体力活动，减少因病变和长期卧床引起的衰弱，预防脑肿瘤患者因不活动、手术、瘫痪和高凝状态引起深静脉血栓和肺栓塞等危险。

在进行功能康复时，依据脑肿瘤患者的功能变化状态定期做出评估以指导康复进度。

功能状态评定　多采用功能独立性评定（Function independency measure，FIM），FIM 是国际上应用较广泛的功能量化评定方法。此方法也用于脑肿瘤患者的评定。通过 FIM 评定结果发现，每日功能状态的改善在脑肿瘤和脑卒中患者是相似的，对于左侧或两侧的脑肿瘤和脑卒中患者之间的功能改善无差别，而右脑肿瘤患者日常生活活动能力（ADL）的改善较右侧脑卒中者差。

FIM 包括运动和认知两部分因素，分为六大项，每项有七个水平

FIM：六项① 自理能力；② 括约肌控制；③ 转移；④ 运动；⑤ 交流；⑥ 社会认知。

七个水平

① 完全帮助（患者用力 25%以下）；

② 很大帮助（患者用力 25%～50%）；

③ 中等帮助（患者用力 50%～75%）；

④ 小量帮助（患者用力 75%以上）；

⑤ 监护或提示；

⑥ 有限的独立（辅助设备或超时）；

⑦ 完全独立。

2. 偏瘫的运动疗法

(1) 适当的体位训练　床上的正确体位可避免出现异常的痉

挛模式，于仰卧位健侧或患侧位时保持抗痉挛的体位。应每1～2小时变换体位，预防肺部感染和褥疮，并能保持肢体伸、屈肌张力平衡。

(2) 肢体被动运动　预防关节挛缩，开始按肢体近端到远端的顺序如肩、肘、腕、指、髋、膝、足部做关节活动度训练，动作柔和缓慢。

(3) 床上翻身练习　做肩胛和骨盆部位肌肉的训练，为坐位、立位和步行做准备。双手交叉，健侧上肢支持患侧上肢的活动，做床上翻身练习。患者情况较好者在床上训练下肢活动和床上的桥式运动如双桥运动和单桥运动，患腿的内旋内收运动。

(4) 坐位训练　为了预防体位性低血压，坐位训练采用起立平台或床靠背逐渐增加坐立的坡度。坐位训练还包括平衡训练，坐位和卧床的转换练习。

(5) 站立训练和步行训练　静态站立位平衡训练，在仰卧位和坐位下做下肢屈伸活动，踝背屈伸训练。患者达到站立位平衡后，开始持重训练，然后迈步和步行训练。

(6) 上肢训练　进行肩、前臂、腕关节和手的功能训练，做手的协调和较精细活动。

(7) 日常生活活动能力训练　包括日常生活活动如进食、洗梳、大便、更衣、洗澡等以及学会使用自助用具，如改良的餐具、操纵轮椅等，学会使用助行器和矫形器做个人卫生活动和步行。

3. 脊髓肿瘤的运动疗法

脊髓损伤有创伤和非创伤原因，非创伤原因中肿瘤是引起脊髓损伤最常见的原因。按发生部位脊髓肿瘤一般分为三组：硬膜内、外和髓内，分别占40%、55%和5%。

脊髓肿瘤不论原发和继发，多发生在胸髓段，约占70%，其次为腰和颈髓段。

脊髓因破坏的部位、范围、程度可出现四肢瘫、截瘫、完全和不完全瘫。因肿瘤直接压迫脊髓、血管或髓内破坏性病变而出现不同的症状如感觉和/或运动障碍。侵犯马尾神经出现下肢、膀胱和肠功能障碍；其他症状有共济失调、痉挛等。

(1) 脊髓肿瘤运动疗法的目的　减轻症状，改善生活质量，促进残存肢体进行生活自理活动的功能，预防合并症如呼吸道和泌尿道感染和褥疮。脊髓肿瘤患者经化疗、放疗和手术后生存率提高，以运动疗法为主的康复方案，对达到上述目标起重要作用。

(2) 运动疗法

脊髓肿瘤患者运动能力受到以下因素的影响如下肢软弱无力、感觉丧失特别是本体感觉、痉挛和共济失调。采取适当的运动疗法和设备可训练肢体的运动能力。

肌力和耐力训练，关节活动度训练，转移训练和步态训练，使用四肢矫形器和助行器进行步态训练；按损伤水平和功能状态选用适当的体位。

由于肿瘤侵犯脊柱易发生病理性骨折，在进行运动疗法过程中需使用胸腰骶支具（TLSO）或背心支具，避免因发生骨折而产生新的损伤。

① 体位　因长期卧床和肿瘤消耗引起营养不良，应经常变换体位预防褥疮也有利于排尿功能的恢复。将患者的肢体放于功能位，每天做关节活动度训练。鼓励患者对有功能的肢体做活动，防止关节挛缩，为患者完成简单的日常生活活动和坐轮椅做准备。排痰和呼吸疗法见肺癌。

② 运动能力训练　教会患者在床上移动和翻身的活动，在治疗师协助下做起坐训练和由床到轮椅的转移活动。有不完全麻痹者在站立平台上站立、扶床或平行杠内练习站立，然后扶拐或助行器进行步行训练。为了保持脊柱和下肢稳定性，使用支具和矫形器如 TLSO 和 AFO（踝足矫形器）。

③ 肌力训练　训练肩、胸背和上肢的肌力，在床上开始用

较轻的橡皮带做上肢肌力练习，增强肌力，使之有足够的肌力，支持下肢活动和轮椅转移活动。

④ 痉挛处理　是上运动神经元损害常见的并发症，它可引起疼痛并影响运动功能和个人的卫生活动。轻度痉挛者做关节活动度训练和肌力训练能减轻痉挛；严重痉挛者可局部注射药物和夹板固定；顽固的痉挛者使用鞘内肌肉松弛药物泵治疗。

（五）骨转移患者的运动疗法

肿瘤患者发生骨转移时常常影响运动功能，采用运动疗法恢复和维持他们的功能是否会引起病理性骨折？临床研究指出按标准的方法对合并骨转移患者进行功能训练不仅安全而且有效。

对于有骨转移的患者，医生常常建议卧床休息以免发生病理性骨折，实际上并不能预防骨折的发生，长期卧床休息会产生以下不良结果，如肌肉挛缩、无力和萎缩，骨质疏松，体位性低血压、褥疮，肺炎、血栓栓塞、高血钙和定向障碍等。

进行功能训练做评估时要注意：

（1）不在患肢做手法肌力测试；

（2）在病损侧肢体不做被动和辅助的关节活动范围的评测；

（3）病损侧禁忌做抗阻运动；

（4）只能做主动活动的评估。

上下肢骨骼稳定性取决于下列因素，详见表4-9。

表4-9　骨折危险性

	分数		
	1	2	3
解剖部位	上肢	下肢	大转子
损伤类型	成骨型	成骨/溶骨型	溶骨型
损伤大小（直径）	<1/3	>1/3，<2/3	>2/3
疼痛程度	轻	中等	严重

1. 下肢骨骨转移

临床对于大转子，股骨干和胫骨部位的病损，常常在骨髓腔内插入髓内钉并在肿瘤或骨折部位注入甲基丙烯酸酯。这种处理不影响负重也不干扰术后的放射治疗，能保护骨骼免受压缩的旋转力量。

术后早期活动和全负重，可以借助助行器和支具减轻术后疼痛和增强信心。针对每个患者的具体情况制定综合的运动方案，主要强调髋关节和膝关节的肌力训练。

2. 上肢骨骨转移

对于病损侧上肢，常使用骨折矫形器固定，治疗师训练健肢做日常生活活动。若肱骨病损或病理性骨折时，常在骨髓腔内固定髓内钉或使用压缩板，在肱骨头和颈部骨折时需要切除并插入水泥假体，在非骨折的上肢病损处可做预防性骨固定。这些患者进行活动需要支具帮助。做以上处置的患者，一般在术后3天开始进行功能范围内的运动。

若上肢骨损害较大，又有下肢骨损害，应限制患者使用支具来做双上肢活动，只能局限在轮椅上活动。

3. 脊柱转移

脊柱转移癌通常采用放疗、化疗、激素等保守疗法，对于明显不稳定的脊柱转移癌则考虑手术切除。不做手术的患者，运动疗法的目标是：受损骨尽量不负重，其目的是减轻疼痛和防止病理性骨折。伴有下肢损害的患者使用助行器在不负重或部分负重情况下活动。

脊柱转移患者能从体疗中获益，体疗的目的是帮助患者维持活动。体疗内容包括指导患者在缺乏背部力量时的转移，训练患者使用支具，教育患者使用矫形器具等。

（六）截肢

骨肿瘤患者，尤其骨肉瘤是原发的骨恶性肿瘤，多发生在青少年，治疗方法有肢体保留手术或截肢配合化疗。

近年来治疗发展了改良的金属植入技术和创新的手术技术如同种移植或骨软骨移植等重建肢体方法。有感染、移植失败和复发者适于截肢。对上述患者进行功能状态的评估，不仅可以了解手术的效果，而且指导患者进行功能恢复。

1. 运动学的评定包步态和肌力，适于手术后和化疗后骨重建患者，检测截肢后假肢安装后站立、步行的姿势和承重点是否合适。

(1) 步态测定　采用录像和三维步态分析仪，定量分析关节活动和肌肉力量，用于不同手术截肢的患者欲实施各异的补偿方法。

正常步态是复杂的，一个步态过程持续仅仅是1秒钟，异常步态改变常常很轻微，有经验治疗师很难用肉眼判断步态异常的特点。步态测定的内容有定量测定速度、节律、单（双）肢支持时间、迈步长度、摇摆和姿态时间。如速度和迈步距离增加提示步态稳定。

(2) 关节活动度和肌力测定　用量角器测定主动和被动位时的关节活动度。用等动力计测定在等长和等动情况下的肌力和伸肌、屈肌功能范围的数据。

(3) 耗氧量测定　步行中测定耗氧量，可了解不同手术后采用的代偿措施对患者功能的影响。一般测定每公斤体重每单位距离步行时的耗氧量。以最大有氧能力的百分数，做为特殊活动的运动强度，也可以相当的心率做为衡量运动强度的指标。

2. 截肢病人的运动疗法

(1) 截肢后残端的处理，为配戴假肢做准备，术后残端应留圆柱形，保护残端的皮肤，预防水肿、溃疡和感染。

保持正确体位，如大腿截肢者髋部平放内收位；小腿截肢者膝关节伸展位；年轻人可安装临时假肢，有助于残端愈合和步行功能的恢复。

(2) 截肢后的运动疗法　关节活动度和肌力训练。残肢关节活动度训练，如伸髋、伸膝，肩外展，屈、伸等。

肌力训练　肩带、胸、背部肌力和伸肘肌力，臀大肌、髋部内收、外展肌、股四头肌和腘肌力。重点训练与假肢活动有关的肌肉。不论上肢或下肢截肢者，均要训练肩、胸、背部肌肉，使其有力量支持假肢的训练；健侧肢体的训练也很重要，有助于发挥代偿功能。

安装假肢后在平行杠内做站立平衡和步行，平行杠外扶拐步行训练，上坡和体位变动等练习，注意矫正不正确的步态。上肢截肢者，若截肢侧为利手，则训练健手以取代截肢侧的利手功能，能做较精细的动作。

（张宝慧）

第5章　免疫功能损伤与康复

一、人体免疫系统的基本组成
(Basic Components of the Immune System)

人体免疫系统包括各种免疫细胞，如巨噬细胞，中性粒细胞(neutrophils)和淋巴细胞(lymphocytes)等。在有微生物入侵时，各种免疫细胞和免疫分子相互协作，识别进入体内的微生物或外来抗原，调动相应分子和细胞清除“入侵者”。

人体的免疫系统由免疫器官，免疫细胞，免疫分子组成。骨髓和胸腺是免疫细胞发育，成熟的部位。脾脏和全身的淋巴结是执行免疫功能的主要器官。淋巴结与血管平行的淋巴管相关，构成淋巴循环系统，主管免疫细胞的运输和组织液的回收与过滤。

(一) 天然免疫系统 (Innate immune system)

任何生命有机体都具有抵抗外来微生物侵袭的能力，称之为天然免疫(innate immunity)。天然免疫系统能够识别细菌，病毒等各种微生物表面的特征性分子模式，在感染的最早期即能抑制微生物在体内繁殖，扩散和清除。

哺乳动物的天然免疫系统由肥大细胞，巨噬细胞，天然杀伤细胞(NK细胞)，中性粒细胞以及可溶性分子，如补体等组成。

其中活化的NK细胞能迅速分泌大量的细胞因子，如IFN－α，IFN－r，IL－2，GM－CSF等，通过这些细胞分子发挥抗肿瘤作用，同时调节吞噬细胞的功能。NK细胞可以分为粘附NK细胞(adherent natural killer cell，A－NK)和非粘附NK细胞(non-adherent natural killer cell，NA－NK)两个亚群。其中A－NK细胞具有高水平的细胞毒性和增殖能力，动物体内实验证明，A－NK

细胞是血液和组织中非常有效的免疫监视细胞，它能够进入并破坏实体组织中的瘤细胞，在体内能减少转移瘤数目，延长荷瘤动物的生存期。A-NK 细胞的抗肿瘤机制可能通过如下方式杀伤肿瘤细胞：1）由穿孔素/粒酶介导的肿瘤细胞渗透性溶解；2）A-NK 细胞与肿瘤细胞接触，由 A-NK 细胞表面的模型 TNF 及 FasL 介导靶细胞凋亡；3）A-NK 细胞破坏或活化肿瘤微血管系统，引起其他效应细胞和淋巴因子渗入到肿瘤组织中，导致肿瘤出血和坏死。

（二）获得性免疫系统（Adaptive immune system）

免疫系统在天然免疫系统的基础上不断进化，形成了获得性免疫系统（adaptive immune system）。特指免疫系统在接受了环境中微生物或者其他外来物质的刺激之后获得了针对该种微生物或其抗原的免疫力。获得性免疫系统的主要特点之一是其对外来物特异性识别，即能够区分不同微生物或者抗原之间的微细区别，因此又被称为特异性免疫系统。T 细胞和 B 细胞是最主要的两类淋巴细胞，它们通过各自表达的 T 细胞受体（T cell receptors，TCR）和 B 细胞受体（B cell receptors，BCR）识别抗原。

1. T 淋巴细胞

T 细胞在不同的发育阶段和时期，在其细胞膜上均可表达出不同的抗原性糖蛋白分子，由于这些分子在 T 细胞膜上相对稳定所以成为鉴别和分离 T 细胞及其亚群的依据。这些表面分子有 T 细胞抗原识别受体（TCR），主要的白细胞分化抗原群（cluster of defferentiation，CD），主要组织相容性复合体抗原（MHC），细胞因子受体（cytokine receptor）。

根据 TCR 的不同，可将 T 细胞分为 TCRα βT 细胞和 TCRγ δT 细胞两大类：根据 TCR α β CD 分子的不同，又将成熟的 T 细胞分为两个亚类，即 $CD4^+$ 和 $CD8^+$ T 细胞。$CD4^+$ 辅助性 T 细胞好比免疫应答的指挥官，主要通过膜表面分子和所分泌的细胞因子与其他细胞交换信息，发号施令。$CD8^+$ 杀伤性 T 细胞能够直接杀伤被微生物感染的靶细胞。肿瘤免疫反应主要由两种T细胞亚群（Th1和Tc1）的参与而发挥效应。近年又对$CD4^{+}$和$CD8^{+}$T细胞有了进一步研究和了解（见表5-1），发现$CD4^{+}$T细胞还具有维持抗肿瘤免疫记忆的功能，同时也有CTL的细胞毒效应，而$CD8^{+}$T细胞能通过分泌细胞因子，对Th1和Th2起调节作用。

表5-1　T细胞亚群

T细胞	CD	产生细胞因子	主要生物学功能
辅助性T细胞（Th）			激活巨噬细胞和Tc1细胞
Th1	CD4	IFN-γ,IL-2,TNF-β	清除病毒
Th2	CD4	IL-4,IL-5,IL-6	促进抗体产生
		IL-10	促进变态反应
			抑制Th1细胞
细胞毒性T细胞（Tc）			细胞免疫中有效的杀伤细胞
Tc1（CTL）	CD8	IFN-γ	抑制Th2细胞
Tc2	CD8	IL-4，IL-5	抑制Th1细胞

2. B淋巴细胞

B淋巴细胞通过BCR识别抗原后被活化，并增殖，进一步分化为浆细胞（plasma cells）和记忆细胞。浆细胞的主要功能是合成并分泌抗体，又称免疫球蛋白（immunoglobulin，Ig）。B淋巴细胞所合成的抗体分子与其所表达的BCR具有同样的抗原特异性，“Y”字型抗体分子的顶端（Fab段）含有其抗原识别部位。抗体分子与微生物结合之后至少可以发挥3方面作用：1）阻止微生物继续感染其他细胞；2）激活补体直接杀伤微生物；3）通过抗体分子Fc段与吞噬细胞结合，使复合物被捕捉和清除，即调理作用（oponization）。

在肿瘤免疫中，由B淋巴细胞介导的体液免疫反应不起主要作用，抗体分子本身只具有识别作用，而无直接杀伤作用，要达到排斥"非己"的效果尚须借助机体其他免疫细胞或分子的协助。

二、肿瘤对机体免疫功能的影响

肿瘤患者的免疫功能可以影响肿瘤的发生、发展，而肿瘤也会改变机体的免疫功能，二者的作用是相互的。大量临床和实验研究都已经观察到肿瘤患者往往存在着体液免疫和细胞免疫功能的低下，并随着肿瘤的进展进行性下降，证实存在肿瘤诱导的免疫抑制。肿瘤既可以通过肿瘤抗原阻止T细胞对瘤细胞的识别及攻击从而干扰了抗肿瘤免疫途径，又可以产生免疫抑制因子，直接抑制T细胞、B细胞及巨噬细胞的功能，影响机体的免疫功能。从人体内和动物模型中都可以检测到这种免疫抑制因子，主要有转化生长因子、IL-10、前列腺素、腺苷等，另外，肿瘤还可以导致宿主处于不同程度的免疫抑制状态，在肿瘤早期主要表现在局部，到了晚期则为全身免疫功能的低下，表现为胸腺、脾脏的免疫抑制状态。

胸腺是T细胞发育、分化和成熟的场所，是机体的中枢免疫器官，因此它的改变对细胞免疫功能有重大影响。许多实验研究表明肿瘤宿主胸腺常出现萎缩，胸腺细胞数量减少。一般认为是肿瘤产生某种活性因子改变了胸腺的微环境。脾脏是人体最大的外周免疫器官，它在肿瘤免疫中具有双向作用，即在肿瘤早期可抑制肿瘤的生长，在晚期则产生大量抑制性细胞，并释放具有抑制活性的可溶性物质，反而起到抑制机体免疫功能的作用。

肿瘤患者血清中存在的抑制性因子阻止了免疫细胞对肿瘤的杀伤作用。这些肿瘤诱导的体液抑制因子一般分为两大类，即封闭因子和血清免疫抑制蛋白。

（一）封闭因子

封闭因子是由 Hellstrom 首先提出的。研究发现肿瘤细胞能在组织相溶抗原不同的个体内生存，是因为抗体阻断了受体免疫效应细胞对肿瘤表面 H－2 抗原的识别，从而使某些肿瘤抗血清不仅不能使肿瘤消退，反而阻断了杀伤细胞对肿瘤细胞的细胞毒作用。具有封闭因子作用的不仅仅有肿瘤抗血清，还有循环免疫复合物和肿瘤的可溶性抗原。一般认为封闭因子可能具有三种性质：(1) 封闭抗体；(2) 可溶性抗原；(3) 肿瘤抗原抗体复合物。Manson 等把肿瘤种植到同源小鼠体内，观察植入部位 B 细胞和 T 细胞的反应，结果发现最初肿瘤激活的 CTL 对肿瘤具有杀伤作用，肿瘤生长 2 周后，CTL 再不能对肿瘤细胞产生细胞毒作用，而这种对肿瘤溶解效应的阻断作用是由抗体介导的，即肿瘤细胞表面覆盖一层免疫球蛋白 IgM，并且肿瘤表面 IgM 的量与杀伤细胞的杀伤活性成反比。临术研究发现肿瘤患者体内存在抗原抗体复合物，可通过抗体与肿瘤表面相关抗原结合，封闭肿瘤细胞或是经抗体的 Fc 段与效应细胞的 Fc 受体结合，从而阻断 CTL 细胞对肿瘤的攻击。有学者对乳腺癌患者的血清进行观察发现，腋窝淋巴结阴性并且预后良好的患者血清免疫复合物浓度与正常人相似，而晚期患者血清免疫复合物浓度则明显增加。

（二）免疫抑制蛋白

血清免疫抑制蛋白是另一类具有免疫抑制作用的血清蛋白，在血清蛋白电泳中处于 α－球蛋白区域和 β－球蛋白区域。这些血清蛋白并非是肿瘤特异性的，在正常机体内也可测到，但在肿瘤患者体内明显增高。肿瘤患者血清中急性反应蛋白水平也明显增高。说明它们对肿瘤患者的免疫功能均有不同程度的抑制作用。

另外，机体内存在着一类通过抑制细胞免疫功能和抗体的产生来调节机体免疫应答的细胞，即抑制性细胞。正常机体抑制性细胞的数量及活性保持在一定水平，而肿瘤患者体内这类细胞的数量和功能均有增强，从而抑制了机体对肿瘤的免疫效应，使肿瘤逃避免疫监视。体内的抑制细胞多属于 T 细胞和单核巨噬细胞。

（三）抑制性T细胞

抑制性T细胞（Ts）能阻止从同系动物体内转入的致敏淋巴细胞对肿瘤的消退作用。它的激活需要抗原呈递细胞，但是与Th相比，需要的抗原呈递细胞少10倍。有学者研究发现可溶性肿瘤抗原（STA）可激活小鼠体内肿瘤特异性Ts细胞，从而阻断体内细胞毒性T细胞对同源肿瘤的细胞毒作用。Ts细胞的激活是抗原特异性的，但是到最后，效应Ts细胞释放的可溶性抑制因子产生的抑制效应则是非特异性的。

癌症患者外周血T细胞亚群的检验中也发现存在Ts细胞。利用CD系统单克隆抗体技术，对肿瘤患者外周血T细胞亚群的分类研究证实，肿瘤患者外周血CD_4^+细胞（Th，辅助T细胞）减少，CD_8^+细胞（Ts）增加，CD_4^+/CD_8^+比值下降或倒置。随着肿瘤的进展，这种变化越明显。因此对肿瘤患者常规进行T细胞亚群的检查。

（四）抑制性单核巨噬细胞

实验证实抑制性单核巨噬细胞能抑制淋巴细胞对肿瘤抗原的增殖反应及NK细胞的细胞毒活性，对CTL的激活具有抑制作用。对抑制性单核细胞产生免疫抑制的机制研究提示可能是通过前列腺素、NO基因和长链不饱和脂肪酸介导的。另外，有研究提示新嘌呤的水平与巨噬细胞的抑制作用有关。抑制性巨噬细胞除了分泌免疫抑制因子起作用外，还可以直接接触效应细胞改变其功能，例如抑制性巨噬细胞可以改变T细胞抗原受体－CD3复合物的结构，影响T细胞的正常免疫功能。

（五）抑制性NK细胞

NK细胞具有较广谱的抗肿瘤效应，研究表明大多数肿瘤患者体内NK细胞活性降低，与肿瘤释放的抑制性物质及抑制性细胞的产生有关。

三、肿瘤的免疫治疗

经典的肿瘤治疗如手术、放疗和化疗在肿瘤的综合治疗中各自发挥了重要使用，使肿瘤的治愈率有所提高，复发率和死亡率有所下降，然而也存在一些严重的副反应。在 20 世纪，免疫治疗成为第四种肿瘤治疗的形式，并显示其令人可喜前景。单克隆（mAb）的产生开始了应用肿瘤细胞特异性靶向治疗的新概念。肿瘤的免疫治疗现在大多还处于试验治疗阶段。一些单克隆抗体已经被认可为肿瘤的辅助治疗，但是主动免疫战略还没有成熟到这一阶段。对现有资料的评估显示肿瘤患者与健康成人对肿瘤疫苗的免疫反应不能相比。此外，肿瘤在机体内还存在免疫逃逸现象，其机制尚不清楚，肿瘤免疫治疗的目的是“破坏恶性组织，保护正常组织”。因此免疫治疗如在肿瘤综合治疗中发挥更大作用还有一个漫长的路要走。

（一）被动免疫治疗

抗体治疗代表了抗肿瘤治疗的新方法；它们经过免疫效应机制对恶性细胞的作用是致死性的和特异性的。抗体是在体内能与特异性抗原相结合而具有免疫功能的球蛋白。抗体对细胞膜抗原具有特异性，被认为是潜在的抗肿瘤药物。**抗体抗肿瘤的作用机制包括**① 补体依赖性细胞毒活性；② 抗体依赖性细胞介导的细胞毒作用；③ 抗肿瘤抗体与肿瘤抗原结合改变肿瘤细胞的生物学特性；④ 增强抗肿瘤免疫反应。**应用抗体治疗的策略包括**① 免疫反应定向破坏恶性细胞；② 干扰恶性细胞的生长和分化；③ 利用抗原决定簇把抗肿瘤药物定向转运到恶性细胞；④ 抗个体基因型肿瘤疫苗；⑤ 开发人工合成的小鼠 mAbs 进行抗肿瘤治疗。另外，有很多药物（如毒素，放射性核素，化疗药物）与小鼠和人类 mAbs 结合选择性地转运到恶性细胞。

1. NDA 杂交重组技术为临床应用提供了大量人工合成的单

克隆抗体。单克隆抗体通过抗体分子的 Fc 区域与补体蛋白和/或效应细胞相互作用，它既可以中和循环中的配体又可以阻断细胞膜受体，因此干扰配体/受体相互作用以及有关增殖或抗凋亡效应的相关信号的转换。单克隆抗体还可以作为细胞毒药物靶向治疗的引导系统，如①用于放射免疫监测和放射免疫治疗的放射性同位素标记的抗体②免疫毒素③化疗/抗体结合④细胞因子/抗体结合⑤免疫细胞/抗体结合。1999 年底，美国 FDA 批准了 4 种针对人类恶性肿瘤有效的单克隆抗体用于临床治疗并且已经成功地建立了单克隆抗体与 IFN - alpha，IL - 2 和多种造血生长因子结合的复合物，成为肿瘤治疗中的第四种形式。治疗肿瘤的第一个单克隆抗体是 rituximab（美罗华），在非霍奇金淋巴瘤的治疗中已经取得了显著效果。它的面世大大促进了这一领域的研究和开发。目前对单克隆抗体治疗恶性和非恶性疾病的适应证正在进行评估。其中一些已经批准用于抗肿瘤治疗，如 rituximab，ibritumomab，trastuzumab，gemtuzumab，alemtuzumab 等。抗 CD20 抗体，特别是 rituximab 和 ibritumomab 改变了淋巴瘤的治疗策略，并改观了预后。其他非结合抗体，包括 Hu1D10，epratuzumab 和 alemtuzumab 和结合抗体包括 radiolabeled tositumomab 还处于评价中。

2. 表皮生长因子受体（EGFR）是血浆膜受体酪氨酸激酶家族中的一员，在细胞增殖、分化和凋亡的过程中起到重要的调控作用。EGFR 信号转换的失调节与肿瘤发生和发展有关。EGFR 抑制剂的研制、开发和应用，将成为很有希望的治疗策略之一。

20% ~ 30% 的乳腺癌中存在人类表皮生长因子受体 - 2（HER2）基因的扩增及其编码的蛋白的过表达与乳腺癌的侵袭性和其预后密切相关。因此 HER2 代表了一类抗肿瘤治疗适宜的靶体，基于此开发了人工合成的抗 HER - 2 单克隆抗体 Herceptin。Herceptin 的效果已经在两个关键性的试验中被证实：222 名曾接受 1 ~ 2 个周期化疗的 HER - 2 阳性的转移性乳腺癌患者，以及 469 名先前未治疗的转移性乳腺癌患者接受 Herceptin 联合化疗与单独化疗的比较研究。Herceptin 单独治疗的患者比以前化疗的患者平均缓解时间和生存期延长。Herceptin 联合化疗使缓解率提高，疾病进展时间和生存时间延长。Herceptin 一线治疗与化疗联合，特别是与紫杉醇联合治疗能明显延长疾病进展时间，缓解持续时间和治疗失败时间。与单独化疗相比，联合治疗对总生存率改善 25%，显示出其优越性。HER2 过表达的患者受益最大。病人对 Herceptin 耐受性较好，最常见的副反应是轻度到中度的注射相关反应，而且只见于第一次注射的患者。心脏毒性是其最严重的副反应，主要发生于应用蒽环类药物的患者，但是通常是容易处理的。Herceptin 在改善乳腺癌的生存期和生活质量方面已显现令人鼓舞的效果。

被动免疫策略，已被人们认识和接受。在大多数先前存在 HER2/neu 免疫的患者中，可以检测出抗原特异性抗体和低水平的 T 细胞值。因此，疫苗策略旨在增大先前存在的免疫，以产生高水平的 HER2/neu 特异性抗体和 T 细胞值。

降低头颈部（H&N）鳞状细胞癌（SCC）的局部高复发率仍然是临床上的一个难题。EGFR 对许多实体瘤的发生和发展都起到重要作用，包括 SCC of the H&N。EGFR 的表达增高与肿瘤浸润、化疗抵抗和生存期缩短有关。在抗肿瘤的治疗策略中已经开始应用 EGFR 阻断剂，包括抗 EGFR 单克隆抗体（mAb），IMC - C225，与受体细胞外区域完全结合，阻断受体与天然配体 EGF 和 TGF - alpha 的结合。临床前研究已经证实 IMC - C225 有抗肿瘤的活性。IMC - C225 的临床有效性涉及多种抗肿瘤机制，包括抑制细胞周期，诱导凋亡，抗血管生成，抑制转移和增加对化疗和放疗反应的敏感性等。IMC - C225 联合化疗或放疗对复发或难治性 SCC of the H&N 的Ⅰ期研究显示有很高的有效率。Ⅱ和Ⅲ期临床研究了联合治疗的有效性和安全性。到目前为止，IMC - C225 显示了很好地耐受性，报道的主要副反应是皮疹和过敏反应。IMC - C225 呈剂量依赖性，半衰期大约 7 天。目前推荐的剂量为负荷量400mg/m^2，随后每周注射250mg/m^2。

3．抗体导向酶解前药物治疗（antibody directed enzyme prodrug therapy（ADEPT））是指一个抗体与针对肿瘤细胞靶向的酶结合，利用非毒性前药的选择活性使细胞毒药物作用于肿瘤部位。前药的部位选择活性使远处组织副反应减少。

4．Fas是一种属于死亡受体家族的膜蛋白。Fas和配体FasL或竞争性的抗Fas抗体的交叉结合可以通过激发caspases的瀑布式反应诱导细胞膜表达Fas的细胞凋亡。由于有许多不同的肿瘤细胞膜上表达Fas，因此利用抗Fas抗体针对Fas介导的凋亡在肿瘤治疗中可能很有前途。但并非所有Fas表达细胞对Fas介导的凋亡均显示敏感。以后许多研究发现了Fas介导的凋亡有很多不同的抑制机制。另外，Fas或p53基因的突变也可以影响对Fas介导的凋亡的敏感性。然而，野生型p53在Fas表达中的作用现在仍然有争议。由于一些不同的细胞毒药物能诱导Fas膜表达，因此抗肿瘤药物与Fas抗体或FasL联合应用也许是抗肿瘤策略。在接种实体瘤鼠的体内已经通过抗Fas抗体、FasL表达细胞或肿瘤中FasL重组体证实了诱导的Fas介导的凋亡的有效性。但是抗Fas抗体或rFasL应用于全身治疗时对肝脏产生严重副反应，因此大多数临床前研究室采用局部注射FasL或是利用诱导的FasL表达载体的基因治疗。

5．重组Fv－免疫毒素是一种新的生物抗肿瘤药物类型，由重组的抗体片段与一种十分有效的细菌毒素结合构成。这些有效的分子与表面表达特异性靶抗原的肿瘤细胞进行特异性结合并杀死肿瘤细胞。重组的Fv－免疫毒素的设计是十分合理的，是肿瘤生物学与重组DNA技术、抗体工程技术的进一步有效结合。重组Fv免疫毒素在实体肿瘤和血液学恶性肿瘤领域的实验研究已得到了证实。

（二）特异性主动免疫治疗

特异性主动免疫治疗（specific active immunotherapy，SAIT），

应用能刺激抗体产生抗肿瘤抗原的特异免疫疫苗，是对高复发风险或进展期肿瘤化疗、放疗和手术治疗的一种补充治疗方法。特异性主动免疫治疗应用的抗原重要组成是免疫源，肿瘤相关抗原，增加抗原对免疫效应细胞呈递的辅助或载体分子可能的抗原包括肿瘤表达的蛋白或碳水化合物结构如糖蛋白粘液素和它的抗原决定簇。**主动免疫治疗的核心是肿瘤抗原问题**，在过去的几年中基础免疫学重新评估了肿瘤疫苗的发展，最重要的发现就是人类肿瘤有免疫原性。肿瘤的生长和转移在很大程度上依赖于它们能够逃避宿主的免疫监视并抵抗宿主的防御。所有肿瘤表达的抗原不同程度上都能够被免疫系统识别，但是在许多病例中由于部分抗原修饰或效应细胞无效激活，因此不能引起有效的免疫反应。抗病毒感染性疾病的疫苗有效的这一事实使得人们对肿瘤疫苗研制寄予很高希望。事实上，在一些动物模型进行实验研究时，治疗的结果是可以获得短期效果，为临床试验起到了铺垫作用。然而，在肿瘤患者中主动免疫治疗的最初结果令人失望，从而使得人们对目前的主动免疫治疗方案不得不进行更细致的探讨以获得更有效的治疗方法。

SAIT是利用肿瘤疫苗或抗肿瘤特异性抗体注射入肿瘤患者体内，激发患者的自身特异性免疫应答。激活细胞毒性至少需要3个协同信号：特异性肿瘤抗原的表达，共同刺激信号（B7分子）和传导信号（细胞因子）。传统的肿瘤疫苗是用肿瘤细胞辅助注射或感染病毒来提高细胞的免疫原性。第一代由整个肿瘤细胞或肿瘤细胞裂解物制成的疫苗作为非特异性辅助治疗，可产生20%的临床缓解率。随着肿瘤相关抗原（TAA）和肿瘤特异抗原的识别（TSA），抗原和抗原决定簇特异性疫苗已经被设计出。与肿瘤细胞疫苗相比，抗原和抗原决定簇疫苗更具特异性，但免疫原性更低，在体内可导致抗原选择或是抗原决定族阴性变异肿瘤细胞的逃逸。理想的特异性免疫治疗疫苗在患者中产生的免疫反应将与其临床受益相关。辅助、共同刺激和传导模型的选择很大程度上决定疫苗接种的效果，并可能诱导T细胞反应，包括T helper（Th1，Th2）或二者同时诱导。TAA疫苗的动物模型必须考虑到正常组织也表达TAA，因此可能诱导对TAA的免疫耐受。一般是用自身肿瘤或培养的肿瘤细胞或异体相同组织类型的肿瘤提取物制成肿瘤疫苗，也可以用基因工程疫苗给患者进行注射。治疗的目的是通过提高患者的自主抗肿瘤能力，减少肿瘤的扩散和复发。主动免疫治疗的理论设想是正确的，在早期也确实观察到一些有效的病例，但是通过长期的临床观察大多数认为效果并不理想。

1. 细胞疫苗：

肿瘤细胞表面和抗原呈递细胞表达MHCI类抗原能诱导细胞特异性细胞毒T淋巴细胞，抗原呈递细胞共同刺激分子如B7-1和B7-2，以及IL-2的分泌，可以促进CD_8^+淋巴细胞分化成细胞毒T淋巴细胞。

细胞免疫最初是采用自体或同种异体的灭活肿瘤细胞，通过体外细胞培养使其具有抗原性来进行主动免疫治疗。肿瘤逃避免疫效应通常主要是由肿瘤抗原的免疫原性较弱、抗原伪装、整体免疫抑制（是进展期肿瘤的一个特征）所致。为解决抗原性弱的问题，可以用物理的、化学的和生物的方法处理细胞提高免疫原性，在不同的动物模型中，都发现低剂量环磷酰胺能够增加抗体的产生、减少耐受以及具有抗肿瘤免疫的能力。研究证实MHC分子处理抗原或抗原与MHC分子结合的失败，MHC复合物与T细胞受体的不充分或低效价结合，或共同刺激分子不充分表达，都可能导致肿瘤相关多肽免疫原性弱而削弱抗肿瘤反应。因此可以用免疫多肽疫苗，在体外扩大并激活免疫效应细胞，在体内应用细胞因子治疗使效应细胞扩增，或基因修饰免疫效应子或细胞因子基因处理肿瘤细胞或基因编码共同刺激分子来提高肿瘤细胞的抗原性，以激活有效的免疫反应。目前研究最多的是基因修饰肿瘤疫苗，包括MHC分子、共刺激信号B7分子、各种细胞因子及其受体、粘附分子和编码肿瘤抗原肽的基因修饰。

除了用肿瘤细胞制备疫苗外，还可以用抗原呈递细胞制备。抗原呈递细胞（Antigen presenting cells，APC）主要包括树突细胞（Dendritic cells，DC），巨噬细胞（Macrophage）和B淋巴细胞等。DC是针对肿瘤抗原T细胞介导的免疫反应中最重要的有效诱导者，把表达MHC分子的抗原呈递给有抗原特异受体的幼稚T淋巴细胞，控制和提高肿瘤抗原呈递是当前肿瘤免疫治疗中主要目的之一。DC构成一个独立的细胞系统，诱导、支持并调节免疫反应。DC捕捉抗原，在其后把抗原呈递给抗原特异淋巴细胞，因此诱导免疫反应。DC把抗原呈递给CD_4^+ T细胞，依次调节多种效应子，包括CD_8^+细胞毒T细胞，B细胞，NK细胞，巨噬细胞和嗜酸性粒细胞，这些都参与保护性免疫反应。DC系统中一些关键的特性如下：（1）存在不同的DC亚群分配生物学功能，但又有其独特的功能，如T细胞对1或2类或调节B细胞的反应的定位；（2）依据它们分化/成熟阶段的不同，功能的特异化；(3）被微环境（如细胞因子）决定的DC的可塑性，证据包括①最终可以分化为DC（提高抗原呈递）也可以分化成巨噬细胞(提高抗原降解)；②免疫诱导或耐受；③T细胞反应的定位。由于这些独有的特性，DC既可以为免疫干预呈递载体和靶体，又是接种肿瘤疫苗理想的候选者。用DNA或RAN基因修饰DC后能更有效激活免疫反应。然而目前临床前研究结果和Ⅰ期临床试验结果均显示对DC调节肿瘤免疫的确切机制还不是十分清楚。

2. 分子疫苗

近年来利用分子疫苗进行主动免疫治疗的研究很多。

HER2/neu癌蛋白是一种肿瘤抗原。在肿瘤患者中已经检测出针对HER2/neu免疫存在的抗体、辅助T细胞和细胞毒性T细胞。通过产生内源性的HER2/neu特异抗体和T细胞诱导主动免疫反应可能产生永久免疫，并极有希望获得治疗效果。HER2/neu蛋白是一种免疫系统中理想的治疗靶体。

人类乳头瘤病毒被证实是人类病理性病毒中最复杂的一组。已经明确有85个基因型。HPV16和18已经证实可诱导大多数宫颈癌。病毒癌基因E6和E7在HPV阳性肿瘤的发生和发展中占重要地位。这些基因编码蛋白的功能多样，干扰重要的细胞周期调节蛋白。人类乳头瘤病毒还被认为在口咽癌、皮肤鳞状细胞癌和食管癌中起作用。临床试验正在检验HPV疫苗的预防和治疗的有效性。主要是针对HPV16和18。如果证实有效，将对全球宫颈癌的发病率有可观的效应。

前列腺癌有2种血清特异性生物标记，前列腺特异性抗原（PAS）和前列腺酸性磷酸酶，可以帮助医生判断疾病进展情况。前列腺癌细胞表面存在糖蛋白和糖脂类抗原，可以作为免疫识别和打击的靶体。常规治疗，如药物去势，通常耐受性差，副反应多。可用分子疫苗进行免疫治疗，以刺激免疫系统通过补充大量不同的效应子来影响抗肿瘤反应。看来，这种对复发前列腺癌的疫苗治疗方案是很有前途的。

大多数小细胞肺癌（SCLC）初始治疗出现较高的缓解率，但在以后的继续治疗很快复发，甚至局限期的患者。由此，研究者进而探讨替换治疗方案的疗效。多种方法组合治疗，包括单克隆抗体、三苯氧胺和生长因子抑制剂等，但没有显示明显的治疗效果。目前在北美，正在进行神经节苷脂疫苗的Ⅱ期临床试验，如果结果令人满意，将会开展Ⅲ期试验。

CEA在疫苗策略中是很重要的，针对CEA的治疗性疫苗已经有了临床试验。CEA有多种特性，如肿瘤疫苗，抗原决定簇和功能。CEA是免疫球蛋白超基因家族中的一员，在肿瘤发生中起重要作用。CEA蛋白被加工和呈递以MHC蛋白多个等位基因，包括HLA A2，A3和A24。从正常志愿者和肿瘤患者中得到的T淋巴细胞可以识别呈递的CEA抗原决定簇，可以成为活化状态溶解表达CEA的肿瘤。针对CEA的疫苗治疗策略包括重组CEA蛋白疫苗，CEA抗个体型抗体和CEA抗原决定簇拮抗剂调节的树突状细胞。体液反应主要由前2种机制诱导产生，而CD4和CD8反应，疾病稳定和客观临床缓解在树突状细胞策略中可以观察到。最近，编码CEA和共刺激分子如B7.1的CEA-痘病毒载体证实使用安全，并能诱导识别呈递MHCⅠ类分子的CEA抗原决定簇的T细胞前体的增加。接受这些疫苗治疗的患者中37%病情稳定。携带CEA的肿瘤患者可以用多种疫苗策略治疗，这种疫苗是安全的并有免疫学活性。痘病毒基础的疫苗能再产生对CEA和表达CEA的肿瘤的T细胞反应。

细菌脂多糖（LPS）和它的活性成分脂质A，在抗肿瘤疫苗的治疗中已经被单独或联合应用。脂质A诱导多种经过细胞内信号传导途径的转录因子。合成的细胞因子直接起到细胞毒效应或刺激免疫系统。它们的抗肿瘤效果在动物模型和临床实验中均已经得到了证实。动物模型的研究显示它们的抗肿瘤效应主要依赖于有效的免疫反应的产生。在人类抗肿瘤效果与抗体反应和细胞介导的细胞毒性有关。在Ⅰ和Ⅱ期临床试验中已经取得了令人鼓舞的效果。

3. 基因疫苗

DNA接种或遗传免疫是一种新兴的疫苗技术，对肿瘤治疗有很大潜力。DNA疫苗的发展是从弱免疫原性、TAA、恶性细胞突变产物的知识中应运而生的，通过抗原呈递细胞表达高免疫原性形式。在动物模型中，DNA疫苗已经被应用于针对感染病原体，恶性肿瘤和自身免疫病，并在其体内产生刺激保护性免疫。编码个体或一个抗原集合的质粒DNA直接被注入宿主，作为它的抗原的高效翻译模板。产生一个通过细胞和/或体液免疫介导的免疫反应，这个反应是特异性的针对质粒编码抗原的，结果在体内诱导针对抗原的特异免疫反应。在这个过程中，“专业的”抗原呈递细胞通过呈递MHCⅠ类分子上的疫苗多肽起到至关重要的作用，接着是直接转染或“交叉”呈递。DNA疫苗在5年前首次进入临床并初显成效。然而，应用的有效性和安全性还需要更多的验证，极有可能成为新一代的预防和治疗疫苗。通过改变免疫治疗方法或部位，改变质粒免疫刺激物片段的数量，改变免疫方案或共同给予细胞因子或共同刺激分子的基因，都可以调节以后的免疫反应的数量和定位。

在癌症治疗的鼠模型中，通过把乳腺癌细胞的 DNA 转染入鼠纤维母细胞系（LM）取得了成功。成纤维母细胞 MHC Ⅰ类决定簇同 B7（一种共刺激分子）共同表达。(传统实验显示基因组 DNA 的转染既能稳定地改变接受外源性 DNA 细胞的基因型又能改变其显型)。对 C3H/He 鼠（H－2（k））自发产生的乳腺癌中提取的基因组 DNA 进行剪切并转染入纤维母细胞，结果显示转染细胞免疫的肿瘤负荷鼠生存时间明显长于对照组。在 C57BL/6 鼠接种同源性的黑色素瘤细胞和黑色素瘤细胞 DNA 转染的纤维母细胞后，得到了相似的有效性。这种免疫是 CD_8^+ T 细胞介导的。

病毒载体在体内可以被用于表达很多种基因，编码肿瘤相关抗原、细胞因子或附属的分子。疫苗理想的病毒载体应该是安全并能有效地表达抗原。它还应该显示弱的内在免疫原性，以便为了促进相关特异免疫反应而能够再次注射。另外，载体系统必须有适当的标准而使其工业化。目前有希望的病毒载体包括逆转录病毒、痘病毒、腺病毒、腺伴随病毒、单纯疱疹病毒和甲病毒。这些重组的病毒作为肿瘤治疗性疫苗已经被成功地应用于动物模型。基于这些令人鼓舞的结果，进行了一系列的临床研究。迄今为止，人类临床试验证实，重组病毒在肿瘤患者中可以被安全应用。

新的第二代肿瘤疫苗是修饰了的肿瘤细胞、抗原呈递细胞或重组肿瘤抗原。肿瘤细胞被细胞毒 T 细胞提供信号分子编码的基因修饰，如 B7 共同刺激分子、HLA 蛋白和不同的细胞因子的基因。用特异肿瘤抗原基因修饰树突状细胞以激活辅助 T 细胞和细胞毒 T 细胞。新的疫苗在Ⅰ/Ⅱ期临床试验中产生特异性免疫反应以及客观的临床缓解率，而且显示很小的毒性。随着基因转染技术的发展，肿瘤免疫学和特异性抗肿瘤免疫检测方法的改善，肿瘤疫苗将有很大希望进入临床试用。

GVAX个体疫苗是Cell Genesys公司开发的，在近期对复发的NSCLC患者进行的Ⅰ/Ⅱ期临床试验中显示平均生存期比多西紫杉醇延长至少1.6个月。33名患者接受从他们自己的肿瘤细胞中生产的GVAX疫苗治疗，平均生存时间为8.6个月，多西紫杉醇组为5.7到7个月，最佳支持治疗组为4.6个月。GVAX治疗组中平均生存时间最长的患者体内GVAX疫苗分泌的GM-CSF水平较高。GVAX治疗组中3例完全缓解，平均维持时间为17.8个月。7名患者达稳定（SD）或部分有效（PR），平均维持时间7.7个月。

（三）过继性免疫治疗

过继性免疫治疗是指输注自体或同种具有特异性或非特异性抗肿瘤活性的效应细胞。1985年Rosenberg等把LAK/IL-2应用于临床治疗晚期恶性肿瘤。一般可用于输注的效应细胞包括淋巴因子激活的杀伤细胞（LAK）、肿瘤浸润性淋巴细胞（TIL）以及激活的杀伤性单核细胞（AKM）等。近年来随着细胞分离制备技术、体外扩增技术及免疫生物学的发展，不断涌现出很多新的效应细胞，如CD3AK等。过继性细胞免疫治疗虽然获得了临床受益，但是它作为治疗肿瘤的一种独立的方法还是有局限性的，一般是作为手术、放疗和化疗的补充治疗，与上述三种疗法联合应用，可以提高疗效并改善生活治疗。

1. LAK细胞过继免疫治疗

自1980年LAK细胞首次被描述以来，目前已是临床最常用于过继性免疫治疗的细胞之一。任何淋巴组织均可以产生LAK细胞，包括外周血单核细胞、胸导管、脾、淋巴结和骨髓等。LAK细胞具有明显的异质性，由多种细胞亚群组成。有研究证实LAK细胞及LAK前体细胞均存在于大颗粒淋巴细胞中，用IL-2

激活高度纯化的大颗粒淋巴细胞，可以产生高水平的 LAK 细胞活性。但是由于 LAK 细胞的高度异质性，对其难以进行准确的分类，它可能只是淋巴细胞或 NK 细胞的一种活化状态。

LAK 细胞识别多种肿瘤细胞，但对正常组织细胞不能识别及杀伤，说明在肿瘤细胞表面存在一种能被 LAK 细胞识别的共同抗原决定簇。Nishimura 等发现 LAK 细胞表面存在着一种特异性淋巴因子激活细胞相关抗原（LAA），抗 LAA 单抗可以通过阻断 LAK 细胞对肿瘤细胞的识别、结合而抑制其杀伤作用，提示 LAA 是 LAK 细胞表面的一种可供多种肿瘤细胞识别的识别分子。Zocchi 等则证实 LAK－1 也是 LAK 细胞表面的一种识别分子。一些粘附分子及其配体也可能参与了 LAK 细胞的识别。而 LAK 细胞对肿瘤细胞的杀伤机制则与 CTL 杀伤靶细胞相似。

临床上所有肿瘤都可以应用 LAK/IL－2 过继免疫治疗，目前认为对肾癌、恶性黑色素瘤及非霍奇金淋巴瘤效果较好，而对其他实体瘤如肺癌、肝癌、肠癌等疗效较差。肿瘤负荷大者效果欠佳。在 LAK/IL－2 疗法中，IL－2 是关键，不仅直接影响治疗结果，而且常导致治疗终止。Eberlein 等对 29 例晚期肿瘤患者进行了低剂量 IL－2 的 LAK/LI－2 治疗。患者一次性静脉注射 3×10^4 IU/kg 的 IL－2，每 8 小时 1 次，连续 14 次，第 8 天后，患者每天接受淋巴细胞分离术，每次 3 小时，连续 5 天，于第 12 天时，给患者输注在第 8、9 天时分离得到的淋巴细胞所制备的 LAK 细胞，并重新开始一次性静脉注射 IL－2（每 8 小时 1 次，一直持续至第 19 天），于第 13 天时给患者输注第 10 天分离得到的淋巴细胞制备的 LAK 细胞，在第 15 天时给患者注射第 11、12 天时分离得到的淋巴细胞制备的 LAK 细胞，LAK 细胞平均注射数量为 4.3×10^{10}/次。结果发现 47%的患者临床疗效达 PR，13%达 CR。治疗过程中没有出现精神异常、呼吸窘迫、心肌缺血或梗死等副反应。The Cytokine Working Group（CWG）最早成立于 1986 年，是 Extramural IL－2/LAK Working Group。CWG 对高剂量 IL－2/LAK

细胞方案治疗肾癌的有效性的数据作了证实。

目前国内一般采用的 IL－2 剂量为 10 万～100 万单位/日。LAK 细胞输注量为 $1\times10^8\sim10^9$ 个/次。治疗的基本方法是：（1）输注 LAK 细胞前（3～7 天）每日给予 IL－2 静脉或肌内注射；（2）1×10^9 以上 LAK 细胞于 50～250ml 生理盐水中，并加入 5 万～50 万单位 IL－2 静脉滴注，每日或隔日一次，连续 2 周或 3 周为一疗程，同时继续给予 IL－2；（3）休息 3～7 天后开始下一疗程。在进行了 3～4 个疗程后进行疗效评价，有效的病例则继续治疗。

除全身给药途径治疗外，LAK/IL－2 还可以用于局部治疗，以增加局部组织和器官的 LAK/IL－2 的浓度，提高疗效，减少副反应。局部治疗一般包括（1）介入治疗　如肝动脉给药，可以联合动脉栓塞。肝动脉给药最大剂量为 3×10^6 $U/m^2/d$，一项临床观察对 10 例晚期肝癌中的 5 例原发肝癌患者采取肝动脉导管输注自体 LAK/IL－2（$1\sim2\times10^9$），另 5 例肝转移癌患者采取肝动脉导管内输注异体 LAK 细胞＋自体 LAK 细胞，并全身予低剂量 IL－2（$20\sim30\times10^4/d$）治疗。结果 2 例肝转移癌达 CR，3 例原发肝癌及 1 例肝转移癌达 PR，2 例达 mPR，没有观察到严重的副反应。有学者用 LAK 细胞联合化疗栓塞治疗原发性中晚期肝癌，发现联合治疗组有效率为 86%，单纯化疗栓塞组为 70%（$P<0.05$）。Keilholz 等用局部血管内注射 LAK/IL－2 疗法治疗恶性黑色素瘤肝转移，使肝内转移灶消失达 18 个月以上。（2）腔内给药　如胸腔、腹腔灌注治疗，适用于胸腹腔肿瘤或胸腹腔转移的肿瘤，如结直肠癌、肺癌、卵巢癌等。一般腹腔 IL－2 最大耐受量 8×10^6 $U/m^2/d$，胸腔为 10 万 U/次，同时予 LAK 细胞，LAK 细胞总量应大于 1×10^{11} 个，连续 21 天。（3）肿瘤内或瘤周局部应用　适用于表浅的肿瘤，直接将 LAK/IL－2 注射入瘤体内。

另外 IFNγ、IL－1、TNF 和 H2 受体阻断剂等还可以增加 LAK 细胞活性。总的来说，LAK 细胞过继免疫全身治疗对恶性肿瘤的有效率为20%，局部治疗有效率可达35%~70%。LAK细胞过继免疫治疗作为单一的肿瘤治疗其作用还有一定的局限性，可以作为手术、放疗和化疗等疗法的补充治疗。

2. TIL过继免疫治疗

1922年Mac Carty首先描述了肿瘤浸润淋巴细胞（TIL）。TIL是在肿瘤间质内的以淋巴细胞为主的异质性淋巴细胞群体，主要是CD_3^+淋巴细胞，而肿瘤实质内分布极少。TIL具有杀伤肿瘤细胞的作用。小鼠模型中注射TIL后能观察到肿瘤生长受到抑制，但其活性并不比LAK细胞强。TIL的使用方法与LAK细胞过继免疫治疗方法基本相同。与一些细胞毒药物有协同促进作用，如CTX等。有学者用TIL联合化疗治疗卵巢癌、胃癌腹膜转移和晚期乳腺癌等，均观察到了较好的疗效。

3. CTL过继免疫治疗

CTL是机体特异性抗肿瘤免疫的主要效应细胞，它的前体细胞是T淋巴细胞。体内CTL是CD_8^+ T淋巴细胞的亚群。CTL可以通过细胞膜上的TCR与靶细胞结合，进而释放细胞溶解介质，使靶细胞受到CTL攻击后死亡。CTL对靶细胞的攻击既包括损伤靶细胞膜又包括导致DNA断裂致使细胞破裂。CTL的杀伤作用受MHC限制。虽然CTL是肿瘤免疫治疗中较为理想的细胞群体，但是它的临床应用还处于研究阶段。主要限制因素是CTL的扩增缺乏特异性的扩增刺激物，因此很难获得足够数量的效应细胞。

（四）细胞因子治疗

细胞因子由免疫效应细胞和相关细胞产生的，是一种具有重要的生物活性的细胞调节蛋白，属于生物反应调节剂（biological response modifier，BRM）。BRM的概念是由Oldham首先提出的。细胞因子根据其生物活性分为四大类：（1）白细胞介素（IL）；（2）干扰素（IFN）；（3）集落刺激因子（CSF）；（4）肿瘤坏死因子（TNF）。利用生物反应调节剂提高机体免疫功能可以延缓肿瘤进展，甚至使肿瘤消退。最近免疫治疗机制的基础研究已经阐明，除了局部接触敏感因子（如二苯莎莫酮或二硝基氯苯）外，咪唑喹啉家族的新药物，如咪喹莫特的作用被单核细胞或巨噬细胞分泌的细胞因子（INF－alpha，IL－12，TNF－alpha）诱导产生。局部产生的免疫环境导致 Th1－和细胞介导的免疫，已经在临床被用于治疗病毒感染，如 HPV，单纯疱疹病毒（HSV），以及肿瘤病灶，包括免疫活性的和免疫抑制患者中的原发鳞癌和基底细胞癌。这些药物证实是通过树突状细胞的抗原呈递，也作用在 B 细胞，导致抗体的合成，如 IgG2a。应用免疫刺激药物进行的局部免疫治疗显示对皮肤癌有效。

低度 B 细胞恶性病是北美和欧洲第 5 大常见致死肿瘤，其中最常见的是慢性淋巴细胞白血病（CLL）和非霍奇金淋巴瘤(FL)。CLL 和 FL 在人类恶性肿瘤中很具代表性，因为它们都是由细胞凋亡中的缺陷导致的。在疾病的早期阶段，主要构成 CLL 和 FL 的成熟 B 淋巴细胞主要停止在 G0 期，细胞堆积并不是因为分裂太快，而是因为正常凋亡途径的缺陷导致它们生存时间过长。凋亡途径的缺陷导致细胞的化疗抵抗，对目前现有的抗肿瘤药物敏感性下降以及对细胞免疫反应抵抗。一些生物药物或合成药物可以作为凋亡调节剂，具有将恶性细胞转变为易感状态或激活细胞程序性死亡的潜力。这些生物反应调节剂包括单克隆抗体如 rituximab（Rituxan；Genentech，Inc，South San Francisco，CA，and IDEC Pharmaceuticals，San Diego，CA），细胞因子如 TRAIL (Apo2 ligand)，类维生素 A/类固醇家族核受体的配体以及与其结合并抑制蛋白激酶的小分子复合物。

1. 白细胞介素

如干扰素，白介素既可以由机体自然产生又可以人工合成。目前已经发现有 18 种，其中研究最多的是 IL－2。IL－2 是免疫细胞间相互作用的分子，可催化 T 细胞和 B 细胞增殖，活化 NK 细胞等杀伤细胞。IL－2 是对多种肿瘤都是一种很有希望的免疫治疗药物，早期的临床兴趣是 IL－2 在肾细胞癌和恶性黑色素瘤的免疫治疗中的应用。随着对 IL－2 细胞和分子生物学认识的进步，为肿瘤患者更好地利用 IL－2 以提高和激活免疫效应提出了基本原则。识别肿瘤靶体的单克隆抗体和肿瘤疫苗与 IL－2 联合应用为肿瘤患者提供了新的治疗方法。高剂量 IL－2 方案已经在治疗黑色素瘤和肾细胞癌中显示临床效益，严重的剂量限制性毒性限制了它们更广泛的应用病人。低剂量 IL－2 在黑色素瘤的临床治疗中疗效不令人满意。然而在肾细胞癌中低剂量 IL－2 反应率较好，这些反应的性质同高剂量 IL－2 治疗所产生的反应相比有相关性。IL－2 联合化疗（生物化学治疗）使转移性黑色素瘤中总反应率上升至 60%，但是对生存期还没有明显的改善。CWG 在最初的临床实验里评价了对提高 IL－2 有效性或降低毒性的联合免疫治疗方案。随后 CWG 又进行了评价低剂量细胞因子治疗方案的活性，以决定它们在转移性肾癌治疗中的作用。另外，CWG 还对新的细胞因子进行了临床试验，包括 IL－4，IL－6 和 IL－12。最近 CWG 在对 IL－2 治疗的新方案进行研究。IL－15 也是一种细胞因子生长因子，调节淋巴细胞功能和自我平衡。IL－15 最初被认为和 IL－2 有相似的生物学调节效应，目前认为在基础实验和临床前研究中均具有独有的特性，可能会在肿瘤的免疫治疗中显现出令人满意的效果。

虽然 IL－2 在转移性黑色素瘤、肾细胞癌和急性髓性白血病的单独治疗显示出提高 NK 细胞活性的作用，但是仅在一小部分病人中有客观缓解作用，生存期也没有明显地延长，只有部分转移性黑色素瘤患者接受大剂量治疗后明显延长了生存期，不过大剂量方案还没有得到广泛应用。体外实验发现在 IL－2 治疗过程中加入组织胺可以提高缓解率，延长无病生存期，其机制是通过保护免疫系统的细胞免于氧化应激并诱导自然内源性免疫细胞毒性。在模拟肿瘤微环境的模型系统中可以观察到组织胺在肿瘤免疫治疗中有潜在价值，对其研究已经有了 10 余年的历史。体外研究提示组织胺抑制单核细胞/巨噬细胞产生反应性氧族(ROS)。实验室数据提示组织胺和IL-2对激活NK细胞细胞毒(NKCC)作用有协同作用。IL-2组织胺已经在急性髓性白血病(AML)的患者中进行Ⅲ期实验。在转移性黑色素瘤(MM)中的Ⅲ期实验初步结果提示IL-2/组织胺组患者的生存期有明显受益。

动物模型，用IL-2局部免疫治疗，同时补充Se可以有效地阻止常规治疗的原发肿瘤的复发。在对头颈部鳞状细胞癌(SQCC)的治疗中，如手术、放疗或手术加放疗，补充200 μg/d的亚硒酸钠，可以明显增加细胞介导的免疫反应。

IL-2主要的副反应是流感样症状。FDA已经批准白介素用于转移性肾癌和转移性黑色素瘤的治疗。研究者仍在继续研究白介素在许多其他肿瘤中的价值，包括结直肠癌、卵巢癌、肺癌、脑癌、乳腺癌、前列腺癌和一些白血病和淋巴瘤等。

2. 干扰素

干扰素是机体自然产生的一种细胞因子。它们最初在实验室作为BRMs被应用的细胞因子。有3种主要类型，INF alpha，beta和gamma，INF-alpha是在肿瘤治疗中应用最多的类型。干扰素是具有抗病毒、抗增殖和免疫调节特点的药物。INF-alpha用于治疗血液学恶性肿瘤和实体瘤。INF-alpha已经显示抗肿瘤和抗病毒效果。干扰素的抗肿瘤作用的机制为提高肿瘤患者免疫系统的抗肿瘤作用。另外，干扰素还可以直接作用于肿瘤细胞，减慢它们的生长或诱导它们向正常细胞分化。研究者认为一些干扰素还可能刺激NK细胞，T细胞和巨噬细胞，提高其抗肿瘤功能，干扰素被FDA认可用于治疗毛细胞白血病、获得性免疫缺陷综合征相关的卡波希(Kaposi's)肉瘤以及尖锐湿疣。IFN-alpha和IL-2已经被应用于治疗某些特定的恶性肿瘤，如转移性恶性黑色素瘤，急性髓性白血病和肾细胞癌。然而，这些药物的效果并不理想。体外实验的结果认为这些药物是一有用的治疗方案，机体的内在因素例如肿瘤的微环境和周围的组织浸润的单核细胞和巨噬细胞，抑制了细胞毒T细胞和自然杀伤细胞的活性。组织胺可祛除这种抑制，修复细胞毒性T细胞。因此在包含细胞因子的治疗方案中加入组织胺可以优化细胞因子治疗。这些方案在临床上开始用于治疗转移性恶性黑色素瘤，急性髓性白血病和肾细胞癌，临床结果将提示在细胞因子治疗中加入组织胺后是安全有效的。虽然IFNs作为单药在特定临床病理类型中有效，但是增加这些细胞因子的应用潜力需要和其他生物反应调节剂、细胞毒性药物和抗病毒药物联合应用。例如，IFN - alpha和5 - fluorouracil联合应用治疗结直肠癌或IFN - alpha和zidovudine治疗获得性免疫缺陷综合征均显示联合应用效果优于单独应用IFN。但是临床上仍在对干扰素与其他BRMs或联合化疗应用在更多类型的肿瘤中的作用进行研究。IFN - alpha的副反应是流感样综合征，这已经成为其临床应用的主要限制因素。

在美国每年大约有31 000个肾细胞癌新病例（RCC），其中30%到40%发生转移。这些原发肿瘤通常在有明显症状前已经长到相当大的体积，因此RCC发展为转移性肾细胞癌（mRCC）的比率很高。mRCC在诊断后平均生存期为8到12个月，5年生存率几乎没有。手术治疗是mRCC的选择。化疗药物耐药可能是由于多药耐药基因的存在或RCC细胞中谷胱甘肽浓度高。然而，在一些病例中mRCC自发退缩提示这些肿瘤细胞对免疫机制有反应。最初的兴奋点集中在2个细胞因子上：IFN - alpha和IL - 2，反应率为15% ~ 20%。IFN - alpha和IL - 2联合应用可以提高缓解率，但是对生存期没有显著影响。IL - 2和IFN - alpha均是多效复合物，除了直接影响肿瘤增殖、血管生成和抗原表达外，对很多白细胞亚群还有特异作用。这些细胞因子抗肿瘤效果的机制还不清楚。然而，很多观点认为它们激活T细胞和自然杀伤细胞是一重要的抗肿瘤效应。例如，一些研究者发现在mRCC中自然杀伤细胞和T细胞的预处理水平提示对IL - 2和IFN - alpha的反应。还有其他报道激活的外周血淋巴细胞与细胞因子治疗反应之间相关。目前正在对转移性肾癌患者免疫功能低下的原因进行实验研究，这将提高机体识别肿瘤细胞及自身抗肿瘤反应新治疗方法的疗效。

3. 集落刺激因子（CSFs）

CSFs 通常不直接影响肿瘤细胞；它们可以刺激骨髓干细胞分裂和分化成白细胞、血小板和红细胞。骨髓亦是免疫系统的一个组成部分，因为它是所有血细胞的来源。CSFs 对免疫系统的刺激作用可能对经历肿瘤治疗的患者受益。由于抗肿瘤药物可以损伤患者机体造血功能，因此患者接受抗肿瘤药物治疗后有增加感染、出血的机会，也伴有贫血。通过 CSFs 刺激血细胞产生，从而保证了肿瘤病人放化疗计划的完成。研究者已发现 CSFs 与高剂量化疗结合应用有其优越性。CSFs 包括 3 类：（1）G - CSF 和 GM - CSF 可以增加白细胞数量，因此减少化疗患者感染的机会；（2）EPO 可以增加红细胞的数量，减少化疗患者输注红细胞的需要；（3）促血小板生长因子可以减少化疗患者输注血小板的需要。

最近有研究报道根据患者 HLA 型进行辅助疫苗接种联合应用 GM - CSF，在 2 名复发的Ⅳ期黑色素瘤患者观察到复发间隔时间延长。Ulrich 等在最接近腹股沟淋巴结处分别在第 0，2，4，6，10 和 14 周给予疫苗 200ug i.d. 及 GM - CSF 75ug s.c.，每次接种完多肽疫苗后在同一部分连续给予 GH - CSF 共 4 天。第 1 名患者在接受疫苗前 3 年内复发 9 次并出现脑转移。在注射疫苗后，疫苗特异性 T 细胞存在了 11 个月。免疫治疗完成后几周内仅出现子宫单个淋巴结复发；患者无进展生存期为 30 个月。第 2 名患者在疫苗前 3 年内复发 12 次。注射疫苗后 27 个月又切除了结肠的复发病灶。在其后的 8 个月内，未出现复发。疫苗特异性 T 细胞存在了 15 个月，重新接种后又重新诱导产生。研究者正在进行 CSFs 治疗某些类型的白血病、转移性结直肠癌、黑色素瘤、肺癌和其他类型肿瘤的临床试验。

4. 肿瘤坏死因子

肿瘤坏死因子（TNF）最早发现于1975年，由Carswell用内毒素处理（BCG）感染的动物时发现血清中产生一种活性因子，可引起肿瘤出血坏死，因而称之为肿瘤坏死因子。TNF是由内毒素激活的巨噬细胞产生的仅对癌细胞具有杀伤作用的活性因子。目前已经清楚TNF包括两种：TNF－α和TNF－β，分别由活化的单核巨噬细胞和活化的T淋巴细胞产生。体外研究证实TNF对肿瘤细胞有直接抑制作用和细胞坏死作用，动物实验表明对肉瘤、腺瘤均有效。临床上TNF与多种治疗方法都有协同作用。

TNF只有与靶细胞上TNF受体结合才能发挥其生物学效应。TNF受体存在于多种正常和肿瘤细胞表面。目前认为TNF抗肿瘤机制包括：(1) 对肿瘤细胞的直接杀伤作用；(2) TNF介导的免疫应答；(3) 引起肿瘤微血管损伤和抑制肿瘤血管的形成。

临床试验中发现单独应用TNF对人体肿瘤没有明显作用，但TNF与其他药物，特别是细胞因子（如IL－2，TFN－α）联合应用时有协同作用，可增加其细胞毒作用。大量试验提示TNF需连续大剂量应用。但是TNF应用时也有一定的副作用，如可引起发热；造成心肌细胞损伤等，这些都与TNF的生物学活性有关。因此在临床应用时要着重考虑如何提高TNF的疗效，降低副反应。

(五) 基因治疗

基历治疗就是利用基因转移技术将外源性功能基因导入靶细胞内，用正常或野生型基因校正或置换致病基因或引入有治疗价值的其他来源的基因。基因治疗可以分为4大策略：基因置换、基因修正、基因转移和基因灭活。肿瘤基因治疗通常采取基因转移和基因灭活。目的基因包括细胞因子、MHC分子、协同刺激分子、抗癌基因、肿瘤药物相关基因等。在1980s就已经开始了首次基因治疗试验，在遗传性疾病的治疗中已取得了瞩目成绩。

肿瘤是一种多基因紊乱性疾病，基因治疗已经成为新的治疗途径并被应用于很多肿瘤治疗的临床试验中。例如，前列腺癌在北美是最常见的肿瘤，是第二位肿瘤相关死亡的原因。由于在疾病发现时就已转移，因此治愈率低。目前可用的治疗方案，如手术，放疗，激素治疗和化疗都不能治愈，因为这些治疗都不具有肿瘤特异性，只是剂量限制性毒性的结果，而基因治疗为前列腺癌的治疗提供了更有效的方法。

1. 基因转移

利用基因转移技术，可以将刺激机体免疫应答因子的基因导入患者体内，使目的基因的表达产物可以（1）直接作用于免疫细胞；（2）增强肿瘤细胞的免疫原性；（3）直接杀伤肿瘤细胞，刺激机体产生抗肿瘤免疫应答，促进肿瘤消退。

肿瘤内注射细胞因子基因，以获得肿瘤刺激因子的旁分泌并在原位产生肿瘤疫苗，克服自体同源和同种异源疫苗产生的困难以及全身注射细胞因子的毒性。在转移性肾细胞癌的肿瘤中注射IL－2cDNA/DMRIE/DOPE 脂质体复合体。已进行Ⅰ/Ⅱ期临床试验，客观缓解率为 14%，并保持较长时间。在治疗后的肿瘤活检标本中应用 PCR 和免疫组化进行检测，发现肿瘤细胞中 IL－2 表达水平增高，CD8 浸润增加。对局限性的肾细胞癌患者进行更大剂量质粒的临床试验正在进行中。

Vical's Leuvectin 是一种质粒 DAN 表达的载体，编码 IL－2 与一种为肿瘤内注射的脂质运输媒介（DMRIED/DOPE）的复合体，是肿瘤的潜在基因治疗，正在进行开发。在 1997 年，对肾细胞癌和前列腺癌进行了Ⅱ期临床试验。

基因转移低效率以及特定载体免疫性在基因转移治疗的基础科学中需要进行更多探讨。最终，成功的肿瘤特异基因治疗仍需要体外和体内实验获得经验。基因治疗的研究重点将与传统的化疗药物或放疗联合应用。以基因为基础的人类治疗学的发展（如分子医学）困难将会更大。但是基因转移技术成功地应用，将会取得巨大成果，并且终将会成为肿瘤的标准治疗模式。

2. 基因灭活

反义寡核苷酸技术是基因灭活策略的重要手段。肿瘤发生发展的生物学研究表明，正常细胞转变为肿瘤细胞的机制之一是在正常细胞中不表达的静止基因在致癌因子的刺激下表达或过表达，细胞生长失去调控，过度生长并恶性转化。因此利用反义技术或基因反式等原理，抑制或封闭癌基因的表达，从而降低肿瘤细胞的恶性程度。在很多实验室研究中已经取得了成功。例如，反义 VEGF cDAN 可以抑制某些人类肿瘤细胞株分泌血管生成素，从而抑制新生血管的形成，进而抑制肿瘤的生长。

随着免疫学的进展，免疫治疗已经成为肿瘤治疗的一个重要手段，是 21 世纪的一种治疗模式，但路漫漫，有待人们的更大的努力不懈地探索，才能将其推上肿瘤治疗的舞台。

（王墨培　杨静）

第 6 章　造血功能损伤与康复

恶性肿瘤发展到一定阶段或患者在接受放、化疗过程中，均有可能会导致其造血功能一定程度的损伤。这常是延缓或停止治疗的最常见的原因。如果能够给予及时、恰当的处理，不仅可为抗肿瘤治疗铺平道路，而且能比较快地改善病情，提高患者的生活质量。反之，如果将其归结于癌症晚期或抗肿瘤治疗的必然结果，而处理不及时或不恰当，则常会导致生命危险。因此，正确认识并正确处理肿瘤患者的造血功能的损伤，促进其修复就显得十分重要了。

一、造血细胞的增殖与分化

造血干细胞具有多向分化的潜能，所以，骨髓中多能干细胞（Pluripotent Stem cell）分化为成熟的淋巴细胞、红细胞、粒细胞、血小板等多种细胞，同时还具有自我复制的能力，如图 6－1 所示。

（一）红细胞系统的增殖与分化

具有红细胞性质的原始细胞被称为前成红细胞的前驱细胞（BFU－E）。BFU－E 经数次分裂后，分化为后成红细胞的前驱细胞（CFU－E）。CFU－E 经过前成红细胞，形成光镜下可见的成红细胞。成红细胞继续分化，脱核后成为网织红细胞，从骨髓释放到外周血中，形成成熟的红细胞。

红细胞系统的增殖与分化，通过肾脏分泌的红细胞生成素（EPO）进行调节。生成 EPO 的细胞多数认为是位于肾皮质内的近肾小球细胞。当某种原因引起红细胞压积降低、处于低氧状态时，EPO生成细胞的数目增多，肾脏所分泌的EPO量增加。

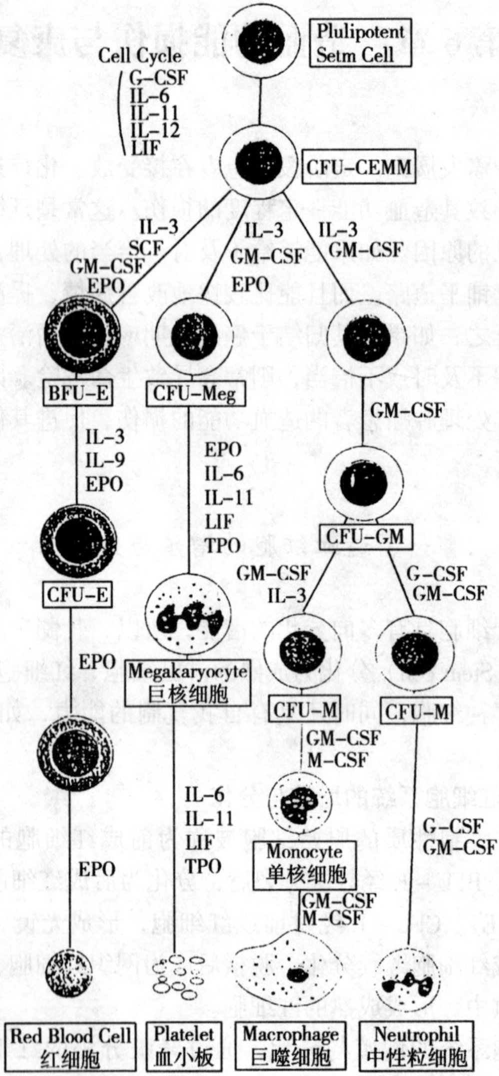

图6-1 骨髓系干细胞的增殖、分化和造血因子

EPO的主要靶细胞是CFU－E，EPO受体从BFU－E至前成红细胞均有表达，以CFU－E最高。1989年基因重组EPO及其受体成功，并证实其成熟蛋白属于细胞因子受体家族。EPO向细胞内传递信息，引起CFU－E的增殖与分化。

（二）粒细胞系统的增殖与分化

从多能干细胞分化，带有粒细胞、巨噬细胞性质的原始细胞称为粒细胞－巨噬细胞前驱细胞（CFU－GM）。CFU－GM通过集落形成刺激因子（CSF）的作用，成为CFU－G、CFU－M。最后分化为成熟的中性粒细胞及巨噬细胞。刺激中性粒细胞增殖分化的主要因子是粒细胞集落刺激因子（G－CSF）。CFU－GM受到G－CSF刺激，在骨髓中经过CFU－G阶段，形成形态学上可以识别的、最不成熟的中性粒细胞，即成髓细胞。成髓细胞进一步分裂，分化成为成熟的、不再具有分化能力的中性粒细胞。

成熟后的粒细胞并非立即释放于外周血中，而是储存于骨髓的成熟池内。释放入血液中的粒细胞分布在血管内边缘池和循环池，并处于动态平衡。

G－CSF由单核巨噬细胞、骨髓基质细胞等分泌产生，一般仅选择性的增加中性粒细胞计数。在有G－CSF及来源于细菌的刺激物质存在时，中性粒细胞的机能也增强。G－CSF作用于成熟中性粒细胞，增加活性氧的产生能力、游走能力及杀菌能力。G－CSF的受体信号与白细胞介素6受体、LIF受体一样，均是通过gp130产生作用。

（三）巨核细胞系统的增殖与分化

从多能干细胞分化成为骨髓巨核细胞的前驱细胞（CFU－Meg），在骨髓中分化为巨核细胞。CFU－Meg在分裂后，同时进行不伴细胞分裂的巨核细胞，细胞数目以2 N、4 N、8 N、16 N、32 N成倍数增多，最后分化成熟。8 N以后的成熟巨核细胞，大约可产生2000个血小板。

巨核细胞、血小板系统细胞的增殖分化因子（Meg－POT）、

TPO 等。和 IL－6、IL－11、ILF 等都具有巨核细胞－血小板系细胞增殖分化因子的活性，但均不是特异性的作用于巨核细胞系统。

二、造血生长因子

由淋巴细胞所产生的免疫蛋白以外的活性物质叫做淋巴因子，由巨噬细胞产生的活性物质叫做单因子，二者总称为细胞因子。其中主要由造血细胞产生、与造血相关的细胞因子叫做造血生长因子。造血生长因子主要由基质细胞、T 细胞、单核细胞、巨噬细胞等产生，一般正常造血时由基质细胞产生，诱导造血时由受到刺激的 T 细胞产生。

近年来已知的造血因子大约有 40 余种，如表 6－1 所示。

表 6－1　各种造血因子的特性

名称	缩写	分子量（kDa）	染色体部位	主要产生细胞	主要靶细胞（协同作用）	主要功能
红细胞生成素	EPO	34	7q11－12	肾皮质间质细胞	成红细胞（巨核系祖细胞）	促进红系祖细胞的增殖与分化
粒细胞集落刺激因子	G－CSF	19	17q21－22	单核·巨噬细胞 成纤维细胞 血管内皮细胞 骨髓基质细胞	中性粒细胞 巨噬细胞（多能干细胞）	促进中性粒细胞的增殖、分化、增强成熟中性粒细胞功能，动员造血干细胞及成熟中性粒细胞释放于外周血中。

续表 6-1

名称	缩写	分子量(kDa)	染色体部位	主要产生细胞	主要靶细胞（协同作用）	主要功能
巨噬细胞集落刺激因子	M-CSF	45(2聚体) 85(2聚体)	1p13-21	血管内皮细胞 成纤维细胞 单核/巨噬细胞 脱落膜细胞	单核/巨噬细胞	产生单核/巨噬细胞、产生GM-CSF、G-CSF、Meg-POT，具有杀肿瘤活性、破骨细胞增殖作用、绒毛细胞分化作用、降低胆固醇作用
粒细胞-巨噬细胞集落刺激因于	GM-CSF	18-24	5q23-21	单核/巨噬细胞 T细胞 骨髓基质细胞	中性粒细胞 单核/巨噬细胞 嗜酸性粒细胞（DPA）	促进中性粒细胞、嗜酸性粒细胞和单核/巨噬细胞的增殖与分化、并增强其功能促进巨核细胞的分化
血小板生成素	TPO	70	3q27	肝脏等	巨核系祖细胞（干细胞）	作用于巨核系祖细胞、诱导产生原血小板，并参与干细胞增殖
白细胞介素-1α 白细胞介素-1β	1L-1α 1L-1β	17.5 17.3	2q13-21 2q13-21	单核/巨噬细胞 B细胞 NK细胞 血管内皮细胞 成纤维细胞	多能干细胞	活化T细胞、表达1L-2R、B细胞活化及分化、活化NK细胞、活化血管内皮细胞、中性粒细胞增殖、促进粘附分子的表达、引起发热、嗜睡、食欲降低、低血压、休克、合成胶原酶、活化破骨细胞，诱导1L-2-8及TNF、IFN’CSF、IFN、CSF的产生、诱导急性期蛋白产生、升高ACTH。

续表 6-1

名称	缩写	分子量(kDa)	染色体部位	主要产生细胞	主要靶细胞(协同作用)	主要功能
白细胞介素-2	1L-2	15-30	4	T细胞	中性粒细胞	T细胞增殖、诱导杀伤T细胞的分化、B细胞的增殖与分化、NK细胞活化与增殖、诱导LAK细胞、诱导LT及IFN-γ产生。
白细胞介素-3	IL-3	28	5q23-31	T细胞	中性粒细胞 单核/巨噬细胞 肥大细胞 成红细胞 巨核系祖细胞(BPA)	诱导T细胞释放20α羟类固醇脱氢酶、具有多种CSF活性，诱导NK细胞的分化，促进B淋巴系祖细胞的增殖分化，促进破骨细胞的分化。
白细胞介素-4	1L-4	20	5q23-31	T细胞	肥大细胞	促进B细胞的活化及增殖、诱导免疫球蛋白重链级联开关所致的IgG、IgE抗体产生、诱导MHC Ⅱ类抗原、促进T细胞及肥大细胞增殖。
白细胞介素-5	1L-5	46(2聚体)	5q23-31	T细胞 肥大细胞	嗜酸性粒细胞	促进B细胞的增殖及向抗体生成细胞的分化、促进嗜酸性粒细胞的增殖分化、诱导1L-2R的基因表达，辅助诱导杀伤T细胞的作用。

续表 6-1

名称	缩写	分子量(kDa)	染色体部位	主要产生细胞	主要靶细胞(协同作用)	主要功能
白细胞介素-6	1L-6	21-28	8p21	巨噬细胞 B细胞 T细胞 成纤维细胞 血管内皮细胞 骨髓基质细胞 肾间质细胞	中性粒细胞 巨噬细胞 (多能干细胞)	促进B细胞向抗体生成细胞的分化,促进T细胞的增殖与分化、诱导杀伤性T细胞、诱导急性期蛋白质的合成、诱导神经细胞的分化、促进肾间质细胞的增殖、ACTH的分泌、多能干细胞的增殖,促进巨核细胞的分化成熟,增加血小板的生成,促进骨髓瘤细胞的增殖。
白细胞介素-7	1L-7	25	8q12-13	骨髓基质细胞 胸腺基质细胞	B细胞(巨核系祖细胞)	促进B系祖细胞的增殖分化和T细胞的增殖分化。增强杀伤性T细胞的活性、诱导LAK细胞产生,活化单核细胞。
白细胞介素-8	1L-8	8	4q12-21	巨噬细胞 成纤维细胞 血管内皮细胞 中性粒细胞	中性粒细胞	提高中性粒细胞的游走能力、活化中性粒细胞、增强T细胞及嗜碱性粒细胞的游走能力、活化嗜碱性粒细胞。

续表 6-1

名称	缩写	分子量(kDa)	染色体部位	主要产生细胞	主要靶细胞(协同作用)	主要功能
白细胞介素-9	IL-9	40	5	T细胞	成红细胞爆裂形成作用	促进辅助性T细胞、肥大细胞、胎儿胸腺细胞、巨核细胞性白血病细胞的增殖,促进红细胞系统干细胞的分化,促进骨髓系统细胞株的增殖
白细胞介素-10	IL-10	19		T细胞 B细胞	肥大细胞	抑制从T细胞产生IFN-γ,促进T细胞及肥大细胞的增殖
白细胞介素-11	IL-11	23	19q13.3	骨髓基质细胞	(巨核系祖细胞)	促进浆细胞系的增殖及B细胞的分化,促进造血干细胞集落的增殖,诱导巨噬细胞及巨核细胞的分化,抑制脂肪化。
白细胞介素-12	IL-12	35+40	3q12-13.2 5q31-33	B细胞	NK细胞	促进活化T细胞的增殖,诱导LAK细胞的产生,刺激NK细胞,诱导产生IFN-γ。
白细胞介素-13	IL-13	10	5q31	T细胞	B细胞	促进B细胞的增殖分化,抑制炎性因子的产生,与1L-4活性类似。
白细胞介素-15	IL-15	14-15	4q31	巨噬细胞 成纤维细胞	NK细胞 T细胞 B细胞	促进T、B细胞增殖及功能表达,促进NK细胞发育,与1L-2活性类似。

三、红细胞系统的损伤与修复

(一) 贫血 (Anemia)

肿瘤患者在病程的某个时期会引起不同程度的贫血，特别是消化道肿瘤患者尤其多见，晚期患者几乎百分之百伴有贫血。

贫血是指外周血液血红蛋白量低于正常值的下限，一般成人男性低于 120 g/L，女性低于 110 g/L。根据贫血的程度分为轻、中、重。

- 轻度贫血，血红蛋白 90 ~ 119 g / L，（女：90 ~ 109 g/L），红细胞 $3.0 \sim 4.0 \times 10^{12}$/L。
- 中度贫血，血红蛋白 60 ~ 89 g / L，红细胞 $2.0 \sim 3.0 \times 10^{12}$/L。
- 重度贫血，血红蛋白 30 ~ 59 g / L，红细胞 $1.0 \sim 2.0 \times 10^{12}$/L。

1. 贫血的分类和发病机制

(1) 营养性贫血

营养性贫血属巨幼细胞性贫血范畴，主要是体内缺乏维生素 B_{12}或叶酸所致。主要特点是呈大红细胞性贫血，骨髓内出现巨幼红细胞系列。维生素 B_{12}和叶酸是 DNA 合成的主要辅酶，维生素 B_{12}和叶酸缺乏可使核分裂延迟甚至停顿，从而导致 DNA 合成障碍，其机理是：① 肿瘤本身的能量消耗和消化道肿瘤所致进食困难及吸收合成障碍，而致维生素 B_{12}、叶酸相对缺乏而引起大细胞性贫血；② 在治疗期间（放、化疗）常有食欲不振引致维生素 B_{12}、叶酸摄取不足。某些化疗药物影响叶酸代谢及 DNA 合成，而导致大细胞性贫血（如阿糖胞苷、氨甲蝶呤、氟尿嘧啶、顺铂等）。

(2) 肿瘤浸润骨髓（骨髓病性贫血）

骨髓病性贫血（Myelophthisic anemia）是因为骨髓被肿瘤或炎症组织浸润，造成微循环结构被破坏影响造血干细胞的落户和增殖所致的贫血。其主要特点是周围血液中出现多少不一的幼粒和幼红细胞，故又称之为幼粒－幼红细胞性贫血。其机理可能是：① 肿瘤组织浸润骨髓，破坏了血液骨髓屏障，使幼稚细胞外流；② 肝、脾等器官代偿性髓外造血，而骨髓外造血缺乏屏障，幼粒细胞可直接进入血循环；③ 大量的癌细胞转移至骨髓干扰了造血功能。

（3）溶血性贫血

溶血性贫血是由于红细胞破坏增速，增多，超过造血补偿能力范围时所发生的一种贫血。由肿瘤所致溶血性贫血一般见于：

① 自身免疫性溶血性贫血，多发生于淋巴网状系统肿瘤，尤其是慢性淋巴细胞性白血病、淋巴瘤、多发性骨髓瘤等造血器官的肿瘤，也可见于卵巢皮样囊肿等。其发病机理基本是抗体、补体作用于红细胞并使之溶解。肿瘤患者在应用某些化疗药物时，如左旋溶肉瘤素、顺铂、氨甲蝶呤等，均可作为半抗原与红细胞结，合体内的抗体针对半抗原而发动Ⅱ型免疫反应而致溶血性贫血。

② 微血管病性溶血性贫血，其特点是微小血管内膜异常或血栓形成，致红细胞损伤，出现变形、破碎红细胞。其发病机理是

● 肿瘤细胞产生粘液素样物质，在凝血酶的作用下，使微小血管发生栓塞，当红细胞通过此区时出现机械性损伤而红细胞变形及红细胞破碎。

● 一些化疗药物（如丝裂霉素、顺铂等）可能直接损害肾脏小血管，也可能通过产生免疫复合物引起局部血管损伤，使血小板和纤维蛋白沉淀，最终均导致微血管栓塞而溶血。

（4）与肿瘤治疗相关的贫血

对肿瘤患者进行手术、放射治疗、化学治疗和生物治疗等均可导致贫血，特别是放疗和化疗所致贫血更为多见。

成人仍保留造血功能的骨髓由脊椎、胸骨、肋骨、头颅骨、

髂骨、股骨和肱骨上段，故放射治疗引起的贫血与受照的部位、照射野的范围、受照剂量及疗程有关。脊椎、胸骨、髂骨等部位受照对骨髓造血功能抑制最强，且照射野范围越广、剂量越大、疗程越长，对造血功能抑制就越强。

化疗药物导致贫血的机理是 ① 氧化效应，如蒽环类抗生素－阿霉素、表阿霉素等，具有氧化剂效应，使红细胞产生反应性氧化物和正铁血红蛋白，加速红细胞的破坏。在有红细胞 6－磷酸葡萄糖脱氢酶缺陷的患者，使用这类药物更易引起氧化性贫血；② 细胞毒作用，各种化疗药物作用于细胞分化周期的不同阶段，最终阻断 DNA 和 RNA 合成而抑制骨髓造血功能导致贫血。

(5) 癌性贫血

癌性贫血多为典型的正细胞正色素性贫血，有时呈正细胞低色素性贫血，贫血一般并不严重，常是轻至中度，网织红细胞计数正常或轻度减少。血清铁及铁结合力降低，但铁治疗无效。骨髓检查可见红细胞数量正常，并无增生征象也没有肿瘤浸润的根据，铁储量正常或升高。

癌性贫血的机理可能是 ① 肿瘤细胞释放溶血素使红细胞生存期缩短；② 促红细胞生成素生成不足或骨髓对促红细胞生成素的反应不够灵敏；③ 骨髓自身的代偿能力减弱，铁利用度降低等等。这种贫血的程度往往与肿瘤的发展呈正相关，贫血不断发展或难以纠正通常提示原发病灶正在发展。

(6) 失血性贫血

泌尿生殖系统、消化系统和呼吸系统的癌症，可发生显性或隐性失血而导致贫血。大量失血时，出血性贫血容易诊断，慢性少量失血难以被临床察觉，消化道出血每天少于 10 ml 时，普通大便潜血试验难以检出。失血性贫血的临床表现与缺铁性贫血极为相似。

2. 贫血的治疗与修复

(1) 去除病因

由于应用某些药物导致的溶血性贫血，应立即停止所用药物，并绝对避免再次用药。针对原发肿瘤的治疗药物，如果有效，贫血可予以改善，如由于消化道肿瘤等导致的失血性贫血，通过相应措施止血后，贫血可望得到纠正。

(2) 补充造血要素

缺铁性贫血，应酌情补充铁剂，补铁的合理用药原则有 ① 口服宜选用 2 价铁，其溶解度大且易被人体吸收；3 价铁在人体内的吸收仅相当于 2 价铁的 1/3，同时刺激性也较大，对胃酸缺乏者，宜与稀盐酸并用，有利于铁剂的解离；② 初始治疗应用小剂量，数月后再增加，以铁剂的吸收率为 30%计，一日口服 180 mg 的铁元素较好，也可避免严重的不良反应；③ 注意铁与药物、食物的配伍禁忌，四环素、消胆胺等阴离子药物可以在肠道与铁结合或络合，影响铁的吸收；酶含不耐热因子，可抑制铁的吸收；碳酸氢钠可与亚铁生成难以溶解的碳酸铁，阻碍铁的吸收；牛奶、蛋类、植物酸钙、磷酸盐、草酸盐等可抑制铁的吸收；茶、咖啡、柿子中的鞣质与铁形成不被吸收的盐，促使铁在体内的储量降低，肉类、果糖、氨基酸、脂肪可促进铁的吸收；酒精可促进胃酸分泌，增加铁的吸收；维生素 C 作为还原剂，可促进铁转化为 2 价铁，从而促进吸收，故口服铁应同时并用维生素 C；④ 注意进餐的影响，习惯主张铁剂在餐后服用，餐后服铁固然可减少不良反应，但食物中的植物酸、磷酸盐、草酸等影响铁吸收，因此服用铁剂的最佳时间是空腹；⑤ 铁在胃肠吸收有黏膜自限现象，即铁的吸收与体内储量有关，正常人的吸收率为 10%，贫血者为 30%。但如果误服或一次摄入量过大或使用铁器煎煮酸性食物，会腐蚀胃黏膜和使血循环中游离铁过多，出现细胞缺氧、酸中毒、休克和心功能不全，此时应及时洗胃和给予对症治疗；⑥ 合理的膳食同样重要，缺铁性贫血的患者宜多食含铁丰富的猪肝、黄豆、蔬菜、水果、大枣、蜂乳、芝麻酱、黑木耳等；提倡用铁锅烧菜煮粥。目前市场上含铁的药物和制剂见表6-2。

表6-2 市场上含铁的药物和制剂

药品名称	含铁量（%）	剂量	品牌和剂型
硫酸亚铁	20	预防量1日300 mg;治疗量1次300 mg,儿童1次50 mg~100 mg,1日3次	硫酸亚铁片、施乐菲控释片、铁维隆片
乳酸亚铁	19	1次10 ml~20 ml,1日3次	朴雪口服液
葡萄糖酸亚铁	12	成人1次0.4 g~0.6 g,儿童1次0.1 g,1日3次	维喜铁口服液、康维口服液、葡糖亚铁胶囊
富马酸亚铁	32.9	成人1次0.2 g~0.4 g,儿童0.05 g~0.2 g,1日3次,连续2周~3周	富马铁片
右旋糖苷铁	27~30	成人1次25 mg,1日3次	葡聚亚铁片
琥珀酸亚铁	35.5	预防量1日100 mg,妊娠妇女1日200 mg,儿童1日30 mg~60 mg;治疗量1日200 mg~400 mg,儿童100 mg~200 mg	速力菲片
蛋白琥珀酸亚铁	5	成人1日10 ml~30 ml,儿童1.5 ml/kg,分2次餐前服用	菲尔普利克斯口服液

营养性巨幼细胞性贫血应针对病因给予维生素B_{12}和叶酸治疗。

维生素B_{12}最初剂量每天50~100 ug，肌肉注射，连用2~3周。为了维持正常红细胞压积和血清维生素B_{12}水平，可每月注射100 ug。对于病因不能去除者，维生素B_{12}应连续应用。对于由叶酸缺乏导致的贫血，口服补充叶酸每次5~10 mg，每天3次，2周为一疗程。

由于叶酸和维生素 B_{12} 的作用都是参与核酸合成，所以都可以用于巨幼细胞性贫血的治疗，二者应用可以互补。例如叶酸对恶性贫血血象好转，很快改善巨幼细胞性贫血，但不能阻止因维生素 B_{12} 缺乏所致的神经损害的进展。如长时间大剂量服用叶酸，则会进一步降低血浆中维生素 B_{12} 含量，反使神经损害向不可逆转方面发展。而应用维生素 B_{12} 治疗疗效满意而且安全。

（3）刺激红细胞生成

主要用于癌性贫血，常用的药物有丙酸睾丸酮和促红细胞生成素。

① 丙酸睾丸酮：可刺激肾脏产生促红细胞生成素，刺激骨髓正铁血红素的合成，用法：每天 50~100 mg，肌肉注射，连续 3~4 月，前列腺癌病人忌用。

② 促红细胞生成素：初始用于肾性贫血，近年来用于癌性贫血及骨髓抑制相关的贫血获得较好疗效。用法：每次 50~150 IU/kg，隔日皮下注射一次，有效者一周后可见到血红蛋白升高，两周后达到稳定水平。本药的副作用有血压升高、肝肾功能异常，皮疹、凝血异常以及畏寒、发热，但均少见。

（4）输血

反复输血有可能刺激肿瘤生长，故一般不主张反复输血。由于贫血而引起明显的呼吸、循环及精神、神经等障碍者，又影响肿瘤本身治疗时可考虑适当的输注红细胞悬液，以防因血容量突然增加而引起充血性心力衰竭。

（5）中医中药

常用的中药有鹿角胶、仙灵胶、熟地、首乌、当归、肉苁蓉、巴戟、补骨脂、菟丝子、阿胶、枸杞子等，可结合患者的情况辩证施治。

（二）红细胞增多症

红细胞增多症是指红细胞压积、血红蛋白和红细胞数量超过正常值。包括原发性血红细胞增多症（真性血细胞增多症）和继发血细胞增多症，与肿瘤相关的主要是后者。男性红细胞超过 $6.5\times10^{12}/L$，血红蛋白超过 170 g/L，红细胞压积超过 0.52；女性红细胞超过 $6.0\times10^{12}/L$，血红蛋白超过 160 g/L，红细胞压积超过 0.47，可诊断为红细胞增多症。肿瘤性红细胞增多症通常无明显的临床表现，多在常规检查过程中被发现。

1. 发病机理

肿瘤患者并发红细胞增多的发病机理尚不十分清楚，可能与下列因素有关。

(1) 肾脏肿瘤，正常情况下，促红细胞生成素由肾脏产生，当肾肿瘤时① 可使促红细胞生成素代谢障碍，灭活排泄减少；② 病灶周围肾小球局部缺氧，促红细胞生成素生成增多。

(2) 肝脏被肿瘤广泛浸润时，影响促红细胞生成素的代谢，而使红细胞增多。

(3) 肺脏被肿瘤广泛浸润时，换气面积显著降低，由于缺氧而引起的机体代偿反应，致使患者血红蛋白和红细胞增多。

(4) 肿瘤组织本身产生的促红细胞生成素样的物质，如一些肿瘤产生 α_2—巨球蛋白，可以起到与促红细胞生成素相同的作用，肿瘤产生的辅助因子，如前列腺素，可加强促红细胞生成素诱导红系干细胞分化与成熟，使红细胞增加。

2. 治疗

对于无症状的红细胞增多症不需特殊治疗，对有症状的患者一般采用以下治疗方法。

(1) 病因治疗：原发肿瘤得到有效的治疗后，多数患者的红细胞增多症可以随之消失或改善。对于原发肿瘤符合切除指证者，应尽早进行手术治疗，术中注意监测呼吸与血氧饱和度，根据失血量，给予适当的输注 706 代血浆或新鲜血浆，必要时再考虑适量的输注新鲜血。对于原发肿瘤无法手术切除时，则予以化疗或放疗。

(2) 对症治疗，对于症状严重、体质能耐受的患者，可考虑采用静脉放血疗法，以在短期内使红细胞总量和总血容量降至正常，减少出血及血栓形成的机会。方法为每隔1～3天放血200～500 ml，直到红细胞下降至600×10^{12}/L以下，红细胞压积减少至50%以下。对老年患者及有心血管病或血栓形成病史的患者，放血应慎重，每次不得超过300 ml，间歇期可适当延长。为了预防血栓形成，可在放血后静脉输注低分子右旋糖酐500～1000 ml或新鲜血浆。

(3) 内照射治疗，红细胞增多症亦可采用放射性同位素^{32}P治疗，用法为静脉注射1～2毫居里/次，口服2～3毫居里/次，每隔7～10天一次，总剂量为4～8毫居里。

四、白细胞系统的损伤与修复

(一) 白细胞增多症

外周血中白细胞总数超过10×10^{9}/L称为白细胞增多症。成年人外周血中性粒细胞超过70%或绝对值超过7.5×10^{9} g/L称为中性粒细胞增多症；嗜酸性粒细胞超过4%或绝对值超过3.5×10^{9}/L，称为嗜酸性粒细胞增多症；淋巴细胞超过40%或绝对值超过4.0×10^{9}/L称为淋巴细胞增多症；嗜碱性粒细胞数超过1%或绝对值超过0.05×10^{9}/L称为嗜碱性粒细胞增多症。恶性肿瘤患者中以中性粒细胞及嗜酸性粒细胞增多为最常见。

1. 中性粒细胞增多症

恶性肿瘤患者的中性粒细胞增多症以白血病居首位，实体肿瘤中较常见的有肺癌、乳腺癌、胃癌、胰腺癌、泌尿生殖系癌、恶性淋巴瘤及恶性黑色素瘤等。这些肿瘤在并发感染的情况下可伴有粒细胞增多。发病机理可能是①肿瘤细胞释放集落刺激因子（CSF）、白介素-3，刺激骨髓造血；②粒细胞从血循环中清除的速度放慢；③骨髓与血循环间的屏障破坏，使骨髓粒细胞进入循环池；④促进外周粒细胞储存池释放，引起粒细胞增多症。

2. 嗜酸性粒细胞增多症

恶性淋巴瘤易伴发此症，大约20%霍奇金淋巴瘤患者在病程的不同阶段出现嗜酸性粒细胞增多症。其他肿瘤亦可伴发此症。其发病机理可能是①肿瘤细胞分泌某些具有嗜酸性粒细胞生成素和酸性粒细胞趋化因子样作用的多肽，它们可以促进骨髓产生嗜酸性粒细胞和动员嗜酸性粒细胞从骨髓中游离到外周血和有关组织中；②局部受到持续刺激（如腹部肿瘤患者接受局部放射治疗时）组胺不断地释放入血液，引起骨髓和血液中的嗜酸性粒细胞增多。

3. 淋巴细胞增多症

引起淋巴细胞增多症原因很多，恶性肿瘤引起的淋巴细胞增多症多见于淋巴细胞性白血病和恶性淋巴瘤，其他实体肿瘤所致淋巴细胞增多症比较少见。

4. 嗜碱性粒细胞增多症

此症主要见于慢性粒细胞白血病，恶性实体瘤比较少见。

单纯的白细胞增多常无症状，故不需特殊治疗，主要应明确原发疾病，针对原发病进行治疗。

（二）粒细胞减少症与粒细胞缺乏症

当白细胞总数持续低于$4.0\times10^9/L$，中性粒细胞绝对值正常（成人$>1.8\times10^9/L$）或略低，称为粒细胞减少症；若白细胞总数低于$2.0\times10^9/L$，中性粒细胞低于10%~20%或其绝对值低于$0.5\times10^9/L$时，称为粒细胞缺乏症。

1. 发病机理

肿瘤患者发生粒细胞减少或缺乏症的原因很多，并且是肿瘤患者最常见的并发症之一。其发病机理是：

（1）化疗、放疗抑制骨髓造血干细胞和祖细胞生长，使粒细胞生成减少；

（2）严重感染可使粒细胞破坏增加或粒细胞消耗增多，使大量粒细胞离开骨髓储存池进入感染部位，使血液中的粒细胞减少；

(3) 肿瘤的骨髓转移，挤占了骨髓造血组织，使粒细胞成熟障碍或无效增生。

肿瘤化疗是患者粒细胞减少或缺乏的最常见诱因，绝大多数化疗药物均可导致不同程度的粒细胞减少或缺乏，白细胞下降的程度与所用化疗药物的种类、剂量、用法、患者的一般状况、肿瘤发生、发展的程度以及既往接受治疗的情况等许多因素有很大关系。常用的化疗药物导致的白细胞减少及恢复情况见表6-3。

表6-3 常见抗癌药物所致白细胞减少及恢复情况

药物	白细胞达最低值时间（化疗后，日）	恢复正常时间（化疗后，日）
环磷酰胺(CTX)	7~14	18~25
卡氮芥(BCNU)	26~30	35~49
环己亚硝脲(CCNU)	28~63	82~89
氟尿嘧啶(5-FU)	7~14	15~25
甲氨蝶呤(MTX)	7~14	14~21
阿霉素(ADM)	10~14	20~28
表阿霉素(EPI)	7~10	18~25
丝裂霉素(MMC)	21~28	35~45
去甲长春药碱(NVB)	7~10	15~20
鬼臼乙叉甙(VP_{16})	10~14	20~28
卡铂(CBP)	10~14	20~28
紫杉醇(PTX)	10~14	20~28
泰索帝(TXT)	7~10	18~25
羟基喜树碱(HCPT)	7~10	15~20
伊立替康(CPT-11)	10~14	18~25

2. 治疗与预防

(1) 粒细胞减少症的治疗

① 激素类药物　地塞米松、强地松有短期提升白细胞的作用，可按常规剂量使用。性激素可促进成熟粒细胞释放和骨髓增生，有效率可达88%，显效快（3~7天），但恶心、呕吐、乳房胀痛等副作用明显，故临床一般不常使用，有时作为应急治疗可适当选用，如脱氧甲基睾丸素，口服，每次10 mg，每天3次。雌二醇，肌注，每次10 mg，每周2~3次（用3~5次）。炔雌醇，口服，每次0.5 mg，每天2次（用1~2周），激素类药物均不可长时间使用。

② 其他药物及中药治疗　维生素 B_4 10~20 mg / 次，每天三次。鲨肝醇20~50 mg/次，每天三次。利血生40 mg/次，每天三次。升白胺56 mg/次，每天3次。参芪片每次2片，每天3次。养血饮20 ml每天2次。还有复方阿胶浆、贞芪扶正胶囊、益气维血颗粒，复方皂矾丸等等均可收到较好的疗效。

(2) 粒细胞缺乏症的防治

① 预防和治疗感染

粒细胞缺乏是肿瘤患者发生严重感染的一个很重要的危险因素，甚至可以致命。当白细胞数低于 0.5×10^9/L 时，感染的危险明显增加，低于 0.2×10^9/L 时，菌血症发生率升高；当中性粒细胞缺乏症持续时间少于一周时，不到30%患者出现感染，超过一周，几乎100%患者出现感染。故预防和治疗感染是十分重要的。具体措施有：

- 病房可用紫外线灯消毒1小时/日，医务人员及其接触病人的家属应加强无菌观念，经常对周围环境进行消毒和监测；
- 积极合理使用抗生素；
- 合理的营养支持治疗以提高患者的抗病能力。

② 输注粒细胞

对于由化、放疗所致粒细胞缺乏患者，适量的输注粒细胞常有效地帮助患者渡过骨髓抑制期。

③ 粒细胞集落刺激因子（G－CSF）

对于由化、放疗所致粒细胞缺乏患者，合理使用 G－CSF 是非常必要的，但要注意以下几点。

● 不主张与化疗或放疗同时应用，因为 G－CSF 与化疗及放疗同时应用，有可能引起严重的不良反应。随机研究结果显示，对接放疗或化疗的肺癌患者同时给予 G－CSF 与应用安慰剂相比较，G－CSF 组出现明显的血小板减少，抗生素应用时间及住院时间明显延长。

● G－CSF 能促进白血病细胞的增殖，因此在治疗 AML 时对应用 G－CSF 要非常慎重。

● G－CSF 的应用时间及用量，有研究发现，对于以往化疗过的患者或接受大剂量化疗者，G－CSF 早应用效果更好。应用高剂量 G－CSF 可使中性粒细胞低于 $1 \times 10^9/L$ 的时间明显缩短。实践中也有同样体会。

● 常用的方法为：大剂量化疗方案末次给药后 48 小时开始应用，每日一次，皮下注射 75～300 ug（根据患者血象结果），直至白细胞计数 $\geq 10 \times 10^9/L$ 或连续 2 次 $> 4.0 \times 10^9/L$，或中性粒细胞 $> 2.5 \times 10^9/L$ 时停药，若中性粒细胞上升不能达到上述水平则在给药 14 天后停药。

五、血小板的损伤与修复

（一）血小板减少症

外周血中血小板计数低于 $100 \times 10^9/L$ 者称为血小板减少症。血小板 $\leq 50 \times 10^9/L$ 时可能会出血倾向，$< 20 \times 10^9/L$ 时可能表现为自发出血。

1. 发病机理

(1) 血小板生成障碍

血小板是由骨髓中巨核细胞产生，肿瘤患者在放、化疗过程中均可抑制骨髓的造血功能而影响巨核细胞的生成。特别是能导致白细胞减少的许多细胞毒药物，多在治疗的不同时期会引起不同程度的血小板降低，尤其是健择、CBP 和 MMC 更为显著。骨髓中恶性肿瘤浸润亦使巨核细胞生成受到抑制而致血小板生成障碍。另外肿瘤患者因伴发或并发症使用的许多非抗肿瘤药物，如解热镇痛药（消炎药）抗甲状腺药（他巴唑、甲亢平等）抗糖尿病药物（氯磺丙脲等）镇静药（安定、利眠宁、氯丙嗪等）均可选择性抑制巨核细胞生成血小板而致血小板减少。

(2) 血小板破坏或损耗过多

血小板破坏、损耗过多，导致外周血中血小板减少。一些具有免疫反应异常的疾病，如淋巴细胞白血病，恶性淋巴瘤等均能引起免疫性血小板破坏过多。肿瘤患者并发弥散性血管内凝血和血栓形成等均可使血小板损耗过多而导致血小板减少。

2. 血小板减少的防治

(1) 去除血小板减少的原因

因药物引起的血小板减少，应立即停止用药。由肿瘤本身所致血小板减少，应控制原发肿瘤，如是免疫性血小板减少，应首选药物为肾上腺皮质激素，通常用强地松每天 40 ~ 80 mg。

(2) 预防和控制出血

重度血小板减少患者应避免便秘、剧咳、性生活、外伤及禁止使用非甾体类消炎止痛药，有感染时要积极控制感染以预防出血。

如已经有出血或血小板计数低于 $2.0 \times 10^9/L$ 时，要积极控制出血：① 局部止血，对于轻度创伤，鼻衄等可用纤维蛋白泡沫、明胶海绵、肾上腺素、凝血酶等局部压迫止血；② 输注浓缩血小板、输注数量以能保证血小板计数 $> 20 \times 10^9/L$ 为宜；③

其他止血药，如立止血、止血敏、安洛血、VitK、VitC，止血芳酸等均可酌情选用。

(3) 促进血小板生成

许多中药和西药有升血小板的作用，可使轻、中度血小板减少的肿瘤患者血小板恢复正常，如中药花生红衣提取物－氨肽素，肿节风提取物－血康。还有人参、黄芪、阿胶、茜草、当归，地黄、龙眼肉等等。

对于重度血小板减少患者，除止血、输成分血外，应尽早应用血小板生成素（TPO），TPO 的作用是刺激幼稚巨核细胞的核和血浆的发育和成熟，增加血小板生成数量。

白介素－11（IL－11）和 TPO 在刺激造血方面有协同作用，rhIL－11 可刺激骨髓巨核系、粒系和红系造血干细胞的增殖、升高外周血小板、白细胞和红细胞数，对癌症患者放、化疗后造血功能低下的治疗，具有广阔的临床应用前景。

另外，用于白细胞减少的药物一般都可用于血小板减少的治疗。

(二) 血小板增多症

血小板计数高于 $300 \times 10^9/L$ 时，称血小板增高症。

肿瘤患者中有 30% ~ 40% 的病例在病程的不同时期出现血小板增多症，以慢性粒细胞白血病、恶性淋巴瘤、肺癌多见。其机理可能是这些患者的血循环中存在着促进骨髓巨核细胞生成的体液因子，使血小板生成率显著增加而血小板的寿命基本正常或稍有缩短，其功能亦有明显缺陷。临床上患者多无不适或仅有轻微的症状，血栓栓塞和异常出血现象一般不常见，当肿瘤得到有效治疗时，血小板多能恢复正常。治疗无效或病情进展时，血小板计数可能居高不下。

肿瘤患者出现血小板增多。首先要查明原因予以相应的处理。没有症状者则无需治疗。当血小板超过 $1000 \times 10^9/L$，伴有出血或血栓时，可采用烷化剂为主的化疗，同时酌情应用阿司匹林和潘生丁等抗血小板凝聚药物，有条件者可行血小板清除处理。

六、肿瘤与凝血异常

(一) 血栓形成 (thrombosis)

1. 概念

血液成分在血管或心脏内的循环血液中形成血凝块称为血栓(thrombus)，而在体内外非循环血液中形成的血凝块则称为血块(clot)。血栓形成是指血栓引起的病理过程。

一般人群血栓性疾病的发生率只有0.1%，而癌症患者血栓形成的发生率则可达10%～15%。易导致血栓形成的恶性肿瘤包括有胰腺癌、膀胱癌、胃癌、肠癌、卵巢癌及乳腺癌等。

2. 肿瘤血栓发生机理

(1) 血管壁受损　细胞毒药物刺激血管壁导致血管内皮细胞损伤，产生无菌性脉管炎，导致血管内皮产生和释放的抗凝血酶Ⅲ (AT－Ⅲ) 水平降低，血小板增多，血浆内纤维蛋白原、凝血因子 Ⅴ、Ⅶ、Ⅸ 和 Ⅺ 水平增加，促进血栓形成。

(2) 血流状态改变　肿瘤血管破裂暴露出的胶原蛋白和基膜可以触发血液凝集产生血栓，肿瘤的压迫和静脉血淤滞，使血流速度减慢而加速血栓形成。

(3) 肿瘤　肿瘤细胞可直接作用于血小板，并刺激单核细胞和巨噬细胞，直接产生前凝血质（如谷胱氨酸和蛋白酶），它们可直接作用于 Ⅹ 因子或胰蛋白酶，亦可作用于多种前凝血因子，从而促进血凝块加速形成引发血栓形成。

3. 临床特点

肿瘤患者的血栓形成通常在化疗后平均3～4个月出现，血栓形成可发生在全身任一部位，临床症状可根据不同的血栓部位而表现为肢体疼痛、心绞痛、脑卒中、急性肺功能衰竭等。静脉血栓形成以深静脉血栓形成和肺栓塞多见，分别占60%和36.2%。肿瘤性血栓以血流较为缓慢的血管多见，有症状并能作出诊断的主要是四肢血管及深部静脉。其临床特点主要是：

（1）疼痛　四肢血栓形成后可表现各种不同表现的疼痛：①运动性疼痛，患者行走一段路程后下肢肌肉酸胀、疼痛，休息数分钟后疼痛缓解，其症状反复出现；② 体位性疼痛，抬高患肢减少动脉供血，疼痛出现或加重，而患肢下垂则症状缓解；③特发性、静息性疼痛，肢体不运动时出现疼痛；下肢肌肉痉挛性疼痛好发于夜间，局部按摩或起床行走常能缓解；④ 温差性疼痛，与环境温度变化有关。

（2）皮温改变　与血管供血好坏有关，血栓形成影响血管供血，严重者患肢皮温降低。

（3）肢体肿胀　静脉性肿胀可凹陷性，后期可表现为静脉曲张；淋巴管肿胀多为非可凹性。

（4）其他　部分患者可有皮肤颜色改变、难治性溃疡、受累动脉搏动减弱甚至无脉。

4. 血栓的防治与康复

（1）积极预防　对肿瘤患者密切监测有关生化指标，根据每位患者的不同情况，适当的使用扩血管药物及活血化瘀的中药制剂，以改善血循环，可能有助于预防血栓形成。如烟酸、丹参川芎等等。

（2）抗凝剂　对于血小板显著增高及有高凝因素者可适当的给予抗凝剂，如阿司匹林每次75～100 mg，每天1～3次，潘生丁每次50～100 mg，每天3～4次，肝素每次5 000～10 000 IU，每天1次静滴。但有以下情况者要禁用：① 有出血征象；② 顽固性胃肠道溃疡；③ 近期接受过眼睛、中枢神经系统的手术；④ 血管紧张素水平升高有细菌性心内膜炎；⑤ 肢体麻木，胆管有T形管引流。

（3）溶栓剂　对于已经有血栓形成者，应适当使用溶栓剂，常用的尿激酶，兼有抗癌转移作用，可提高化疗效果。用法：每次2万U，溶于5%葡萄糖液500 ml静滴，每天1~2次，连用5天，以后每天肌肉注射500 U维持。溶栓剂最好从患肢滴入。

（二）弥散性血管内凝血

1. 概念

弥散性血管内凝血（Disseminated intravascular Coagulation，DIC），是许多疾病发展过程中的一种出血性综合征。未完全机化的血栓全部或部分脱落后，随血流至前方血管内，堵塞部分或全部血管腔，导致血栓栓塞。在各种不同致病因素作用下，如全身微血管内发生弥漫性血栓，即引起播散性血管内凝血。

DIC是癌症患者常见的并发症，发生率文献报道在6.8%~68%之间。严重的DIC最多见于急性白血病（特别是早幼粒细胞白血病）和前列腺癌。胃癌、胰腺癌及肝癌也较多见。

2. 发病机理

（1）血管内皮损伤　化疗药物、肿瘤的抗原抗体复合物、创伤、手术、放疗、缺氧、感染及其他病原体等，均可导致血管内皮损伤。肿瘤生长时异常小血管，也能使血管内皮下面的胶原纤维暴露。两者均可激活 Ⅻ 因子形成 Ⅻa，从而导致内源性凝血系统的反应，并在血小板粘附和聚集的基础上释放血小板第 Ⅳ 因子，促进凝血。

（2）组织损伤　肿瘤坏死，释放组织因子 Ⅲ，然后在 Ⅶ 因子和 Ca^{2+} 的参与下，激活外源性凝血系统。也可引起血管内凝血。

（3）红细胞与血小板的损伤　肿瘤本身和各种抗肿瘤治疗均可损伤红细胞，破坏血小板，并释放出一系列的促凝血物质，如磷脂类物质、ADP等，使内源性和外源性凝血系统同时激活。

（4）免疫反应　补体系统在体内和体外都可以激活凝血系统，并可使血管壁通透性和反应性改变，促进中性粒细胞的趋化性和血小板的聚集性。免疫复合物可以不同途径激活血液凝固系统，可直接激活因子Ⅻ或引起血管内皮细胞损伤间接激活凝血系统，导致血管内凝血；亦可激活补体系统，使细胞结合补体而引起细胞溶解。

3. 临床特点

典型的DIC有出血倾向、休克、栓塞及微血管性溶血。但在急性、亚急性、慢性DIC中，它们的表现频度和严重程度有所差别，其临床表现各有特点。

（1）急性DIC，起病突然，多在数小时至2天之内发病，病情凶险，多数以严重出血为首发症状，常伴有血压下降，严重者可出现休克，有时亦有栓塞症状。如病情过于急剧，不易观察到溶血现象。这种类型常发生在急性白血病，而在实体肿瘤中并不多见。

（2）亚急性DIC，起病较缓慢，多在数天至数周内出现症状，一般无休克和严重出血。常见于播散性癌转移、白血病等。

（3）慢性DIC，病程较长，长达数月甚至数年，出血不甚严重。由于高凝血期较长且明显，可出现栓塞，皮肤黏膜可见少量瘀点或瘀斑。血循环中的红细胞在强行通过纤维蛋白栓塞的部位时，不可避免地要受到损伤，故溶血相当常见，但多无明显的出血与休克症状。

慢性DIC在实体肿瘤患者中比较多见。有时患者可无任何临床症状，仅在作外周血象检查时或在静脉穿刺时发现血液高凝状态。它可能作为首发症状先于肿瘤数月被查出。一般而言，肿瘤病程越长，出现慢性DIC可能性愈大。慢性DIC常提示肿瘤扩散，但不一定代表预后恶劣。

4. 实验室检查

由于DIC缺乏特异性实验室诊断方法，所以，实验室检查结果须结合临床表现综合考虑。DIC的实验室检查指标，各型结果不尽相同，详见表6-4。

表 6-4 各型 DIC 的实验室检查结果分析

检查项目	急性	亚急性	慢性
凝血酶原时间	明显延长	延长	正常,增减不一
部分凝血酶原时间	明显延长	延长	正常,增减不一
凝血酶时间	明显延长	延长	正常,增减不一
纤维蛋白原含量	明显减少	减少或正常	正常,增减不一
凝血因子Ⅴ、Ⅷ、Ⅹ	明显降低	降低	正常,增减不一
纤维蛋白降解产物(FDP)	明显增高	明显增高	正常或增高
血小板计数	减低	不定	正常,或增减不一
网织红细胞	多正常	多正常	升高
异形(畸形)红细胞	少或无	少或无	多见

5. 诊断

肿瘤与其他疾病并发 DIC 的诊断标准相同，以下几个方面可供参考。

(1) 存在可以引起 DIC 的基础疾病，如晚期肿瘤、严重感染、创伤等。

(2) 具备下列临床表现两项以上：① 多发性出血倾向；② 不易用原发病解释的微循环衰竭或休克；③ 多发性微血管栓塞的症状和体症；④ 抗凝治疗有效。

(3) 具备实验室检查指标三项以上异常：① 血小板低于 $100 \times 10^9/L$（肝癌及肝病低于 $50 \times 10^9/L$）；② 纤维蛋白原低于 1.5g/L（肝癌及肝病低于 1 g/L）或进行性下降或高于 4 g/L；③ 凝血酶原时间缩短或延长 3 秒以上或呈动态性变化，或激活的部分凝血活酶时间缩短或延长 10 秒以上；④ 3P 试验阳性或 FDP 高于 2 mg/L；⑤ 优球蛋白溶解时间缩短或纤溶酶原减低。

6. 治疗

肿瘤伴发 DIC 首先要设法去除原发病因（抗肿瘤），消除所有诱发或加重 DIC 的因素，如控制感染，改善缺氧、纠正酸碱平衡和电解质紊乱、补充血容量等。具体药物可考虑如下：

（1）抗血小板凝聚药物　抑制血小板的粘附和聚集，可以减少微血栓形成，达到阻止 DIC 的目的。常用的为潘生丁，每天 400～600 mg 分三次口服或 100～200 mg 置于 100 ml 葡萄糖溶液中静脉滴注，每 4～6 小时重复一次，亦可用阿司匹林每天 1.2～1.5 g，分 3 次口服。两者合用有协同作用。此类药一般适用于轻型 DIC 或高度怀疑 DIC 而未能肯定诊断者。低分子右旋糖酐每天 500～1000 ml 静脉滴注可降低血粘滞度，抑制血小板聚集，亦可与潘生丁合用。

（2）肝素　肝素可抑制凝血因子的形成，抑制凝血酶的作用，抑制纤维蛋白原成为纤维蛋白单体，从而达到阻止凝血和防止血栓形成，但其不能溶解已经形成的血栓。因此，肝素越早用越好，一旦进入纤溶阶段则属禁忌。一般用量为 0.5～1 mg/kg（1 mg 相当于 125 U），静脉滴注在 30～60 分钟内滴完，以后每 4～6 小时给药一次，24 小时用量控制在 200～300 mg 左右。用肝素治疗过程中，必须密切观察血小板数的变化和纤维蛋白原含量，如果凝血时间超过 30 秒，出血症状加剧，应考虑肝素过量，应立即停用，并给予血精蛋白缓慢注射，1 mg 血精蛋白可对抗 1 mg 肝素。

肝素原则上待血管内促凝血物质消失，原发肿瘤或诱发因素得到控制，临床症状明显好转，出血停止、血压稳定、血小板计数和纤维蛋白原浓度接近正常时，方可逐渐减少剂量，逐渐停药。切忌骤停，以免复发、加重病情。

（3）抗凝血酶Ⅲ（AT Ⅲ）浓缩剂的应用　有人在静滴肝素每天 1000 U 治疗时，同时给予静脉滴注 1500 U 的 AT Ⅲ（相当于 1500 ml 血浆中的含量），可以提高疗效。

（4）补充血小板和凝血因子 DIC 的高凝状态消耗了大量的凝血因子和血小板，应在使用肝素的基础上，给予新鲜全血、新鲜血浆、浓缩纤维蛋白原制剂、血浆冷沉淀物等，以补充凝血因子缺乏。血小板减少时可输注血小板悬液。对凝血时间及部分凝血活酶时间延长者可给予维生素 K_1 等药物。

(5) 抗纤溶药物的应用　在 DIC 早期，一般不主张应用抗纤溶药物，在继发性纤溶时，要在足量肝素的基础上应用，否则有使病情恶化之可能。但在 DIC 后期，如继发性纤溶成为出血的主要因素时，则可适当应用。常用的药物有 6－氨基乙酸、对羟基苄胺、止血芳酸等。病情好转后减量。

（张淑兰　贾廷珍）

第 7 章　胃肠道功能损伤与康复

肿瘤患者的营养状况同生活质量一样倍受关注，它直接关系到肿瘤病人治疗的决策和方案。患者的营养状态也最直接反映了其胃肠道功能。为了能使病人顺利进行肿瘤治疗，承受放化疗所导致的消化道反应，因此胃肠道功能的康复就显得尤为重要。本章就胃肠道的结构、功能以及病理状态的康复进行讨论。

一、胃肠道的解剖生理概述

（一）口腔

口腔作为消化道的始终，在整个消化系统中担任很重要的角色，有消化道的门户之称。其主要功能是通过唇、舌吮吸食物，牙齿咀嚼食物，唾液腺分泌大量唾液，用以润湿口腔黏膜和食物，并通过其中的 α－淀粉酶将食物初步糖化作用。进食时，舌和双颊的活动，可将唾液与食物搅拌并经咀嚼，使食物研细拌匀以利吞咽，还可借舌的味觉辨别食物的味道，对食物的摄取起到独特的选择作用。分泌这些消化液的唾液腺体包括腮腺、下颌下腺和舌下腺。

在舌乳头、软腭、会厌和咽部黏膜的上皮内分布着许多味蕾，味蕾是由 20～30 个上皮细胞分化形成，顶端有味孔，有感受人类味觉的作用，即酸、甜、苦、咸。一般认为，味蕾由两种细胞组成，通过不同结构和连接方式，将食物中的化学成分对味蕾的刺激传递给神经末梢，然后通过第 7、9、10 脑神经传递到大脑皮质，经大脑皮质翻译并识别出特殊的味觉，化学刺激物的浓度高低是决定味觉的因素之一。饮食的颜色、气味和质地，对特殊食物的有关经验、某些环境因素等对味觉也有一定的影响。

口腔炎、舌炎及牙病都会影响食欲和食物的摄入。食物经过初步消化和研磨，通过舌头将食物推向咽部，食管入口开放，咽部气道关闭，食物通过会厌进入食管。

(二) 食管

食管上接咽部，下至贲门，长约30~35 cm，被覆鳞状上皮。食管是一长管状肌性器官，上部由骨骼肌组成，在一定程度上受意识支配，其余部分由平滑肌组成。食管起始于环状软骨下缘水平，沿脊柱前方下行，分为颈、胸、腹3段，上段有食管上括约肌，下段有食管下括约肌。二者都于静息时保持张力收缩状态，吞咽时松弛。食管则由吞咽引起的节律性收缩将食团向下推到胃。

(三) 胃

胃是消化系统中最主要的器官之一。向上通过贲门接食管，向下通过幽门与十二指肠连接。胃有前后两壁，上下两缘，上缘称为胃小弯，下缘称胃大弯。胃壁较厚，由黏膜层、黏膜下层、肌层和浆膜层组成，也是胃肠道系统中壁最厚的空腔器官。胃黏膜层由黏膜细胞和细胞间的紧密连接构成了具有抵抗胃酸和食物的强大保护屏障，其中含有大量的具有分泌功能的腺体细胞。胃的肌层由三层强有力的平滑肌组成，在食物的研磨中起到独特的作用。胃从上到下分为底、体、窦三部分。胃体和胃窦的黏膜中含有分泌盐酸和内因子的壁细胞，产生胃蛋白酶的主细胞和分泌胃泌素的G细胞。胃有丰富的交感神经和副交感神经参与调节胃的分泌和运动功能。

胃具有运动和分泌二大功能。从生理功能来看，胃可以分为近端胃和远端胃。近端胃有接纳、储存食物和分泌胃酸的功能。远端胃能分泌碱性胃液，同时将进入的食物磨碎，与胃液混合和搅拌，在盐酸和胃蛋白酶的作用下，蛋白质开始分解，少部分脂肪也开始分解，达到初步消化的作用，为小肠的进一步消化和吸收创造了条件，最后形成食糜，并逐步分次地从幽门排向十二指肠。

胃壁的舒缩性很大，饱餐后的胃容量可以是空腹时的 1 ~ 10 倍。不同的食物在胃内停留和排空时间不一样，水和液体半小时之内就会排空，而糖类大约 2 ~ 3 小时，蛋白质约 3 ~ 4 小时，脂肪约 4 ~ 6 小时。一般正常饮食均为混合性食物，3 ~ 4 小时即可排空。正常空腹胃液约 20 ~ 30 ml，无色澄清，pH 值为 0.9 ~ 1.5。

（四）小肠

小肠分为十二指肠、空肠和回肠三部分，在成人全长约 325 ~ 785 cm，但个体差异较大，其吸收面积可达 200 平方米（相当于 2 个网球场的面积），是吸收营养物质、水分和电解质的主要场所。

十二指肠长约 25 cm，位于幽门和空肠之间，呈“C”型。分为冠部、降部、横部和升部。冠部即所谓球部，较短，为十二指肠溃疡病好发部位；降部内侧与胰头紧密相连，为胆总管和胰管开口处，称为十二指肠乳头，是胃肠道与胆道及胰腺的相通部位，也是胃肠道解剖最为复杂的部位；升部在十二指肠悬韧带（Treitz 韧带）处与空肠相连，而在临床上自此以上称为上消化道，Treitz 韧带以下称为下消化道。十二指肠是胆汁、胰液和自胃内排出食糜的汇集处，其本身黏膜内有 Brunner 腺，能分泌碱性十二指肠液，内含多种消化酶，如肠蛋白酶、乳糖酶、蔗糖酶等。十二指肠黏膜也有 G 细胞分泌胃泌素，此外还能分泌肠抑胃肽、胰泌肽、胆囊收缩素和促胰素等。十二指肠还是铁离子吸收的主要场所，并参与维生素 B_{12} 的吸收。

空肠和回肠间无明显的解剖标志，小肠上段 2/5 为空肠，下段 3/5 为回肠。小肠黏膜的内皮细胞是具有微绒毛的柱状上皮细胞形成，并且指样突起的绒毛形成黏膜皱襞，使小肠具有强大的吸收功能。

小肠是食物消化和吸收的主要部位。小肠黏膜分泌含有多种酶的碱性肠液。食糜在小肠内经消化分解为葡萄糖、氨基酸、脂肪酸后，由小肠黏膜吸收。小肠还吸收水分、电解质和各种维生素以及胃肠道分泌液等大量内源性物质。男性成人每天胃肠道分泌液可达 8 000 ml，来自唾液、胃液、胰液、胆汁和小肠液。一般每天空肠吸收的液体 3 000 ~ 5 000 ml，回肠 2 000 ~ 4 000 ml，故肠道的功能在维持全身的循环中也起很重要的作用。除此，小肠还分泌多种胃肠道激素，如肠促胰泌肽、肠高血糖素、抑胃多肽和胃动素等，并产生免疫球蛋白，特别是 IgA。

（五）大肠

大肠包括结肠和直肠，而结肠又分盲肠、升结肠、横结肠、降结肠和乙状结肠，其下接直肠。成人结肠总长约 150 cm。结肠近端有回盲瓣，是由折叠的黏膜和环形的肌肉形成，起到防止结肠内细菌向小肠反流的作用，并控制食糜残渣不会过快进入大肠。结肠远端是肛门，由平滑肌和骨骼肌组成的肛门括约肌控制，后者受意识支配。结肠黏膜由一层含有大量杯状细胞的单层柱状上皮细胞组成，具有很强的吸收水分和钠的能力。结肠的主要功能是吸收水分（每天吸收的液体约 1 000 ~ 2 000 ml），处理未吸收的葡萄糖、无机盐和部分胆汁以及储存粪便。吸收功能主要在右侧结肠进行。此外，结肠能分泌碱性粘液润滑粘膜，也分泌数种胃肠激素。

（六）胆道系统

胆道系统按解剖分为肝内胆道和肝外胆道，肝内胆道包括毛细胆管和各级肝内胆管；肝外胆道则包括左右肝管和肝总管、胆囊、胆囊管以及胆总管四部分。胆总管下端开口于十二指肠乳头部，并与肠道相同。而该处则由 Oddi 括约肌控制。

肝细胞分泌胆汁后，直接将其排泄到毛细胆管内，再由各级肝内胆管输送到肝外胆道。正常成人每天持续不断的分泌胆汁约 600 ~ 1 000 ml，经过左右肝管，流入肝总管，经胆囊管输送到胆囊，胆囊黏膜通过吸收水分和电解质，使胆汁浓缩并储存在胆囊中。当人进食后刺激肠黏膜释放胆囊收缩素，兴奋迷走神经，从而引起胆囊收缩，胆总管下段和 Oddi 括约肌舒张，胆汁由胆管流入十二指肠，帮助脂肪消化以及脂溶性维生素 A、D、E、K 的吸收。

（七）胰腺

胰腺作为胃肠道的一部分，在消化食物和吸收营养物质中也起到举足轻重的作用。胰腺位于腹膜后，相当于第 1～2 腰椎水平，位置较深，分为头、颈、体、尾四部分。虽然其位于胃肠道外，但其主胰管开口于十二指肠乳头，与肠管相通，同样胰管开口受到 Oddi 括约肌的控制。

胰腺有外分泌和内分泌两大功能。直接参与消化的是胰腺的外分泌功能，由腺泡细胞和导管细胞每日分泌胰液量达 700～1 500 ml，通过胰管输入十二指肠。胰液的主要成分是碳酸氢盐和消化酶。胰的消化酶有多种，以胰淀粉酶、脂肪酶和胰蛋白酶为主，还有糜蛋白酶、弹力纤维酶、磷脂酶、胶元酶等。胰腺的消化功能主要就依赖于这些消化酶而起作用的。胰腺还有内分泌功能，分泌胰岛素、胰高血糖素、胃泌素、肠血管活性肽、生长激素释放抑制素、胰腺多肽及 5－羟色胺等多种激素，部分也间接参与消化功能。

二、化疗的消化道毒性反应及其治疗措施

肿瘤化疗过程中或之后，由于化疗药物的影响会导致患者消化道的多种病理反应，即消化道毒性反应。消化道毒性反应可包括味觉改变、食欲不振、口炎、恶心呕吐、食管炎、腹痛腹泻、消化道出血、消化道溃疡穿孔、便秘等等。这些毒性反应可以影响肿瘤患者的化疗，有时需要停止化疗或拖延化疗时间，同时影响肿瘤患者的营养状况和免疫功能等，从而严重影响其生活质

量，故正确认识化疗的胃肠道毒性反应以及正确处理对肿瘤患者的治疗和预后都很重要。

（一）味觉改变

味觉改变（taste alteration）：是由于癌的病理性因素、治疗性因素及其他有关的社会性和情感性等因素导致癌症患者出现的各种味觉变化，引起不良的心理反应，加重食欲不振或厌食情绪，导致营养不良。

1. 味觉改变的分类

味觉改变有三种情况：味觉减退、味觉缺失和味觉异常。肿瘤患者在患肿瘤期间就可能有不同情况和不同程度的味觉改变。当肿瘤负荷较大时，患者就可能表现出明显的味觉改变；而当肿瘤负荷较小时，味觉改变表现不明显，而当肿瘤消失或切除后就可能不再有味觉改变。

2. 化疗药物对味觉的影响

肿瘤患者在接受化疗时也可出现味觉改变，可表现经常性或间断性金属味觉或苦味，对甜味敏感性降低或厌恶甜味。最常见的化疗药物有静脉注射环磷酰胺（CTX）、苯丙氨氮芥（L-PAM）、氮烯咪胺（DTIC）、顺铂（DDP）、氟尿嘧啶（5 – Fu）、长春新碱（VCR）、甲氨蝶呤（MTX）等。可能与这些药物对味觉细胞的直接损伤有关。但一般都为可逆性，当化疗结束后大多数均能恢复。

3. 放射治疗对味觉的影响

肿瘤患者在接受放疗时，当剂量达到 10 Gy 时易于发生味觉改变。一般在放疗 2 周时出现，多持续到治疗结束后 2 ~ 3 周。常见的有味觉减退或缺失，有的可持续到放疗结束后 4 ~ 12 个月才恢复，有的可造成永久性损害。

4. 影响味觉的其他因素

有时因为口炎而导致味蕾破坏及黏膜干燥造成味觉的改变，常见有味觉减退或缺失。口腔卫生状况差、异物（如假牙、牙托等）等也可造成对味蕾的刺激；年龄较大的患者，也可因为味蕾的退化引起味觉敏感性下降。

5. 味觉改变对机体的影响及防治措施

味觉改变在肿瘤化疗过程中发生率并不高，对化疗药物继续应用影响不大，但对患者的生活质量产生一定程度的影响，所以化疗过程中味觉改变也应当引起重视。要多注意患者味觉改变、进食情况、饮食质量等，嘱咐患者尽量食用清淡易消化食物，避免进食刺激性食物；出现口炎时，可给予维生素 B_{12}、维生素 B_2；用庆大霉素、地塞美松与生理盐水配制成的药水含漱；注意口腔卫生；多饮水或含西瓜霜片减轻口腔黏膜干燥，又可消除口腔异味。

（二）食欲不振

食欲不振（anorexia）是指即使在空腹状态下，无摄食欲望的一种情况。大多发生于消化道功能障碍以及其他多种疾病。几乎所有的化疗药物均可引起患者食欲不振，只是不同的药物所引起的程度不同。食欲不振是放化疗中最早出现的副作用之一。可与其他消化道反应同时出现，如恶心、呕吐、腹泻等。食欲减退是仅次于恶心呕吐的胃肠道反应，因患者不思饮食，影响营养摄取，使患者身体衰弱，降低对化疗的耐受性，而影响治疗计划的全程实施。

1. 食欲的调节

机体对摄食的调节是一个十分复杂的过程，可分为中枢调节和外周调节两种形式。（1）中枢调节　目前认为食欲调节中枢可能分布于人类的下丘脑、大脑边缘叶和大脑皮层。这些部位与摄食密切相关。下丘脑摄食调节中枢位于其腹正中部位，大约具有2万个神经细胞，分为两区，一是外侧区，为促进摄食的中枢即摄食中枢，另一区是腹内侧核，则为抑制摄食的中枢，也称为饱食中枢。除了下丘脑参与调节食欲外，还有室旁核，宝盖区、杏仁核、苍白球及最后区等也参与了食欲的调节；（2）外周调节参与食欲调节的外周因素有食物本身的性状、环境温度以及体内神经递质和神经肽类对食欲均有调节作用。

2. 食欲不振的发生原因及机制

(1) 化疗对食欲的影响　化疗药物直接刺激胃肠道，引起胃肠道黏膜的炎性改变；同时还可损伤增殖旺盛的黏膜细胞，抑制消化酶的分泌，从而导致胃肠蠕动减弱、消化吸收不良甚至排空障碍，致使胃肠内容积滞，肠内压增高，管壁组织被牵张等因素的刺激导致摄食中枢抑制而发生食欲不振。

(2) 肿瘤对食欲的影响　恶性肿瘤患者由于对肿瘤本身造成的心理压力，抑制摄食中枢，会造成食欲不振。近来人们发现肿瘤细胞本身会产生一种物质可能引起食欲不振。此外，癌症患者味、嗅觉不敏感以及肿瘤对胃肠道的作用也可能参与食欲不振的发生。当颅内发生肿瘤或颅内转移时，颅内压增高或病变直接侵犯食欲中枢，可以引起明显的食欲不振。

(3) 精神对食欲的影响　放化疗可以引起胃肠道诸多不良反应，一方面不良反应造成患者心理压力和不良情绪，另一方面恶性肿瘤预后不良也给患者心埋造成负面影响，这些因素使摄食中枢受到抑制，造成食欲不振。

3. 食欲不振对机体的影响和处理

食欲不振对患者生活质量有一定影响，一般不需要特殊处理，当化疗结束后食欲可逐渐恢复。但有时由于胃肠道功能紊乱或胃动力下降，可能会引起部分患者出现电解质紊乱、营养不良，加重化疗副反应，影响继续治疗和恢复，所以对食欲不振的患者不能轻视。

处理　① 对于化疗胃肠道功能障碍或胃动力下降引起食欲不振的患者可试用一些助消化或增加胃动力的药物，如多酶片、吗叮啉等；② 合并有恶心呕吐患者可给合适的止吐药物，使恶心呕吐减少到最低程度，相应改善患者的食欲；③ 对于不合并糖尿病的患者，必要时于化疗同时给予甲地孕酮或甲孕酮，对食欲有一定的改善作用，减少化疗反应，提高对化疗的耐受性。当然这类药物不能长期使用，否则会导致水钠潴留等副作用，高血压患者应慎用；④ 少吃多餐，给患者喜欢吃的食物；⑤ 给高蛋白、富含维生素、易消化的饮食，要少而精，多变换品种，以提高患者的食欲，增加热量，改善营养状况；⑥ 提供有利于进餐的环境，避免接触烹调异味；⑦ 调整电解质平衡；⑧ 检测血浆蛋白水平；⑨ 营养不良患者宜适当调整化疗药物的剂量；⑩ 必要时给予经肠道内（口服或鼻饲全营养素）或肠道外（通过中心静脉导管）补充营养。

（三）恶心呕吐

恶心呕吐是化疗、放疗、麻醉和手术常见的副作用，也是化疗过程中最痛苦的副作用之一。由于应用化疗药物的类型而不同，其诱导的恶心和呕吐（CINV）发生率为30%～90%。放疗时因照射部位不同呕吐发生率也不尽相同，其总的发生率大约为40%。术后恶心呕吐（PONV）的发生率根据麻醉和手术类型不同而不同，总的发生率为20%～30%。循证医学和meta分析已经被作为止吐剂的确定等值、最佳剂量、时间、安全性和疗效的直接医疗方案的科学依据。

肿瘤化疗引起的恶心呕吐是肿瘤治疗中一个重要而常见的并发症。一般的化疗药物大都有程度不同的胃肠道反应。

1. 恶心、呕吐的定义

(1) 恶心是指一种紧迫欲呕的不舒适感觉，可自行终止，是主观的，不能被观察到的现象。咽喉、上腹感到不适，可以伴或不伴呕吐。通常是患者主诉，如果严重也可以有客观体征。呕吐可接着干呕。干呕是欲吐无物，这是机体排除毒物的自我保护机制。干呕不能终止可发展为呕吐。

(2) 呕吐是指胃十二指肠、空肠内容物通过口腔强迫性排出。恶心、呕吐使患者感到不适，精神不振，意志消沉，同时可表现厌食、营养不良、电解质紊乱，吸入性肺炎，甚至影响化疗的继续进行或进一步的化疗。

(3) 干呕、呕吐的三个阶段

第一阶段：内容物排出前期。出现恶心、心动过速、流涎增多、近端胃松弛，小肠开始强烈收缩。这个过程由迷走神经和神经介质乙酰胆碱介导。

第二阶段：内容物排出期。干呕时腹肌、膈肌同时收缩，内容物不排出。呕吐时膈肌放松、腹肌收缩更剧，允许胃内容物进入食管。虽然干呕先于呕吐，但持续时间较长。因此，干呕症状的控制被看作是评估新抗呕吐药物功效的重要因素。

第三阶段：内容物排出后期。被认为是呕吐后的间歇期，恶心症状解除，患者感觉舒服，但干呕无客观改善。

2. 化疗相关呕吐类型

化疗引起的呕吐通常分为三个类型：急性、延迟性和预期性。急性呕吐是指化疗后 24 小时内发生的呕吐；延迟性呕吐是指化疗 24 小时后至第 5 ~ 7 天所发生的呕吐；预期性呕吐是指患者在第一个治疗周期中经历了难以忍受的急性呕吐后，下一次化疗给药前所发生的恶心或呕吐。

一般而言，致吐性高的化疗药物联合应用时诱发恶心、呕吐更严重。化疗药物的致吐性与呕吐发生有相关性。高致吐药，如顺铂、氮烯咪胺在输入后 1 ~ 2 小时开始呕吐；中度致吐药应用后 6 小时出现呕吐；轻度致吐药应用后 12 小时出现呕吐。预期性恶心、呕吐是一种典型的条件反射，最常见于女性，特别是接受 CMF 方案并经历了不适当的止吐治疗后。

King 认为下列 8 种特征中具备 3 种或 3 种以上者更易发生预期性恶心呕吐。

① 第 1 次化疗后出现恶心呕吐；② 第 1 次化疗后出现不可耐受的恶心 10 ~ 12 小时；③ 第 1 次化疗后出现不可耐受的呕吐 10 ~ 12 小时；④ 年龄小于 50 岁；⑤对运动性疾病易感性；⑥治疗后身体虚弱；⑦ 治疗后出汗；⑧ 治疗后全身发热。

还有一些因素可增加预期性恶心呕吐的发生率，如化疗前高度忧虑、胃肠疾病易感性、应用大剂量高止吐化疗药、多种药物联合应用、疾病进展快、味觉过敏、情绪压抑、治疗后头晕等。

3. 恶心呕吐毒副反应的分度标准（WHO，1981 年）

0 度　无恶心呕吐

Ⅰ度　出现恶心

Ⅱ度　仅有短暂呕吐

Ⅲ度　频繁呕吐并需要治疗

Ⅳ度　难以控制的呕吐

4. 引起恶心呕吐的化疗药物

大多数抗肿瘤药物都具有不同程度的恶心呕吐，其中呕吐程度最重的药物为顺铂（DDP），其次为氮芥（NH_2）、环磷酰胺（CTX）、阿霉素（ADM）、柔红霉素（DNR）、表阿霉素（EPI）、氮烯咪胺（DTIC）、放线菌素 D（ACTD）、卡铂（CBP）、阿糖胞苷（Ara－C）、甲基苄肼（PCZ）、卡氮芥（BCNU）、洛莫司丁（CCNU）、足叶乙甙（VP－16）、甲氨蝶呤（MTX）、氟尿嘧啶（5－FU）、长春碱（VLB）、长春新碱（VCR）等。

按发生率情况　① 90%以上发生率：大剂量 DDP、HN2、大剂量米尔法兰（MEL）、DTIC、ACTD；② 60%～90%：BCNU、CTX、小剂量 MTX、VP－16、低剂量 DDP；③ 30%～60%：异环磷酰胺（IFO）、DNR、米托蒽醌（MIT）、5－FU、Ara－C、大剂量丝裂霉素（MMC）、CBP；④ 10%～30%：低剂量 MEL、CCNU、6－巯基嘌呤（6－MP）、低剂量 MTX、ADM、VP－16（口服）、VLB、低剂量 MMC、博来霉素（BLM）；⑤10%以下：紫杉醇（PTX）、苯丁酸氮芥（CB－1348）、VCR。

恶心呕吐开始时间　① 1 小时：HN_2（0.5～2h）、ADM（1～2h）、ACTD（1～2h）、DTIC（1～3h）、MMC（1～4h）、DDP（1～6h）、大剂量 MTX（1～2h）；② 2 小时：BCNU（2～4h）、CCNU（2～6h）；③3 小时：大剂量 MEL（3～6h）、5－FU（3～6h）、

BLM（3～6h）、静注 VP－16（3～8h）；④ 4 小时：口服 VP－16（4～6h）、DNR（4～6h）、MIT（4～6h）、CBP（4～6h）、6－MP（5～8h）、VLB（4～8h）、VCR（4～8h）、PTX（4～8h）、CTX（4～12h）、低剂量 MTX（4～12h）；⑤ 48 小时：CB－1348（48～72h）。

恶心呕吐的持续时间　① 持续 12 小时以内：DNR（6＋h）、MIT（6＋h）、DTIC（1～12h）、Ara－C（3～12h）、低剂量 MTX（3～12h）、大剂量 MEL（6～12h）；②13～24 小时：CCNU（2～24h）、BCNU（4～24h）、ACTD（4～20h）、5－FU（24＋h）、VP－16（24＋h）、HN2（8～24h）、CTX（12～24h）、CBP（12～24h）；③ 24 小时以上：DDP（24～72h）、大剂量 MTX（24～72h）、MMC（48～72 h）。

5．恶心呕吐的发病机制

呕吐的发生机理非常复杂，目前还不完全清楚。呕吐的发生受位于延髓的呕吐中枢控制。呕吐中枢通过接受和协调来自下列三个主要部位的信号而激发呕吐：

（1）外周输入信号，通过迷走神经和交感神经的传入纤维，将冲动传入延髓的呕吐中枢，在呕吐中枢的协调下，消化系统和呼吸系统共同配合产生呕吐。迷走传入神经由 2 种纤维组成，可感受上消化道的机械压力和化学变化。机械压力感受器位于胃及近端小肠，化学感受器位于胃。剧烈咳嗽、机械性刺激引起咽传入纤维兴奋导致呕吐。

（2）高位中枢神经系统如中脑传入神经、前庭系统和化学诱发感受区（CTZ）输入小信号。颅内压升高可引起中枢神经兴奋。对前庭系统的刺激来源于内耳，与运动疾病产生的恶心呕吐有关。尽管化疗药物并不直接刺激前庭系统，但有运动性疾病的患者化疗时出现恶心呕吐的机会增加。位于第 4 脑室最后区的 CTZ 与化疗引起的呕吐有关。CTZ 有充足的血供和脑脊液。过去的观点认为化疗药物及其代谢产物可直接刺激 CTZ 产生呕吐。

新近的研究证明各种神经介质作用于CTZ产生呕吐。介质包括5-HT、多巴胺、组胺、前列腺素、γ-羟基丁酸。CTZ也是迷走神经传入点，其后CTZ再刺激呕吐中枢产生呕吐。

(3) 化学受体激发区含有多种受体，最重要的呕吐信号介导区。细胞毒药物及放疗通过促进神经活性物质如5-羟色胺(5HT)、多巴胺等的释放，激活外周及中枢神经系统内的相应受体，而导致呕吐。

Andrews和Davis提出了一个顺铂引起恶心呕吐机制的模式，包括5-HT_3敏感期、胃肠动力敏感期和类固醇敏感期。急性呕吐的5-HT_3敏感期主要在应用顺铂后头24小时。呕吐的第2期主要是延迟性和持续性呕吐，称为类固醇敏感期，大约用药后24小时出现呕吐，应用类固醇有效。胃肠动力期可伴随两期同时出现，通常与延迟性胃排空有关。因此，用灭吐灵有效。

化疗药物导致呕吐的发生顺序是首先激活位于胃肠道或化学受体激发区的神经受体，通过受体的活动将呕吐信号传递到呕吐中枢而发动呕吐。能够传递呕吐信息的神经递质很多，目前在化学受体激发区及其邻近区域至少已发现17种受体，其中与临床抗呕吐治疗关系密切的主要有多巴胺受体D2、组织胺受体H1、毒蕈碱型胆碱能受体M、阿片受体及5-羟色胺（5-HT）受体，应用不同的抗呕吐药物分别阻滞这些受体，均可产生不同程度的抗呕吐效果。尤其自20世纪80年代以后，对5-HT受体与呕吐发生关系的发现，使化疗性呕吐的防治研究进入了一个新的发展阶段。目前认为，5-羟色胺受体在化疗药物所致呕吐的发生过程中，起着至关重要的作用。

5-HT是一种吲哚烷基胺类神经介质，胃肠道含有人体总量的80%（6~9 mg），其中95%存在于肠黏膜嗜铬细胞（ECL细胞），血小板含11%（1.5~2 mg），其他组织包括中枢神经系统约含9%（1 mg）。目前已经发现5-HT受体有四个亚型，即5-HT_1、5-HT_2、5-HT_3、5-HT_4，其中只有5-HT_3受体与化疗呕吐有关，$5-HT_3$ 存在外周组织和中枢神经系统，尤其以外周迷走输入神经及延髓最后区的含量最高。$5-HT_3$ 在呕吐发生过程中的作用是通过对灭吐灵（胃复安）抗呕吐机制的研究而发现。多位学者先后发现灭吐灵与其他抗组织胺 D2 受体的药物不同，对顺铂性呕吐效果较好；灭吐灵能够促进胆碱能的释放，刺激胃肠道的运动；灭吐灵是一种弱的外周 $5-HT_3$ 拮抗剂。

进一步研究证实 5－HT 在化疗中的作用　（1）中枢性作用　化学受体激发区的神经元含有丰富的 5－HT，而且 $5-HT_3$ 的密度很高，在动物模型研究中，手术切除化学受体激发区或预先给予利血平、对氯苯丙氨酸等药物抑制 5－羟色胺的合成、储存和释放，然后给予顺铂则不发生呕吐。多项动物实验的结果证明，中枢神经系统中的 $5-HT_3$ 与呕吐发生有密切的关系。（2）周围性作用　胃肠道黏膜层的 ECL 细胞含人体 80% 的 5－HT，迷走输入神经及内脏神经有丰富的 $5-HT_3$ 受体，动物实验结果表明，将腹部双侧迷走输入神经及较大的内脏神经切除可显著预防血管内应用环磷酰胺、氮介、顺铂及放疗所致的恶心、呕吐。因此，目前认为　① 顺铂等化疗药物通过破坏 ECL 细胞等机制促使其释放 5－HT；② 5－HT 刺激迷走输入神经或内脏神经，将呕吐信号传递给延髓最后区的呕吐中枢，产生呕吐作用；③ $5-HT_3$ 拮抗剂阻滞 5－HT 对神经末梢的刺激，从而减弱或防止呕吐。

7. 恶心呕吐的防治

（1）环境要求　治疗环境要保持清洁、通风，避免强烈的阳光、噪音和浓烈的气味。鼓励病人户外活动，呼吸新鲜空气等。

（2）饮食要求：饮食要清淡、温热适中，避免过分甜腻或脂肪过多的食物，否则易引起呕吐，热食物也较易引起呕吐。偏酸性的水果、硬糖及酸泡菜可缓解恶心。

（3）心理治疗　应该让患者知道在化疗过程中出现恶心呕吐

是有办法控制的，以使其有思想准备减轻其恐惧心理。

（4）药物治疗　根据患者的情况和化疗方案应用各种不同的抗呕吐药物能够得到很好的控制。一般致吐化疗药物化疗前后各给一次止吐药物，如为较强的致吐药物，化疗过程中间可加一次止吐药物，或 2～3 种止吐药物联合应用以加强止吐效果。

止吐的药物按机理可分为　① β-多巴胺受体拮抗剂，如胃复安、氟哌啶醇、氯丙嗪。对轻度致吐药物有防治作用，可联合激素类药物增强其止吐效果。不能长期应用，有锥体外系反应；② 5-HT_3 受体拮抗剂：昂丹司琼（Ondansetron，其他名：进口药商品名为枢复宁，Zoffran，国产药名为恩丹西酮、枢丹、富米汀、欧贝）、格拉司琼（granisetron，另名：康泉 Kytril，国产药名为格拉司琼、格拉西隆、雷赛隆、凯特瑞、舒星）、托匹司琼（Tropisetron，其他名：呕必停 Navoban，曲匹西隆）、阿扎司琼（Azasetron，其他名：进口药商品名为苏罗同，Serotone）。目前为预防和治疗化疗引起恶心呕吐的主要药物，效果明显较其他类止吐药物好。对于急性呕吐，80%的患者应用 5-HT_3 受体激动剂就能够达到完全控制。尽管据报道仅有 20%迟发性呕吐能够得到完全控制。无锥体外系反应，但可引起便秘。③ 抗焦虑药：安定、氯羟安定。精神病学药物在控制持续性呕吐时有时起到突出的作用，特别是预期性或条件性恶心。④ 糖皮质激素：地塞米松、甲基强地松龙。一般不单独用于化疗止吐，但可加强其他止吐药物的止吐效果，同时有抗过敏作用。⑤ 抗组胺药：苯海拉明。在预防一些植物类化疗药物的过敏反应中有很好的作用，同时有镇定作用。⑥ 大麻类药物：四氢大麻酚、左南曲朵、大麻隆。

肿瘤化疗制剂致吐的严重程度是根据所应用的药物不同而不同。在大量的化疗药物制剂中，顺铂是被研究最多的药物。尽管对顺铂诱发的呕吐，理想的止吐剂对 70%～90%病例的急性呕吐和 60%的迟发性呕吐都有效，中等毒性的化疗药物所引起的急性呕吐有90%的患者可以预防。在迟发性呕吐中最大的风险因素是先前化疗周期中所经历的呕吐。特殊的状况是大剂量化疗和放射治疗所代表的。对儿童止吐预防的药物和方案是从成人的治疗方案的经验中得来的，尽管已经报道其药代动力学和毒性谱有一些差别。

（四）口炎

口炎是指应用化疗药物导致口腔黏膜发生的炎症反应或溃疡。

1. 口炎发生的机制

抗肿瘤细胞毒药物直接抑制口腔黏膜细胞的基底干细胞分裂增殖，干扰脱落上皮细胞的正常替代，导致黏膜萎缩，该作用为非特异性。直接性口腔炎症一般在用药后5～7天发生，无骨髓抑制的患者通常可在2～3周内愈合。肿瘤化疗引起骨髓抑制时，由于粒细胞的低下，导致机体抵抗力下降，从而引起口腔细菌、病毒或真菌感染。引起口腔炎的因素还有患者的年龄、营养状况、口腔健康状况、肿瘤类型以及吸烟饮酒等。口腔炎是最常见的剂量限制性毒性。

2. 引起口腔炎的常见药物

（1）烷化剂：氮芥、博莱霉素、丝裂霉素、氮烯咪胺、更生霉素、羟基脲及环磷酰胺等。

（2）抗代谢药物：阿糖胞苷、甲氨蝶呤、氟尿嘧啶、巯嘌呤，脱氧氟尿苷、硫鸟嘌呤及FT-207。

（3）抗肿瘤抗生素：阿霉素、柔红霉素。

（4）植物类：长春新碱、长春花碱等。

3. 口腔毒性的临床表现

口腔毒性常见部位：颊黏膜、唇黏膜、舌腹侧舌底和软腭的表面。

早期表现　口腔黏膜或舌侧底表面轻度的红斑、水肿，轻度灼热感，口腔黏膜可表现干燥，对刺激性食物敏感。多在化疗后

1到2周出现，3～4周愈合，不留痕迹。

后期表现　在早期表现的基础上如果伴有骨髓抑制而继发感染或未经积极治疗，则会进一步加重，可出现疼痛、溃疡甚至出血，进固体食物或刺激性食物受到限制，甚至影响睡眠和休息，给患者造成一定的痛苦，影响化疗的进行。

4. 口腔状况的评估标准

表7-1　口腔的临床表现分级

部位	Ⅰ级	Ⅱ级	Ⅲ级	Ⅳ级
唇	光滑柔软潮湿或略干	粗糙、干，可有干皮	粗糙、肿胀；干，有水泡形成	干裂、出血或溃疡
黏膜、腭和口咽	粉红色潮湿，无碎屑	红、水肿略干燥，烧灼感	红、干燥，溃疡形成或覆盖碎屑	极红或溃疡发炎，可有脱屑
牙龈	粉红色潮湿，无碎屑	苍白、略干燥，可有红斑区或脓疮	红、有光泽，水肿、溃疡	红、有光泽，溃疡、易出血
牙齿	有光泽，无碎屑	略变暗，可有碎屑	变暗，可见一半牙釉质附有碎屑	极暗，覆盖碎屑
牙托	合适	略松	松，伴有刺激区域	由于刺激而不能配带
舌	粉红、潮湿无裂纹或舌乳头凸起	干燥、粉红伴有红斑区、中间沟加深、舌乳头凸起	干燥、肿胀、全舌发红、全舌乳头高起	极干燥伴切迹，舌尖极红，两侧有水泡、中间沟加深、舌增厚
唾液	水样、稀薄	量多	缺乏、口干	粘稠或丝状
吞咽	吞咽及吃饭无不适	不适	疼痛	不能吞咽或不能进食
饮食	正常	咀嚼受限、进软食或流食	以管进食或全肠外营养	仅静脉输液

引自王哲海等《肿瘤化疗不良反应与对策》2002年4月第一版，山东科学技术出版社

表 7-2　口腔炎的评估标准

标准	分级				
	0	1	2	3	4
WHO	不变	疼痛、红斑	红斑、溃疡，可进一般饮食	溃疡，只可进流质饮食	不能进食
JCOG	-	轻度疼痛、红斑，不需要止痛药物	痛性红斑、轻度溃疡及浮肿，可进食需非麻醉性止痛药	中至重度溃疡，不能进食，需麻醉性止痛药	严重溃疡及浮肿，需气管内插管
ECOG	-	无痛性溃疡，或中度疼痛	发红溃疡及浮肿伴疼痛，可进食	发红、溃疡及浮肿伴疼痛，不能进食	需置管经肠营养

引自王哲海等《肿瘤化疗不良反应与对策》2002 年 4 月第一版，山东科学技术出版社

5. 口腔炎的治疗

（1）预防口炎　化疗前向患者交代口腔卫生的重要性、护理的常识、口腔状态的表现；化疗期间让患者保持口腔卫生，经常漱口，应用软毛牙刷刷牙，宜选用刺激性小牙膏；多喝水；少进刺激性食物和饮料，避免过热、过冷和粗糙的食物。

（2）治疗口炎　① 重视口腔护理；② 药物治疗　口炎发生后立即给予以下几种药物进行配制的液体给患者含漱：生理盐水 250 ml、维生素 B_{12} 5 000 ug、维生素 B_2 0.3 g、地塞米松 5 mg；有时可加用庆大霉素 8 万单位预防感染。③ 局部止痛；④ 饮食调节　加强营养支持治疗，进富含维生素、高蛋白流质易于消化吸收的饮食，减少对口腔黏膜的刺激，严重时可静脉营养支持治疗，注意纠正水、电解质平衡失调，多饮水保证入量；⑤ 口唇涂抹油膏，保持滑润。⑥ 不使用不合适的牙托和假牙；⑦ 不吃对口腔黏膜有刺激性的食物；⑧禁忌烟酒。⑨ 需要时应用抗炎、

抗真菌药物。

(五) 食管炎

食管炎是化疗药物剂量限制性毒性表现，较口炎的发生率低，其发生机理同口炎。由于化疗药物的直接破坏作用，使食管黏膜上皮细胞的更新过程受阻，导致食管黏膜的炎症反应。颈、胸、或后背放疗，剂量超过 35 Gy 时，食管炎的发生明显增加。骨髓抑制引起的继发性食管感染，多以细菌感染为常见。

食管癌放疗所致的放射性食管炎是导致放疗中断乃至失败的主要原因。严重者可导致大出血和穿孔。食管癌放疗中食管黏膜的放射性炎症是最常见的早期反应。

1. 食管炎临床表现

早期可表现哽咽感、异物感，可有吞咽困难、胸骨后不适或疼痛。之后可出现胸骨后疼痛，逐渐加重。病理表现可出现食管水肿、溃疡、出血等。如果合并感染可出现发热、咽喉部肿痛等表现，严重者影响患者进食和饮水，影响患者生活质量。

化疗很少引起食管炎，食管癌的放疗常常会引起放射性食管炎，分为轻、中、重度，与放疗受照剂量有关。10 ~ 20 Gy 出现食管黏膜水肿，可加重咽下困难，30 ~ 40 Gy 可产生咽下痛及胸骨后痛，直至放疗结束后 1 ~ 3 个月渐消失。如胸背痛突然加剧，进食有呛咳，可能并发食管穿孔。放疗 1 周后因放射性食管黏膜炎则可出现胸骨后烧灼感、吞咽疼痛，患者不敢进食，随放疗剂量的增加而加重，少数患者即使作吞咽动作也感疼痛。食管癌放疗的严重并发症为局部穿孔和大出血，发生率为 2.6% ~ 6.3%。食管癌穿孔和大出血患者中穿孔局部存在不同程度的感染，感染可能是主动脉穿孔的主要因素，因此对放射性食管炎的护理和治疗是食管癌放疗成败的关键，放射性食管炎也是食管癌放疗中断以致失败的主要因素。

食管癌患者常伴有营养不良、低蛋白血症、甚至因出血引起贫血。

2. 处理措施

（1）调整药物剂量或更改照射野　由于食管黏膜水肿，加重吞咽困难，产生吞咽疼痛和胸骨后疼痛，使症状加重，应与食管癌变外侵，穿孔前的征象加以区别，这有赖于临床仔细观察和X线检查。如何使食管黏膜在较短的时间内耐受较高的放射剂量，这就要求放疗医师精确设计放射野，合理分割剂量，出现问题后要及时调整照射野和照射剂量。

（2）饮食调整　① 定时、定量进食，每日5次，不宜过饱，不宜餐后平卧，以免引起食物反流加重食管黏膜炎症，每次进食前30分钟，口服庆大霉素注射液8万单位，每日3次，以对食管黏膜起到消炎作用；② 进食速度宜慢，食物须捣碎，细嚼慢咽，颗粒过大的食物或进食过快易造成食物嵌顿；③ 减少对食管黏膜的化学性刺激。忌酸性食物或过碱的食物，忌烟酒、咖啡、巧克力、酸食、辛辣刺激性食物，以免对食管黏膜产生化学性腐蚀、刺激，加重黏膜炎症；④ 减少对食管黏膜的物理性损伤或食物梗阻。忌粗纤维、硬、油炸类食物，如花生、蚕豆、竹笋等，防止肉骨头、鱼骨头刺伤食管黏膜，进软食或半流质、流质，吞咽困难症状减轻后仍应以软食、半流为主；⑤ 食物温度不应超过40～42℃，以免烫伤食管黏膜，或使放疗后初愈的黏膜再受损伤。

（3）饮食指导　食管癌患者常伴有营养不良、低蛋白血症，甚至因出血引起贫血，加强营养，进食高维生素、高蛋白、高热量、低脂肪易消化饮食，日热量补充至少837 kJ以上，可饮用牛奶等保护黏膜的食物，促进食管黏膜愈合，以保证在放疗期间维持患者必要的热量，减轻放射反应，有利于正常组织的修复，顺利完成放疗。营养和精神状况的改善，可明显提高患者的生存质量。

（4）合并细菌感染，可应用抗生素治疗。

（5）对症治疗　疼痛明显时可用镇痛药物，或在漱口液中加利多卡因，起到局部黏膜麻醉作用。但一般不主张用。黏膜表面麻醉剂（0.25%利多卡因溶液100 ml加庆大霉素注射液16万单位加地塞米松注射液5 mg）于每次进食前10分钟口服10 ml，可缓解患者的吞咽疼痛，减轻食管黏膜炎症。也可用0.125%普鲁卡因100 ml、庆大霉素16万U、地塞米松5 mg、维斯克25 ml混合后嘱病人于每次进食前10分钟口服10 ml，或思密达1包冲服，每日3次；氢氧化铝凝胶10 ml，每日3次；康复新口服等。这些药物均可缓解患者的吞咽疼痛，减轻食管黏膜炎症。

（6）防止胃酸返流加重食管炎症　可用制酸药物硫糖铝等。可加用口服维生素C、E、A、B族等药。

（7）口腔护理　保持口腔清洁，予以0.2‰洗必泰溶液漱口，每日4次，尤其睡前、进食后，护士必须督促病人完成，以免口腔不洁，细菌随吞咽下侵食管黏膜可引起和加重食管黏膜炎症。可配制含维生素B_{12}、维生素B_2、地塞米松和庆大霉素的漱口液，让患者每日3~5次含漱。

（8）冲洗食管　于每次进食后宜口服40℃ 0.9%氯化钠溶液200 ml或少量温开水以冲洗食管。减少食物滞留管腔，减轻黏膜的充血、水肿及炎症的作用。

（9）病情观察　如病人出现突发的胸背痛、呛咳、发热等症状应警惕出现食管纵隔瘘。必要时停止放疗、禁食、补液。若病人突然出现胸痛、伴咳血甚至咯血、心率加快等症状，则可能为食管癌侵犯胸主动脉致穿孔大出血之危象，应及时予积极抢救。

（六）腹泻

所谓腹泻（Diarrhea）就是指粪便量明显增加，其含水量超过200 ml，排便次数增多，每日超过3次，粪质稀糊或水样，含有粘液、脓血或大量脂肪颗粒和未消化食物。

健康人每天从食物和饮水中摄入的水分大约有2升，胃肠道分泌的消化液约有8 000 ml，这些液体大部分被肠道所吸收，其中空肠吸收水分3 000~5 000 ml，回肠2 000~4 000 ml，进入结肠 1 000 ~ 2 000 ml，大部分也被结肠所吸收，最终由粪便排出的水分只有 100 ~ 150 ml。正常情况下粪便含水量基本稳定，不会因为饮水量的多少而增减。

1. 腹泻毒副反应的分度标准（WHO 标准 1981）

0 度　无腹泻

Ⅰ度　短暂腹泻（<2 天）

Ⅱ度　能耐受（>2 天）

Ⅲ度　不能耐受，需治疗

Ⅳ度　血性腹泻

2. 引起腹泻的化疗药物及其主要作用机制

草酸铂（L – OHP）、伊立替肯（CPT – 11）、托泊替康（TPT）、5 – 氟尿嘧啶（5 – FU）、大剂量巯嘌呤（6 – MP）和米尔法兰（MEL）可出现腹泻，其次是脱氧氟尿苷（5 – DFUR）、阿糖胞苷（Ara – C）、氨甲蝶呤（MTX）、环胞苷（Cyclo – C）、喃呋啶（FT – 207）、卡莫氟（HCFU）、优福定（UFT）、希罗达（Xeloda）。少数出现腹泻的药物有：盐酸氮芥（HN_2）、卡氮芥（BCNU）、白消安（BUS）、放线菌素 D（ACTD）、吡喃阿霉素（THP）、阿霉素（ADM）、阿克拉霉素（ACMA）、去甲氧柔红霉素（IDA）、丝裂霉素（MMC）、米托蒽醌（MIT）、秋水仙酰胺（COLM）、长春花碱（VLB）、鬼臼甲叉苷（VM – 26）、紫杉醇（PTX）、泰索帝（TXT）、氮烯咪胺（DTIC）、甲基苄肼（PCZ）、羟基脲（HU）、丙脒腙（Me – GAG）、氯苯二氯乙烷（O，P’ – DDD）等。

肿瘤化疗患者在接受化疗时出现腹泻，主要原因与抗癌药物对肠道黏膜细胞的直接抑制或破坏有关，同时也与肠道继发性感染、情绪紧张等许多其他因素有关，从而影响了肠道对水分的正常吸收。其发生率约为 75%。易引起腹泻的常见化疗药物有 5 – 氟尿嘧啶（5 – FU）、氨甲蝶呤（MTX）、阿糖胞苷（Ara – C）、阿霉素（ADM）、鬼臼乙叉苷（VP – 16）、喜树碱（CPT）。其中 5 –

FU和羟基喜树碱（HCPT）导致腹泻的发生率较高，且为剂量限制性毒性。

新近问世的希罗达和伊立替肯（CPT-11）腹泻的发生率更高。希罗达造成腹泻的发生率为10%～17%不等，如减少用药剂量，腹泻可减轻或停止。CPT-11可能是目前化疗药物中发生率最高的药物，几乎100%。CPT-11所致的腹泻分为早发性和迟发性两种。早发性主要与胆碱能神经兴奋性增高有关，一般症状轻，短时间内可恢复正常。迟发性腹泻多在用药后第5天出现，腹泻程度可非常严重，有时可出现腹痛、水样便，甚至血便等严重毒性反应。

CPT-11导致严重腹泻的主要原因是与其在体内的特殊的代谢过程有关。CPT-11主要在肝脏转化成活性型SN-38，SN-38与葡萄糖醛酸结合，经由胆汁排入肠管。在肠道内，经肠内细菌产生的β-葡萄苷酸酶的作用，产生游离SN-38，SN-38可直接作用于肠壁黏膜细胞引起黏膜损伤。葡萄苷酸转移酶的活性与腹泻程度密切相关，活性越低，腹泻程度越重。

由于肠黏膜细胞分裂增殖速度很快，因而易遭受细胞毒抗癌药的直接抑制和破坏，引起肠黏膜的萎缩，肠绒毛变短或脱落，小肠吸收面积减少，黏膜完整性破坏，导致消化障碍，蔗糖、麦芽糖消化不充分，在肠管内发酵，引起肠胀气和肠痉挛；导致吸收障碍；分泌增加，未被消化的蔗糖、麦芽糖增加肠内容物的渗透压，导致大量细胞外间质液体渗透到肠腔内。

腹泻的发生程度及持续时间依赖于抗癌药物的种类、剂量和用药次数。

3. 腹泻对人体造成的影响

轻度腹泻对人体的影响较小，经治疗后很快恢复。中度到重度腹泻可影响患者的生活质量和治疗结果（由于剂量限制或中断治疗）。中度到重度腹泻可导致机体脱水及电解质紊乱，引起消化障碍，影响营养物质的摄入，造成营养不良。急性腹泻严重者如不及时处理可导致出血性肠炎，甚至肠穿孔，因此应予重视。CPT－11 导致的迟发性腹泻被认为剂量限制性毒性。在某些病例中，甚至会危及生命。当 CPT－11 诱导迟发性腹泻发生，传统的治疗是给予洛哌丁胺，并应早期认识腹泻，尽早应用阿片样物质治疗腹泻，以避免严重腹泻的发生。

4. 腹泻的治疗

腹泻发生时，首先应做便常规检查，如为肠炎性腹泻，可选用抗生素如庆大霉素或黄连素等治疗；当非肠炎性腹泻时，可给予胃肠道黏膜保护剂和止泻药。具体处理有以下几点：

（1）进低纤维素、高蛋白食物和补充足够液体；

（2）避免进食对胃肠道有刺激性的食物；

（3）多休息；

（4）给止泻药，严重者给洛哌丁胺；必要时还可应用善得定（生长抑素类八肽）以减少胃肠道分泌。

（5）需要时静脉补充液体和电解质；静脉营养以保证足够能量和热量对抗造成的消耗。

（6）在高致泻化疗药物应用中可常规预先应用胃肠道黏膜保护剂有斯密达、惠加强－G 等，避免使用胃肠道动力药物，密切注意患者的大便情况，根据患者腹泻程度选择用药和药物剂量。如腹泻严重，而药物控制不良，就必须中断化疗。

（7）CPT－11 诱导的迟发性腹泻，为剂量限制性毒性，用药 24 小时后出现、发生率 80%～90%。其中严重者（3～4 度）占 39%。大剂量易蒙停（洛哌丁胺）治疗有效（首剂 4 mg 口服，以后每 2 小时 1 次 2 mg，直至末次水样便后继续用药 12 小时，用药最长时间不超过 48 小时）。必要时给患者查血电解质并静脉补液。

（七）便秘

便秘（constipation）是指粪便在结肠中停留时间过久，水分含量过低，变干变硬以致不易排出。一般认为，排便间隔超过

48小时，粪便坚硬而不易排出，即可视为便秘。接受化疗的患者在化疗期间可出现不规律的大便干结，通常伴有腹胀、腹部不适或疼痛，其发生率约为15%。健康人的排便习惯有明显不同，大便次数可为每周3次到每天3次。所以要根据每个人平时的排便习惯和有无排便困难来判断有无便秘。便秘的诊断标准是：排便次数少、粪量少、粪便坚硬、排便不尽感、排便困难，需过分用力。便次少于每两天1次，以及平均每次粪便量少于100克，可以认定是便秘。

1. 便秘毒副反应的分度标准（WHO标准，1981年）

0度　无便秘表现

Ⅰ度　轻度便秘

Ⅱ度　中度便秘

Ⅲ度　重度，出现腹胀

Ⅳ度　腹胀，呕吐

2. 排便的生理过程

人体每天约有1 000毫升的液体从回肠进入结肠，其中90%的水分和盐被结肠黏膜吸收。内容物进入结肠后在右半结肠滞留8小时后才缓慢推进，左半结肠有节律性的运动，使粪便迅速进入乙状结肠，当粪便进入乙状结肠后即停滞不前。餐后乙状结肠收缩增加，推动粪便进入直肠。直肠壁受粪便刺激，当超过阈值时使这种冲动沿盆神经、腹下神经传至腰骶部脊髓的排便中枢，上升至大脑皮层，产生便意。当条件允许时，耻骨直肠肌、肛门内、外括约肌松弛，两侧提肛肌收缩，盆底下降，腹肌和膈肌收缩，腹压增高，促使粪便排出。

3. 产生便秘的原因

便秘是由多种因素所致的排便障碍，在临床上首先应排除由于周身的或肠道局部的器质性疾病而引起的便秘。

（1）器质性便秘的病因

① 直肠和肛门病变　直肠炎、痔疮、肛裂、肛周脓肿等由

于局部疾病排便时引起肛门疼痛，而使病人惧怕排便。肿瘤或瘢痕性狭窄可妨碍排便。

② 结肠病变　良、恶性肿瘤、肠狭窄、肠梗阻、炎症性肠病（克罗恩病由于全肠壁炎使肠壁增厚）、先天性巨结肠、硬皮病等，由于影响结肠肠道内粪便的推进而造成便秘。

③ 肌力减退　肠壁平滑肌、提肛肌、膈肌或腹壁肌无力，慢性疾病全身衰竭，严重营养不良，多次妊娠，肠麻痹等，由于肌力减退而使排便困难。

④ 内分泌、代谢疾病　糖尿病和卟啉病可引起神经功能改变。糖尿病患者由于直肠黏膜中兴奋性神经递质P物质减少。甲状腺功能减退和垂体前叶功能减退时肠动力减弱，甲状旁腺功能亢进时肠肌松弛、张力减低，尿崩症时大量失水，而使粪便干燥，排便困难。肿瘤患者常伴有代谢方面的紊乱，如低血钾症、高血钙症、低血镁症、尿毒症等均可引起便秘。

⑤ 神经系统疾病　中枢神经系统疾病包括脊柱损伤、马尾肿瘤、腰椎间盘疾病，脊柱结核、多发性硬化症、帕金森病、中风和脑肿瘤以及多发性神经根炎等病。截瘫可引起左半结肠排空迟缓。中枢到脊髓每一水平的神经受累，均可引起便秘。肿瘤病人常见的为硬膜外转移压迫脊索、圆锥或马尾。其他可致便秘的有周围神经病变、骶神经丛受累。

⑥ 肠神经系统（ENS）疾病　先天性巨结肠，其ENS的正常发育停滞，并有一段长度不等的结肠缺少神经节细胞，阻碍了结肠的正常蠕动，并影响肛门内括约肌对直肠扩张的反射性松弛，而出现排便障碍。慢性假性肠梗阻和长期滥用轻泻药引起的便秘也与损害了ENS有关。

⑦药物和化学品

A、吗啡和阿片制剂能使肠肌松弛，并能抑制中枢，降低对排便反射刺激的敏感性；

B、钙通道阻滞剂直接作用于肠平滑肌；

C、抗胆碱能药，神经节阻断药和抗忧郁药能阻断M胆碱受体，使肠肌松弛；

D、次碳酸铋、苯乙哌啶以及氢氧化铝有收敛作用；

E、铅中毒引起肠痉挛。

(2) 功能性便秘

① 单纯性便秘

A、进食过少或食品过于精细，缺乏残渣，对结肠运动的刺激减少；

B、排便习惯受到干扰，如精神因素，生活规律改变，长途旅行等未能及时排便；

C、滥用强泻药，使肠道敏感性减弱，对泻药养成依赖性。

② 结肠无力　肠功能异常可能是由于自主神经系统功能异常的部分表现，出现排空延缓。结肠痉挛主要见于肠易激综合征。

③ 功能性出口梗阻　其致病因素因人而异。包括肛门括约肌协同失调，表现为横纹肌功能不良、直肠平滑肌动力障碍、直肠感觉功能损害、肛门内括约肌功能不良。此外也可以由于痉挛性盆底综合征，与盆底肌肉功能障碍有关。功能性便秘的原因是因人而异，可因结肠无力，可因功能性出口梗阻，也可能为两者兼有。

4. 引起便秘的化疗药物及其机制

常见的有：长春碱（VLB）、长春新碱（VCR）、长春地辛（VDS）、去甲长春花碱（NVB）、泰索帝（TXT）、米托蒽醌（MIT）、甲基苄肼（PCI）等，长春花碱类药物偶可引起麻痹性肠梗阻。

某些化疗药物具有神经毒性，可引起胃肠道平滑肌应激性下降，胃肠蠕动减弱。同时化疗期间使用一些止吐药物，如5-HT_3受体拮抗剂等可引起胃肠动力减弱，从而导致便秘，其发生率为3%～5%。还有一些药物也有减弱胃肠道运动的药物，如抗抑郁药、抗惊厥药、镇静药、解痉药等；饮食中缺乏含粗纤维食物或摄入水分不足均易导致大便秘结；有些患者本身由于肿瘤因素（如肠内占位或肠外压迫等）也可引起排便困难，严重者可导致肠梗阻；长期卧床、活动较少、截瘫患者也可引起便秘。

5. 便秘对人体的危害及其诊断

（1）便秘的危害　长期便秘可出现上腹闷饱、腹胀、食欲减退。由于粪便长期滞留在肠内，细菌分解产生的毒性物质如氨、酪胺、苯乙胺、吲哚等通过血脑屏障进入脑，而引起脑细胞代谢障碍，产生头晕、精神不振、失眠、烦燥等症状。在冠心病、脑血管病、高血压、脑瘤、哮喘等患者由于排便困难，过度用力，在排便过程中可能出现心脑血管意外或甚至猝死。化疗导致便秘则影响化疗的继续和治疗结果。

（2）便秘的诊断

① 详尽询问病史　应了解便秘持续的病程，几天排便一次，大便性状、硬度、是否带血，对便意的感觉，排便是否费力，有无伴随肛门部疼痛或腹痛，是否要使用局部药物（如开塞露）或依赖泻药才能排便，甚至要用手指助排粪便。此外也应询问饮水量和饮食习惯，估计一下纤维素的摄入量。而且要考虑不同年龄段的便秘原因。

② 体格检查　首先要注意有无肛门及肛周疾患如肛裂、外痔、肛门周围脓肿或瘘管。指诊以了解有无直肠内痔疮、肿瘤，并估计肛门括约肌的容量和张力，直肠内粪便的量和硬度。并应注意周身和神经系统情况，以及有无导致便秘的内分泌、代谢性疾病。

③ 辅助检查　肠镜的检查是必要的，以排除肿瘤或其他肠道疾患。腹部平片检查可以发现粪便的潴留，如潴留于乙状结肠内，估计有结肠排空异常的可能。钡灌肠造影能够观察到是否有先天性巨结肠或乙状结肠冗长症。有条件时可作功能检查如结肠传输试验，肛门、直肠测压以及排粪造影，以了解其原因是结肠

排空迟延或是功能性出口梗阻。

6. 肿瘤患者便秘的防治

（1）去除病因　首先应该查找导致便秘的器质性疾病，针对病因进行治疗。对单纯性便秘病人，应增加含纤维素较多的食物、蔬菜和水果，每天纤维的摄入增加到20~30克，并多饮水。

（2）排便训练和生物反馈　在饭后立即试图排便（此时胃结肠反射最为活跃），排便失败时用灌肠剂或栓剂作为补救措施，争取解除粪便嵌顿。

（3）预防　化疗患者可常规给予口服胃肠道动力药，如吗叮啉、普瑞博思等。除非化疗方案中有引起严重腹泻的药物（如CPT-11等）。

（4）饮食调节　选择富含粗纤维的饮食，避免干性食物和精致食物，少量进食肉类等不易消化饮食。多进蔬菜和水果，注意多饮水和流质饮食。通过改变饮食结构或添加药用纤维，将水分保存在凝胶状态，增大肠腔内容物体积，刺激肠管收缩，增加粪便量和排便频率。食物纤维因在结肠内细菌酵解纤维素而可以加重腹胀感。药用纤维不易被酵解，较少产生过量气体，由于产生的气体量与摄入被酵解物大致成比例，所以纤维用量必须严格掌握。增加纤维摄入对排便困难或严重结肠无力的患者无效，反而在肠腔内产生更多待排的粪便。这类病人应给予低渣饮食以改善症状。改变肠腔内容物的轻泻剂有车前子制剂、聚卡波非（polycarbophil）、甲基纤维素、矿物油等。

（5）运动调节　增加身体活动，有助于胃肠道蠕动。同时每日可做腹部按摩2~3次，每次30分钟到1小时，这更适合长期卧床的患者。

（6）药物治疗　根据患者的情况选用恰当的缓泻剂或软化剂，常用的药物有杜密克（乳果糖）、山梨醇糖浆、芦荟胶囊、果导、番泻叶以及通便灵等，还有开塞露和甘油灌肠剂等软化粪便的药物，甘油或石蜡油适用于粪便特别干结或年老体弱、排便动力减弱的患者。但不能矫枉过正导致腹泻，加重脱水。有人还应用胡萝卜经盐水浸泡后刺激肛门括约肌而引起排便反射来治疗便秘。还可使用某些植物类和化学药物：车前子、聚卡波非、甲基纤维素和矿物油等促进肠道动力。刺激性轻泻药的药物有蓖麻油、波希鼠李皮流浸膏、番泻叶、酚酞以及比沙可啶（Binsacoldl）等。蓖麻油作用过于强烈，不宜长期使用。其他蓖醌衍生物如番泻叶、波希鼠李皮对肠神经有毒性作用，长期使用可引起神经源性假性肠梗阻。

(7) 作用于神经肌肉药物　对于结肠无力患者，通过药物来改善肠神经系统功能或促进结肠平滑肌动力。此类药物包括氨甲酰胆碱、纳络酮、西沙必利、米索前列醇等。纳络酮是一种阿片类拮抗剂，试图通过促进肠管动力而改善某些患者的便秘症状，但疗效有待研究。西沙必利是 52 羟色胺 4 受体拮抗剂，对结肠无力有效，因每日剂量要大，有报道个别患者心电图上有 QT 间期延长，因此不是绝对适应证，对能改善出口梗阻患者的排空尚有争议。米索前列醇可抑制肠道吸收和促进肠道运动而导致腹泻。

(8) 控制使用 5 - HT_3 拮抗剂止吐约的次数。

(9) 需要时作腹部 X 线检查，以了解肠道功能状况。

(10) 减少化疗药的剂量或停用引起便秘的化疗药物。因化疗药所致的神经毒性作用于胃肠道平滑肌，使之蠕动减弱，进而可出现肠麻痹。

(八) 胃肠穿孔

肿瘤化疗引起胃肠穿孔的发生率非常少见。多见于本身有胃肠基础疾病的肿瘤患者中。

1. 引起胃肠穿孔的常见原因

(1) 肠道肿瘤未切除的晚期肠癌患者，当接受化疗时，肿瘤细胞坏死脱落，引起肠穿孔。

(2) 具有溃疡性结肠炎的肿瘤患者，在化疗期间，由于抗肿瘤药物引起肠黏膜破坏和损伤，导致肠黏膜脱落，肠壁水肿，严重者可引起穿孔。

(3) 肿瘤患者本身患有消化性溃疡，未愈，化疗期间可因抗肿瘤药物对胃黏膜的损伤破坏，促进了胃溃疡的恶化，导致穿孔。本人曾收治了一位结肠癌肝转移的老年患者，患者具有20余年的溃疡病史，曾有2次胃溃疡出血，经保守治疗好转，近2年未再发作。化疗方案是口服希罗达，剂量2 500 mg/m^2，dl－14，草酸铂130 mg/m^2，肝动脉灌注 dl，前5周期病人无任何毒性反应。第6周期化疗中，口服希罗达第7天时突然出现上消化道穿孔，手术证实为十二指肠球部溃疡穿孔。

能引起胃肠道穿孔的药物并不多见，除了希罗达外，引起严重腹泻的CPT－11也有可能造成胃肠道穿孔，故在用这些药物时要多加观察，选择病人时要对其胃肠道基础疾病询问清楚，尽早防治。

2. 胃肠穿孔的治疗

当诊断明确，腹膜炎体征重，非空腹穿孔，首选手术治疗，具体根据穿孔部位、程度行穿孔修补或胃大部切除、肠切除术等。当然如果是空腹胃穿孔、患者体征不重也可以选择保守治疗等。而化疗应立刻停止。术后或保守治疗恢复后，应首先予以常规的溃疡病治疗。再化疗时，导致穿孔的化疗药物不应再用，应选择胃肠道损伤小的化疗药物和方案，同时注意胃肠道黏膜的保护，可应用法莫替丁等质子泵抑制剂，胃肠道黏膜保护剂斯密达、惠加强－G等。化疗时注意询问和观察患者的不适表现，及时予以处理。

（张照辉）

第 8 章　肝脏功能损伤与康复

肝脏是人体的重要实质脏器，在各种物质代谢、药物代谢和解毒过程中起着重要作用，一旦发生损害，将导致代谢紊乱。肿瘤患者是一个特殊的群体，在确定和施行手术、化疗或放疗治疗期间易发生肝脏损害，因而对肝脏的正常解剖、生理功能、损害因素及其类型、实验室检查以及治疗等进行深入了解有助于肿瘤患者的治疗以及发生肝脏损害的预防和治疗。

一、肝脏解剖

肝脏是人体内最大的实质性脏器，重约 1 200 ~ 1 500 g，左右径约 25 cm，前后径约 15 cm，上下径约 6 cm。肝脏大部分位于右上腹部，隐藏在右侧膈下和季肋深面，其左外叶横过腹中线而达左上腹。它呈不规则的楔型，右侧钝厚而左侧扁窄。膈面呈凸形，大部分与膈肌相粘附；脏器较扁平，与胃、十二指肠、胆囊、结肠肝曲以及右肾和肾上腺相毗邻。膈面与脏面交界处成锐缘，右肝下缘齐右肋缘；左肝下缘可在剑突下扪到，但一般在腹中线处不超过剑突与脐联线的中点。

二、肝脏生理

(一) 糖代谢

肝脏是调节血糖的主要器官。当饭后血糖浓度升高时，肝脏将利用血糖合成糖原（肝糖原约占肝重的 5%）。过多的糖可在肝脏转变为脂肪以及加速磷酸戊糖循环等，从而降低血糖，维持血糖浓度的恒定。相反，当血糖浓度降低时，肝糖原分解及糖异生作用加强，生成葡萄糖送入血中，调节血糖浓度，使之不致过低。因此，严重肝病时易出现空腹血糖降低，主要由于肝糖原贮存减少及糖异生作用障碍的缘故。

肝脏也是糖异生的主要器官，可将甘油、乳糖及生糖氨基酸等转化为葡萄糖或糖原。在剧烈运动及饥饿时尤为显著，肝脏还能将果糖及半乳糖转化为葡萄糖，亦可作为血糖的补充来源。糖在肝脏内的生理功能主要是保证肝细胞内核酸和蛋白质代谢，促进肝细胞的再生及肝功能的恢复。肝细胞中葡萄糖经磷酸戊糖通路，还为脂肪酸及胆固醇合成提供必需的 NADPH。通过糖醛酸代谢生成 UDP、葡萄糖醛酸，参与肝脏生物转化。

（二）脂类代谢

肝脏在脂类消化、吸收、分解、合成及运输等代谢过程中起着重要作用。肝脏能分泌胆汁，其中的胆汁酸盐是胆固醇在肝脏的转化产物，能乳化脂类、可促进脂类的消化和吸收。

肝脏是氧化分解脂肪酸、生成酮体以及合成脂肪酸和脂肪的主要场所，还是合成胆固醇最旺盛的器官，也是合成磷脂的重要器官。肝内磷脂的合成与甘油三酯的合成及转运有密切关系。磷脂合成障碍将会导致甘油三酯在肝内堆积，形成脂肪肝（fatty liver）。

（三）蛋白质代谢

肝内蛋白质的代谢极为活跃，除合成自身所需蛋白质外，还合成多种分泌蛋白。如血浆蛋白中，除 γ－珠蛋白外，白蛋白、凝血酶原、纤维蛋白原及血浆脂蛋白所含的多种载脂蛋白（Apo A，Apo B，C．E）等均在肝脏合成。故肝功能严重损害时，常出现水肿及血液凝固机能障碍。而且肝脏合成白蛋白的能力很强，成人肝脏每日约合成 12 g 白蛋白，占肝脏合成蛋白质总量的四分之一。血浆白蛋白在维持血浆胶体渗透压中起着重要作用。

肝脏在血浆蛋白质分解代谢中亦起重要作用。肝细胞表面有特异性受体可识别某些血浆蛋白质（如铜兰蛋白、α_1 抗胰蛋白酶等），经胞饮作用吞入肝细胞，被溶酶体水解酶降解。而蛋白所含氨基酸可在肝脏进行转氨基、脱氨基及脱羧基等反应进一步分解。肝脏中有关氨基酸分解代谢的酶含量丰富，体内大部分氨基酸，除支链氨基酸在肌肉中分解外，其余氨基酸特别是芳香族氨基酸主要在肝脏分解。故严重肝病时，血浆中支链氨基酸与芳香族氨基酸的比值下降。

蛋白质代谢中肝脏还具有一个极为重要的功能，即将氨基酸代谢产生的有毒氨通过鸟氨酸循环的特殊酶系合成尿素以解氨毒，肝脏也是胺类物质解毒的重要器官，与肝性脑病的发生有一定关系。

（四）维生素代谢

肝脏在维生素的贮存、吸收、运输、改造和利用等方面具有重要作用。肝脏是体内含维生素较多的器官。某些维生素，如维生素 A、D、K、B_2、PP、B_6、B_{12} 等在体内主要贮存于肝脏，其中维生素 A 含量占体总量的 95%。因此，维生素 A 缺乏形成夜盲症时，动物肝脏有较好疗效。肝脏所分泌的胆汁酸盐可协助脂溶性维生素的吸收，所以肝胆系统疾患，可伴有维生素的吸收障碍。肝脏直接参与多种维生素的代谢转化。

（五）激素代谢

许多激素在发挥其调节作用后，主要在肝脏内被分解转化，从而降低或失去其活性，此过程称激素的灭活（inactivation）。灭活过程对于激素具有调节作用，包括一些水溶性激素（如胰岛素、去甲肾上腺素）、一些游离态的脂溶性激素，例如雌激素、醛固酮、垂体后叶分泌的抗利尿激素均可在肝内灭活。因此患肝病时激素“灭活”功能降低，使体内雌激素、醛固酮、抗利尿激素等水平升高，则可出现男性乳房发育、肝掌、蜘蛛痣及水钠潴留等现象。许多蛋白质及多肽类激素如胰岛素和甲状腺素也主要在肝脏内灭活。

三、肿瘤患者肝脏损害的影响因素

（一）药物肝脏代谢改变

化疗药物的安全范围较小，因此能够改变药物分布的因素即可影响其有效性并增加其毒性。因此在肝脏损害或者药物代谢减慢时，应该减少药物的应用剂量。

药物在肝脏内的处理包括以下几个步骤：药物通过血流或者特异性载体携带或转运到肝脏窦间隙时肝细胞进行吸收；而后在肝细胞内经过Ⅰ期（氧化代谢）和Ⅱ期（结合）反应；活性物质通过肝毛细管进入胆汁；此后通过胆汁分泌进入小肠。此外肝脏可以合成白蛋白，肝脏合成功能的变化将改变同白蛋白有高结合力药物的分布。这些步骤可以受到以下因素影响。

1. 药物间的相互作用

通常药物的毒副作用随着给药剂量的增加而呈指数递增。其毒性多与多种药物给药以及错误给药有关；药物间的相互作用多与其毒副作用有关。肿瘤患者更是如此，因为化疗药物的安全范围较窄以及需要联合给药。例如肿瘤治疗中的抗呕吐、抗过敏等药物均对肝脏有潜在的损害。

药物间相互作用导致肝脏损害的作用机制为：抑制解毒、诱导活化以及抑制分泌等途径。然而，抑制药物的代谢活性或者诱导解毒也可以减轻药物的毒性。

药物分布改变主要包括增加药物的有效性和/或毒性以及降低药物的有效性和/或毒性；前者主要包括抑制解毒、诱导活化、抑制胆管分泌、增加生物利用度，后者主要包括抑制活化和诱导解毒。

2. 抑制解毒

大量药物经肝脏代谢、解毒，一旦解毒通路受到抑制，其毒性必然增加。但不经代谢而以原型分泌的药物受影响不大。例如长春新碱和多西紫杉醇需在肝内代谢并进一步分布到胆汁中，而红霉素、克拉霉素等药物均可抑制该药的代谢，从而使药物很快达到致毒水平。

3. 诱导活化

需要在肝脏 P450 酶代谢的药物，一旦诱导该酶活化将增加药物代谢并可增加药物毒性。例如环磷酰胺代谢的中间产物 4-羟基环磷酰胺可增加肝脏毒性，苯巴比妥可诱导 P450 酶活化进而导致该药肝脏毒性增加。

4. 抑制胆管分泌

药物间的相互作用也可以导致胆道分泌受抑制。如多药耐药基因产物 P-糖蛋白在肝脏内主要分布在肝细胞毛细管上，负责有机阳性离子的胆道分泌，一旦受钙离子抑制剂阻止，胆道分泌则受到抑制。这种抑制作用可以抑制清除率而提高其 AUC，使其毒性增加。长春花碱在维拉帕米、紫杉醇在 Cremophor 以及足叶乙甙、阿霉素在环孢素存在时，其清除率均下降导致肝脏毒性增加。

5. 提高生物利用度

抑制 P450 酶和 P-蛋白将导致口服给药的肝脏首过效应的降低，而使其生物利用度提高，从而导致其毒性增加。相反有些因素可以抑制药物的有效性，如抑制活化代谢以及抑制解毒通路等。

总之药物间的相互作用是产生肝脏毒性的一个潜在危险因素。联合化疗导致轻度到中度的肝功能异常较为常见。例如一个关于 CAF 方案治疗乳腺癌的回顾性研究表明在没有肝脏转移的患者中约 85%的患者出现肝功异常。通常这种异常不需中断治疗，大约 90%的患者在停止治疗后 1 年肝脏功能即可恢复正常。具体机制尚不完全清楚。

（二）肝脏自身疾病

各种肝脏疾病均能改变药物的代谢，其机制主要与疾病的病理有关，还与药物在肝脏内的代谢情况有关。依据药物在肝脏内的清除率，可以把药物分为低（肝脏内摄取 < 0.3）、中、高清除率（肝脏内摄取率 > 0.7）三种。对于高清除率药物，其与肝脏血流有关。凡是能降低肝脏血流的疾病均可以降低药物的清除率。而低清除率药物的代谢主要与肝脏固有能力和与蛋白的结合力有关。能够降低肝脏合成功能的疾病可以明显抑制药物代谢，而且需要在肝脏内转化成有活性的抗肿瘤药物疗效也会随着肝脏功能的减退而降低。例如肝硬化常通过① 肝脏血流下降；② 毛细血管破坏；③ 代谢酶 P450 总体下降以及与蛋白结合减少而影响药物代谢，增加药物毒性；浸润性肝脏疾病主要包括原发和继发肿瘤，它通常影响肝脏的代谢能力以及影响肝脏血流或者阻断药物的胆道分泌而导致药物毒性增加。通常影象检查可以识别此病。肝汁淤积性黄疸也可以通过阻止胆汁分泌而影响药物的代谢。这些疾病中都有不同的病理，因此进行必要的肝功检查是非常必要的。

肿瘤药物的肝脏损害与自身疾病密切相关。例如研究表明甲氨蝶呤在患有风湿性关节炎和牛皮癣的患者中应用，这类患者肝脏发生病变的进展最为迅速。研究还表明其他一些因素也可以增加甲氨蝶呤对肝脏的损害，例如门脉纤维化、酒精肝、肥胖以及糖尿病等。

现在已知丙型肝炎是药物诱导肝脏损伤的一个显著危险因素。美国近来的一项调查表明全球每年丙肝的发病人数为 390 万，而在这些人中 65% 为 30 ~ 49 岁患者，占该年龄段的 3% ~ 4%左右，而它又是肿瘤的高发人群。因此由于化疗同丙肝之间相互作用所致的肝脏损伤可能成为未来增长的可能。

乙型肝炎携带者、慢性乙型肝炎活动期的患者在化疗时即可加重肝脏损害并且在化疗结束后进一步恶化。这与患者在免疫抑制期间病毒合成增加有关。化疗或者免疫抑制药物停用后免疫功能可以恢复，但同时出现受感染的肝脏细胞大量坏死。这一过程如果在该类患者中出现将是致命的，肝衰竭和坏死的发生率较高。这点在乙型肝炎和血液肿瘤的患者中最为常见，但在丙肝和实体瘤中较为少见。当化疗方案中含有可的松时发生严重肝损害的风险显著增加，因为在没有接受类固醇的患者中肝炎的活动很罕见。

（三）年龄

尽管人群中生理代谢存在个体差异，但是大多数人的肝脏功能还是随着年龄的衰老而发生变化。在大于65岁的人中其血流较小于40岁的人少于35%，这将降低高清除率药物的代谢。肝脏的大小随着时间可以减少25%，但是其与低清除率药物代谢降低是否有关还有争论。一组研究表明在老年人中（大于70岁）P450产物和安替比林可减少30%左右。但是年龄因素与肝脏损害的关系尚需进一步研究。

（四）营养因素

对于因恶液质导致营养不良的进展期肿瘤患者而言，营养因素对低清除率的药物有显著影响。低蛋白摄入能够降低需氧代谢药物清除率的20%～40%。蛋白－卡路里营养不良将可能增加抗癌药物的毒性。

（五）遗传疾病、性别因素

Gibert综合症是一种遗传性的肝脏疾病，它会明显影响肝脏代谢。目前有资料还表明性别也是一个影响因素。研究表明在超过20岁的人群中，药物副作用的发生率在女性中为男性的1.5～2倍。

四、肝脏毒性和造血干细胞移植

肝脏疾病在造血干细胞移植后常常发生。造血干细胞移植后肝脏出现的并发症包括间接的移植物抗宿主疾病、病毒性肝炎、真菌性肝脏疾病、化脓性胆汁淤积以及大量外周营养对肝脏的损伤以及移植后化疗诱导肝脏疾病中发生率、死亡率最高的疾病即肝静脉阻塞疾病（VOD)。

肝脏 VOD 在二十世纪被认为是一种混有草药或者是污染食物中的植物碱所致疾病。目前其在北美和西欧最常见的原因是在造血干细胞移植前高剂量化疗所致。目前 VOD 的发生主要与高剂量联合化疗方案中药物间的协同作用或全身放疗有关。该病的主要临床特征为高胆红素血症、肝大、肝痛以及液体潴留。同其他门脉高压相比，其液体潴留或许可以仅表现为水肿而缺乏腹水存在。该病的诊断主要基于 Seattle 和 Baltimore 提出的标准以及临床特征，但要除外急性移植物抗宿主疾病、脓肿、心力衰竭以及肿瘤浸润。影响 VOD 发生的因素较多，包括自身肝脏疾病、腹部照射、广谱抗生素应用、蛋白营养不良、二次移植有关。更重要的是其与预处理方案有关，尤其含有 CTX、BCNU 等药物。

VOD 的临床诊断标准

SEATTLE 标准	Baltimore 标准
诊断要求在移植 20 天之内出现 2/3 标准符合	高胆红素血症加另外至少 2/3 标准
胆红素 > 34.2 umol/L（2 mg / dl)	胆红素 > 34.2 umol/L（2 mg / dl)
肝脏大或者右上腹 1/4 象限疼痛	肝脏肿大，经常疼痛
体重因液体潴留增加超过 2%	体重增加超过 5%
	腹水

五、抗肿瘤药物的肝脏毒性

抗肿瘤药物引起肝损伤，大体可分为两方面：一是药物对肝脏的损伤，即本质性肝损伤；二是患者特异体质。本质性肝中毒系药物对大多数人均有肝毒性作用，是能预测的损伤。这类肝损伤又可分为直接肝损伤和间接肝损伤两型。直接肝损伤的药物属原浆毒，不仅致肝损伤，还可造成胃肠道、肾、肺、胰、脑、心脏等多脏器损伤。肝脏损伤是全面的，可呈小叶或区域性坏死，伴有脂肪变性等。用药后发病率高，肝损伤与用药剂量成正相关，潜伏期短。对肝脏有直接毒性的化疗药物有：氨甲蝶呤、硫唑嘌呤、环磷酰胺、5－氟尿嘧啶、苯丁酸氮芥、苯丙氨酸氮芥、卡氮芥、氮芥、亚硝脲类、阿糖胞苷、左旋门冬酰胺酶、米托蒽醌、放线菌素 D、光辉毒素、丝裂霉素等。间接肝损伤的药物干扰肝细胞正常代谢活动中的某些环节，如抑制酶的活性或某一分泌过程等。肝脏病变的变异较大，可类似肝炎样病变、胆汁淤积或混合性病变。用药后可经数小时至数日出现肝细胞坏死、变性。发病率高，其损伤与用药剂量有关。间接肝细胞损伤型又可分为细胞毒型和淤胆型。细胞毒型主要是选择性干扰肝实质细胞代谢活动中的某一环节，而影响蛋白合成，引起肝脂肪变性。淤胆型主要是干扰胆红素向胆小管排泌或肝摄取胆红素，黄疸可呈阻塞性也可呈肝细胞性。对肝脏有间接毒性的化疗药物有 6－巯基嘌呤、博来霉素、阿霉素、阿克拉霉素、乙亚胺、己烯雌酚等。

与特异体质相关的肝脏损伤。仅发生于对药物特别敏感的患者，其发病率低，潜伏期长，损伤与用药量无关，故又称为不可预测性肝损伤。抗肿瘤药物性肝损伤以本质性肝损伤最为常见，因特异体质所致的肝损伤较为少见。与特异体质有关的药物主要有白消安和甲基睾丸酮等。顺铂、卡铂对肝脏毒性的机理尚未确定。联合化疗所致肝损伤原因包括单药本身以及药物间的相互作用。

（一）临床表现

抗肿瘤药物引起的肝损伤在出现临床症状前多数有潜伏期，时间视药物的种类、剂量、个体差异及健康状况、肝脏代谢能力、有无过敏体质等因素而定。有的与给药途径有关，一般静脉给药较口服给药的潜伏期短。绝大多数患者没有自觉不适，但轻重不等的酶学异常相当多见。如果出现临床症状，可因肝损伤的类型和程度不同而异。以肝细胞损伤为主时，表现类似病毒性肝炎，有食欲不振、乏力、恶心、轻度黄疸，肝脏轻度肿大伴有触痛和叩击痛。严重者可出现重症肝炎样表现，发生出血倾向、腹水、肝性脑病。对症处理后需较长时间才能恢复。

以淤胆为主的称为药物性黄疸。单纯淤胆患者起病较为隐匿，常无前驱症状或仅有转氨酶升高，停药后很快消失，通常无发热、皮疹或嗜酸性粒细胞增多。淤胆伴炎症型患者则呈淤胆型肝炎样表现，常有发热、畏寒、恶心、腹痛和皮疹等前驱症状，随后出现茶色尿、黄疸、瘙痒、粪色浅和肝肿大伴有压痛等。瘙痒可在黄疸前出现。黄疸一般在停药后 1～4 周内消失，少数可持续 3 个月以上。长期应用对肝脏损伤较大的化疗药物，可引起慢性肝病，表现为慢性肝炎、肝脂肪变、肝纤维化和肝硬化症状。患者亦可出现肝外表现，如药物性肺、心、肾等损伤的症状。

1. 抗肿瘤药物单药的肝脏毒性

(1) 甲氨蝶呤（MTX）

MTX 是人类最早发现的具有肝毒性的抗癌药物之一，也是目前研究最为广泛深入而且最受重视的药物。其典型的肝毒性特点为肝纤维化，原因尚不清楚。动物实验结果提示 MTX 可造成细胞胆碱合成障碍，继而导致脂肪动员分解受到抑制。这一发现与尸检结果符合，尸检发现受损伤的肝脏均有大量的脂肪浸润。

在 1947 年以前，对儿童白血病患者不采用抗嘌呤药治疗，尸检发现 69% 的病例无肝纤维化征象。而自 1952～1957 年加用抗嘌呤药以后，尸检 75% 的病例有轻、中度肝纤维变。这一结果提示，抗叶酸剂及抗嘌呤类可致肝纤维化。

有人发现，发生肝毒性的白血病患者复发危险性较低，生存期较长，肝毒性的发生似乎可以作为预后的一个有利指标。其原因可能是发生肝毒性的患者用药剂量强度较大。而且 MTX 与 6－

MP同时应用，可使6－MP的血浆高峰浓度升高、半衰期延长。在白血病患者肝纤维化的发生过程中，所用抗癌药物的种类及生存期的长短是两个重要因素。通常发生肝纤维变儿童的生存期是无肝纤维变者的2倍。

与MTX肝毒性发生的主要有关因素为：

①方案　小剂量长期口服比大剂量间歇用药的发生率高，国际协作组织对550例牛皮癣患者以MTX治疗，在相同累积量下，小剂量长期口服的肝毒性明显大于大剂量间歇性用药方案。肝脏活检结果显示，小剂量长期用药者出现明显的肝细胞核变异、坏死和纤维化，发生率及严重程度均显著升高。

Dahl等报告37例以MTX治疗的牛皮癣患者，并排除酒精等显著相关因素，结果肝活检标本中有27%出现肝纤维化，19%肝硬化，46%有轻微肝改变，完全正常者仅8%。而且发现发生肝硬化者的治疗时间为49个月，纤维化者35个月，正常或无特异性组织学图像者为20个月，提示治疗时间是肝纤维化发生的重要因素之一。

②剂量　MTX的累积量越大，肝损害程度越重；单次用量越大，发生肝损害的几率越高。大剂量MTX可致转氨酶升高，而且CF解救则明显减少。一般而言，大剂量应用常常导致急性肝细胞损伤，临床症状迅速出现，而小剂量长期应用则主要与肝纤维化有密切关系。

③酒精　研究证实，长期饮酒者，肝细胞的耐受力降低，应用MTX后易致肝纤维化。

④输注时间　MTX的静脉输注时间是一个重要的相关因素，6小时较24小时的肝毒性发生率低。

⑤其他　以往肝功能不良、肝门周围有炎症存在以及老年患者，肝损伤的发生率较高。

（2）6－巯嘌呤（6－MP）和硫唑嘌呤（AZP）

动物实验发现，6－MP可致肝坏死和胆汁郁积，但无纤维化发生。在病理组织切片上可见胆小管扩张。在临床上，6－MP和AZP所致肝毒性的临床特征与MTX不同，其发作迅速，发生时间为治疗后1周至2年以上，通常在治疗1～2个月时出现。主要表现为血清ALT水平升高，有时AKP和胆红质也可上升，黄疸指数常在3～7 mg%之间，偶可高达26.8 mg%。多数患者在治疗停止后可逐渐恢复，但再次化疗时可复发。肝脏活检显示肝细胞坏死和肝内胆汁郁积，与氯丙嗪所致肝损害的表现相似。但对原有肝病患者，6－MP可导致严重的机能代偿失调，因此，对这类患者应慎用6－MP。6－MP所致肝损害的发生率尚不清楚，但据统计，6－MP治疗的白血病患者，有10%～40%可发生黄疸，对儿童白血病患者同时应用MTX可使6－MP的高峰浓度升高，半衰期延长，易致黄疸，所以应根据药物剂量、肝功能状况而及时进行调整。6－MP的肝脏毒性与用药剂量呈正相关，剂量超过2 mg/m^2·d时，发病率明显增加，口服与静脉用药的发生率无显著区别。

（3）氟尿嘧啶（5－FU）和5－去氧氟尿嘧啶（FUDR）

大部分5－FU在肝脏代谢，大约仅有15%以原形自尿中排泄。长期静脉应用5－FU，尤其每天每次剂量超过750 mg时可致肝损害。特点是轻度可逆，血清学检查可发现碱性磷酸酶升高，有时也可伴有转氨酶和胆红素上升。CT及肝脏活检主要表现为脂肪肝，临床症状多不典型，表现为厌食、乏力等。

左旋咪唑能够增加5－FU的肝毒性，Moertel等报告1025例，分为三组，即单用5－FU组（398例）、单用左旋咪唑组（251例）和5－FU＋左旋咪唑组（376例），结果肝毒性的发生率分别为16.1%、16.3%和39.6%。发生时间为1～12个月，平均在治疗2.5个月发生，在6.5个月达到高峰，持续7个月。多数患者在停药后肝功能恢复正常，但少数可持续3～7年。叶酸与5－FU同时应用未见肝毒性发生率增加的报告。

FUDR是5－FU的诱导体（前体药物），在肿瘤组织中具有高度活性的嘧啶核苷磷酸化酶作用下转化成 5 - FU 而起抗肿瘤作用，故能选择性地获得比正常组织内浓度高的 5 - FU。在动脉灌注治疗结肠癌肝转移时，肝毒性的发生率较高，有时可发展成不可逆性硬化性胆管炎。

（4）氮烯咪胺（DTIC）

DTIC 可导致广泛性肝坏死和肝静脉血栓形成，发生严重的急性肝衰竭而死亡，发生机制尚不十分清楚，目前主要有两种解释：① 对 DTIC 产生过敏性休克所致，并由于氮烯咪胺及其代谢产物对肝细胞的毒性作用而加剧；② 由于过敏性脉管炎导致肝静脉血栓形成，引起肝脏郁血及肝细胞坏死，基本上如同 Budd - chiari 综合征（肝静脉回流障碍综合征）一样，后一种解释比较广泛地被人接受。肝毒性的发生时间一般在用氮烯咪胺第二周期化疗中用 1 ~ 2 次药后的 24 小时内。尸检发现，肝实质细胞广泛坏死，并有肝静脉血栓形成，静脉壁嗜伊红细胞、中性粒细胞、淋巴细胞和浆细胞浸润，其发生率很低，迄今只有 10 余例报告，但一旦发生，即迅速休克，导致死亡。

（5）光辉霉素（MTH）

MTH 易引起急性肝损伤，25 ~ 50 mg/kg·d，连用 5 天，则血清 ALT 可明显上升，达 1 000 U/L 以上，乳酸脱氢酶也可升高，甚至高达 63 000 U/L。一般在用药 24 小时开始上升，48 小时达高峰，4 ~ 21 天恢复正常。病理检查可见急性肝坏死、肝细胞空泡化及脂肪变性。常伴疑血因子Ⅱ、Ⅴ、Ⅳ及Ⅹ降低和凝血酶原时间延长，有时可伴有血小板减少，导致独特的凝血障碍。如果改为隔日 1 次，连用 3 次，则肝毒性发生率显著减少。

（6）L - 门冬酰胺酶（L - ASP）

L - ASP 肝脏毒性的发生率较高，不论剂量及方案如何，均有 50%左右患者的血清酶及胆红素水平升高，同时常常伴有凝血因子Ⅱ、Ⅴ、Ⅶ、Ⅸ、Ⅹ下降，低蛋白血症，低胆固醇血症，提示肝功能不良，但均可恢复正常。肝组织活检有时可见中毒性肝炎和脂肪变性。尸检显示42%～82%的病例有肝脏弥漫性毒性表现。

(7) 环磷酰胺（CTX）

CTX本身并无抗肿瘤作用，而是通过肝脏微粒体酶的代谢产生活性体发挥其杀灭癌细胞的效果。常规剂量很少引起肝脏毒性，而骨髓移植时高剂量应用，则会导致弥漫性肝细胞损害、坏死，甚至VOD。

(8) 白消安（BUS）

常规剂量有时可致肝细胞损害、胆汁郁积，骨髓移植时大剂量应用会使VOD的发生率显著增加。据报告成人VOD的发生率为20%，儿童为5%。成人与儿童发生率的差异可能与儿童BUS的排泄、消除率较高有关。

(9) 苯丙氨酸氮芥（L-PAM）

大约15%的苯丙氨酸氮芥以原形自尿中排泄，常规剂量一般不引起肝脏毒性，大剂量时可致一过性肝功异常。

(10) 苯丁酸氮芥（CLB）

每天6～15 mg，用3～11周可发生肝坏死，甚至转变为坏死性肝硬化，另外，苯丁酸氮芥还可引起过敏反应，而发生肝肿大、黄疸和皮疹。一般停药后即可迅速消失，但再次应用时可再发。

(11) 亚硝脲类

这类药物肝毒性的发生率较高。有报告BCNU治疗后6～127天的时间内，肝毒性的发生率达26%，通常为轻～中度，多在短期内恢复正常。CCNU也具有同样的倾向。STZ肝毒性的发生率为15%～67%，一般在治疗开始1～2天出现，无症状，停药后可很快恢复。

(12) 长春碱类

长春新碱（VCR）可致肝毒性，尤其与腹部放疗同时进行时，可加重放疗对肝脏的损害作用。表现为AST、ALT水平升高

2～6倍，有时也可伴碱性磷酸酶及乳酸脱氢酶升高。一般在用药后7天左右出现，经16～48天而缓慢恢复正常。肝组织活检无特异性发现。

诺维本（NVB）主要在肝脏代谢，可致肝细胞损伤，引起一过性AST、ALT上升，但很少出现临床症状。

（13）阿糖胞苷（Ara－C）

据报告以Ara－C治疗95例急性白血病，有18例出现轻度肝功异常，但由于多采用联合化疗，所以难以确立是否仅仅是由Arac－C所致。肝毒性多是可逆性，极少需要停止化疗。

（14）博莱霉素（BLM）

博莱霉素主要经肾脏排泄，通过脏器所存在的氨基肽酶作用而失活（氨基肽酶在肺组织和皮肤组织中缺乏），因此肝毒性发生率低，偶可见脂肪肝表现。

（15）更生霉素（DACT）

与放疗或VCR联合应用时可发生肝毒性，表现为肝细胞损害、脂肪肝及VOD。

（16）阿霉素（ADM）

阿霉素在肝脏代谢，可出现多种多样的肝细胞损害，胆红素、ALT、AST有不同水平的升高。

（7）丝裂霉素（MMC）

丝裂霉素应用后在胆汁中的浓度较高，主要表现为脂肪肝，偶可致VOD。

（18）足叶乙甙（VP－16）

常规剂量很少引起肝毒性，高剂量时可致AST、ALT、胆红素升高，多在用药3周后发生，通常可恢复。另外，95%以上的VP－16与血浆蛋白结合，因此，低蛋白血症时可使游离VP－16增加，而且如果用药前肝功能异常、胆红素水平增高时，胆红素与血浆蛋白结合，也可使游离的VP－16水平进一步升高，从而增加其毒性。所以，用药前如果存在肝功能异常、低蛋白血症时，应对 VP－16 剂量进行必要的修正。

（19）紫杉醇

经肝脏微粒体 P450 代谢，可引起轻度肝细胞损害，与用药剂量呈正相关，但与用药时间（24 或 3 小时）无明显关系。多数在用药后 1 周内出现，数天内可恢复正常。

（20）泰索帝

其代谢方式与紫杉醇相同。多表现为Ⅱ度以下的一过性肝功能异常。用药前肝功异常者，会使其毒性增加。

（21）顺铂（DDP）和卡铂（CBP）

常规剂量一般不会引起肝脏毒性，高剂量有时可引起 AST、ALT 升高，偶可致 VOD。

（22）其他

阿糖胞苷、羟基脲、甲基苄肼等偶可引起短暂性肝功能障碍，AST、ALT 升高。

2. 化疗药物毒性缩略表　常用抗癌药物在人体内主要代谢和排泄部位（表 8－1）。

表 8－1　抗癌药物的主要代谢和排泄部位

代谢和排泄部位	烷化剂	亚硝脲类	抗代谢类	抗肿瘤抗生素	植物碱类	杂类
肝脏	CTX CLB IFO	BCNU CCNU STZ	5－FU、6－MP 6－TG、Ara－C	DACT、DNR、MMC、MTM、ADM、EPI、MIT	VP－16、VCR、VLB、VDS、NVB	DTIC、PCZ、HU、AMSA、紫杉醇、泰索帝、CPT－11
肾脏	L－PAM TSPA	STZ	MTX、DCF	BLM、MTM		DTIC、PCZ、DDP、CBP、HU、AMSA
末梢组织	HN2、CLB、BUS、L－RAM			DACT、BLM		L－ASP

表 8-2 主要抗癌药物的肝脏毒性类型[3]

类	烷化剂	亚硝脲类	抗代谢类	抗生素	植物碱类	杂类	酸苯类
肝细胞坏死	BUS,CL BCTX L-PAM*	BCNU CCNU STZ	AZP,Ara-C, 5-FU,FUDR(1A), 6-MP(CI), MTX(HD)	DACT ADM	NVB,VCR, VDS,VLB, VP-16	AMSA,Doc, DDP,Pac, L-ASP	
脂肪肝	BUS		MTX	BLM, MMC		ASP,AMSA	
胆汁郁积			AZP,FUDR(IA) 6-MP	DACT			
纤维化			AZP,MTX				
肝硬化			MTX				
肝脏紫斑病			AZP			HU	And
肝癌			MTX				And,Estr
VOD	BUS* CTX**	BCNU* CCNU*	AZP,Ara-C, 6-MP,6-TG	DACT MMC*		CBP,DTIC	
硬化性胆管炎			FUDR(IA)				
结节形成			AZP				And,Estr

注：*：BMT支持下；1A：动脉用；CT：持续输注；HD：大剂量；And：雄激素；Estr：雌激素；Pac：紫杉醇；Doc：泰索帝。

（二）抗肿瘤药物导致肝脏毒性的诊断与鉴别诊断

诊断标准　① 应用抗肿瘤药物后出现肝损伤症状；② 血清转氨酶、碱性磷酸酶等异常，胆红素以直接胆红素升高为主；③ 肝炎病毒标志阴性，或用药前肝功能正常，用药后出现异常而排除其他原因者；④ 再次化疗时重复出现肝损伤；⑤ 外周血中嗜酸性粒细胞升高；⑥ 肝活检有淤胆或肝细胞损害的病理改变。药物性肝损伤要与病毒性肝病相鉴别。药物性肝损伤有明确用药史，停药后肝损伤可很快好转，血清学检查肝炎病毒感染标志可能阴性。而病毒感染性肝病除有流行病学史和血清肝炎病毒感染标志阳性外，临床症状好转较慢，且易转为慢性化。鉴别有困难时，肝穿刺活检可明确诊断。

鉴别诊断中尚需注意除外广泛肝转移（特别是恶性淋巴瘤、小细胞未分化癌等化疗敏感肿瘤）所导致的肝功能损伤，伴有黄疸者更要首先排除肿瘤所致的胆道系统阻塞、压迫以及肿瘤相关的溶血等因素。对此，病史、影像学及有关的化验检查可提供帮助。如能肯定黄疸是药物性的，应尽可能区分系肝细胞性黄疸、肝细胞胆管性（简称肝胆管性）或淤胆性黄疸（表 8－3）。

表 8－3　肝细胞性、肝胆管性和淤胆性药物性黄疸的鉴别

	肝细胞性	肝胆管性	淤胆性
转氨酶（U/L）	>300	<300	<300
碱性磷酸酶（U/L）	<15	>15	>15
胆固醇（mm/L）	<7.8	>7.8	<7.8
肝组织学所见			
坏死	有	无	无
胆汁栓	偶见	明显	明显
炎症	有	门管区	无
继发肝硬化	可有	胆汁性	无
病死率	>10%	<10%	很少

六、肝脏功能损害的检查

（一）传统肝功能损害血清酶学检查：

血清酶学是目前临床上最常用的评价肝脏功能的指标。血清酶活力升高在反映肝脏病变方面虽有意义但需具备下列条件：① 2 个以上酶类异常；② 酶类异常与肝病临床症状和体征有关；③ 酶水平相当高；④ 酶类异常存在 6 个月以上。传统血清学检查主要有：

1. 转氨酶 ALT 和 AST 是最常用的反映肝细胞损害的指标　其血清水平升高通常反映了肝脏疾病的活动性，但升高水平与肝脏功能损害的严重程度相关性差。但是转氨酶在疾病的诊断与鉴别诊断方面具有重要意义。例如 ALT 水平可鉴别急性肝损伤与慢性肝损伤，一般前者在早期可明显升高，而后者无明显变化；对于乙肝表面抗原（HBSAg）阳性合并乙肝抗 e 抗原阳性病人，根据 AST 升高水平可判断肝炎的活动程度，敏感性优于其他血清酶学检查及血清 HBV－DNA 分析。AST/AL T 比值（正常值 0.31～0.6）与进行性肝损伤的肝组织病变程度密切相关；它也是爆发性肝功能衰竭（FHF）的敏感指标，比值越高病情越重。但是 ALT 和 AST 主要分布于小叶周边的肝细胞，而易受损害的小叶肝细胞含量相对较低，故对肝损害的敏感性较差，同时 AST 和 ALT 在外周血中的半衰期较长（分别为 17 和 47 h），且肝脏病理恢复正常的速度较 ALT 和 AST 恢复的速度慢，因而两者不能迅速反映损害因素的去除，正常 AST 和 ALT 值也不能保证肝病静止。

2. 腺苷脱氨酶（ADA）　以同工酶形式广泛存在于人体各项组织中，特异性差。在肝脏内，90% ADA 存在于肝细胞胞浆内，肝细胞轻度损害时，血清 ADA 活力可明显升高，因而检测 ADA 水平可早期发现肝损伤；在急性肝炎恢复期 ADA 恢复迟于 ALT，因此 ADA 可作为急性肝炎恢复期残存病变的敏感指标，若 ADA 持续不降则趋于慢性或肝细胞损伤严重。此外，ADA 能更好地反映隐匿进展的慢性肝炎肝内病变，是肝硬变实质损害的良好指标。

3. G－谷氨酰转肽酶（GGT）　GGT 为筛选肝胆疾病的敏感指标，其升高程度为：急性肝炎 > 慢肝中度 > 慢肝轻度 > 慢肝重度，肝硬化，重型肝炎。GGT 的主要价值在于：鉴别 ALT 的组织来源，即肝源性或骨源性；判断急性肝炎的转归，急性肝炎时，如 GGT 持续升高，提示病变转为慢性；慢性肝炎时长期增高提示有肝细胞坏死改变；测定 AST/GGT 的比值，可鉴别 AH 与肝外阻塞；无黄疸肝病患者，如 GGT 升高显著，可能为肝脏恶性肿瘤，诊断正确率可达 90%；轻度肝病，GGT 轻度升高；慢肝中度，GGT 升高明显；慢肝重度，肝硬化，重型肝炎，GGT 不升高；由于 GGT 分布广泛，易受药物及其他因素诱导使活性增加，临床上不宜用作初选试验。

4. 碱性磷酸酶（ALP）和乳酸脱氢酶（LDH） 两者存在于许多组织中，在许多与肝胆疾病无关的情况下，活性也会升高，但在胆道狭窄或能引起一叶或一段肝管梗阻的病变时，ALP 增高有时是临床上惟一的异常，ALP 为胆汁淤积的主要标志。一般来说，ALP 增高的程度为胆汁淤积 > 肝癌 > 肝细胞损伤：LDH 在肝病时经常增高，但敏感性较 AST 和 ALT 差，因而不提倡用作常规功能检查。近年来多利用 ALP 和 LDH 的同工酶诊断与鉴别诊断恶性肿瘤。

5. 凝血酶原时间 测定凝血酶原时间对肝损害的种类及程度、黄疸的鉴别诊断、判断是否有维生素 K 不足或吸收障碍等都有价值。

（二）近年来临床应用的血清学试验

1. 血浆前白蛋白（PA）的测定 肝脏合成蛋白质的能力下降或营养不良时，白蛋白会发生质和量的变化。故临床上常以白蛋白（A1b）的测定作为反映肝脏功能的重要指标。但 A1b 半衰期长（17～21 天），不能早期反映肝病的严重程度，故将血浆快速转移蛋白用于临床，PA 应用最多。PA 的半衰期短（1.9 天），能敏感反映肝脏的合成能力，因而可用于肝功损伤时低蛋白代谢状态的估计。急性肝炎时，血浆 PA 含量下降为正常的 92%，且与肝细胞损害一致，而 A1b 仅轻度下降，重度肝炎时，PA 处于低值，甚至接近于 0，随着病情恢复，PA 也迅速上升。故认为 PA 检查对肝功能早期的损害判断有特异价值，也可作为肝功能恢复的一项灵敏指标。

2. 血清总胆汁酸（TBA）的测定　传统方法监测血清 TBA 有助于了解黄疸的程度，但对肝细胞损害不是一个敏感指标，而 TBA 是惟一可以同时反映肝脏分泌，肝脏合成与代谢及肝细胞损害三种状态的血清非酶学指标。TBA 是反映慢性肝病的指标。TBA 在轻度肝炎的敏感性为 30.5%，不及 ALT 及 TBA，而肝炎、肝硬化和慢性重型肝炎，TBA 的敏感性明显高于 ALT，是反映早期肝硬化的灵敏指标。TBA 动态变化能准确反映丙型肝炎经干扰素治疗后肝组织学变化，TBA 水平下降，反映了组织学的改善，敏感性高于常规功能指标。TBA 浓度的检测可用于肝移植后肝功能不全早期（3 天内）的诊断，TBA 持续升高，则肝功能不全的诊断正确率在 90% 以上。研究发现，TBA 水平与肝组织学的变化明显相关。因此，根据 TBA 水平变化，可判断肝脏活检受限者肝脏的组织特性。

3. 谷胱甘肽 S－转移酶（GST）　无论是急性还是慢性肝损害，血清 GST 总活性均明显升高，急性肝炎患者，GST 与 ALT 正相关，重症肝炎、慢性肝病和轻型肝损害时，GST 升高率明显高于 ALT 升高率，提示 GST 对反映肝损害具有较好的敏感性和特异性。GST 活性变化与肝组织病理有良好相关性，不能进行肝活检者，连续监测 GST 是间接了解肝脏病理改变的一项安全、可靠的方法。α 2－GST（碱性 GST）是 GST 的同工酶，含量最多，均匀分布于小叶中央与周边的肝细胞中，且分子量小，在肝细胞受损时易透过细胞膜释放于血液，它能迅速地反映肝细胞损害的程度，又由于 α 2－GST 在血中半衰期小于 90 分钟，较 ALT 和 AST 早降至正常水平，因而，能及时提示肝损害的终止，并且，α 2－GST 与肝脏病理改变的一致性优于 AST 和 ALT。由于测定 GST 总活性与测定 α 2－GST 意义一致，且前者方法简单，快捷，易开展，临床常用。

（三）应用肝脏储备能力的检查

白蛋白、腹水、肝性脑病、胆红素以及 PT 组成 Child - Pugh 分级的指标。它是目前应用最广、最简单的评价肝硬化严重程度的方法。但该评分不能全面反映肝脏储备能力及整体情况，当病肝处在肝功能失代偿的边缘时再遭受麻醉、手术等打击，病情会恶化。因此，寻找能正确评估肝脏储备功能的方法是减少手术死亡率和并发症的关键所在。目前评价肝脏储备能力的方法主要有以下几种：

1. 吲哚氰绿试验（ICG） ICG 由静脉注入血液后完全由肝细胞清除，浓度变化与时间成反比关系，连续测定血液 ICG 浓度可得出血中 ICG 浓度 - 时间曲线，该曲线最初呈直线下降，15 分钟后趋于平坦，故通常以 15 分钟潴留率（ICG - R15）作为肝功能试验的指标。ICG 试验最初 Fox 等用于肝血流量测定，后来 Wheeler 等用于肝功能检查，现在多将 ICG - R15 测定值作为肝脏功能的评价及肝脏切除范围的指导依据。影响 ICG - R15 的因素很多：高胆红素血症、低蛋白血症、某些药物等，因此在使用时应给予考虑。

2. 利多卡因（lidocaine）试验 静脉注入利多卡因后能很快地被细胞色素 P450 - 3A4 酶代谢产生 MEGX（单乙基甘氨酸二甲苯胺），通过检测 MEGX 的浓度来评价肝脏功能，国外已试用于临床。它可以判定慢性肝组织学特性，预测是否发生肝脏移植术后原发性肝脏无功能综合征。MEGX 定量评估肝功能较 ICG - R15 更准确，并且对肝病患者是否发生致死性并发症（自发性腹膜炎、食管静脉曲张破裂出血、2 级以上肝性脑病）有预测价值且优于任何一项常规肝功能指标，也优于 Child - Pugh 评分。MEGX 对急性肝炎的评价与常规功能检查无明显差异，但 MEGX 对败血症或脓毒血症致肝功能障碍早期的评价优于常规功能检查，是严重创伤致多器官功能衰竭后肝功能障碍评价的最佳指标，其敏感性 89%，特异性 94%。与年龄因素有关。

3. ^{99m}TC－PMT 试验　肝脏术后并发症与肝脏有效血流量明显相关，当术后余肝血流量低于 600 ml/min 时极易发生肝功能衰竭。故肝脏有效血流量可反映肝脏贮备功能。

4. 动脉血酮体（KBR）测定、胰高血糖负荷试验、糖耐量试验（OGTT）　三者从能量代谢方面反映肝脏功能状态，为肝脏提供手术指导，也较常应用。

5. 苯基丙氨酸呼气试验　苯丙氨酸呼气试验是通过检测苯丙氨酸的氧化能力来预测肝脏的储备功能：试验前服用^{3}H 苯基丙氨酸，30 分钟后通过质谱仪检测呼出气中的$^{13}CO_2$ 产生率。肝功能障碍者$^{13}CO_2$ 产生率明显下降。Lara－Baruque 等研究了 48 名健康者与 48 名肝病患者后发现其敏感性为 98%，但是特异性为 60%。也有试验发现，苯丙氨酸的氧化能力与肝脏的损伤程度明显相关，分析结果 ICG－R15 和 Child－Pugh 标准完全一致。该试验简单，敏感，无创伤性应作为常规用于临床。

（四）近年提出的新方法

1. Gc 球蛋白（groupspecific component）测定　Gc 球蛋白又称 VitD 结合蛋白（DBP），是一组包括 ALB、PA、AFP 在内的多基因超家族，位于同一条染色体 4q112q13 上，主要调节 VitD 代谢及对 G2 肌动蛋白的清除能力。组织损伤细胞破坏时，G2 肌动蛋白释放于血液，能迅速被血浆中的 Gc 蛋白清除，以防止其在血管内沉积。因而，测定血清中游离的 Gc 蛋白可了解组织损伤的严重程度。Gc 球蛋白测定对急性肝损伤的肝功能评价有价值。对爆发性肝功能衰竭（FHF）死亡的准确预测率可达 100%。Gc 球蛋白血清浓度是评价 FHF 能否进行肝移植的最佳指标，也是严重创伤致多器官功能障碍的有用指标。

2. 血清 F－蛋白的测定　F－蛋白是一组水溶性蛋白质，1968 年首次从大鼠肝脏中分离，后来又从人肝提出。它具有器官特异性，是一种非常敏感的肝脏特异性非酶诱导性抗原。F－蛋白表达的水平与肝脏受损有关，它能检测出包括药物、毒物、感染、中毒等引起的常规指标不能检测的肝损害，并且表达的水平与组织学的损伤程度有关，它是肝脏损害的特异性标志物。

3. 色氨酸耐量试验　循环中的色氨酸90%与白蛋白结合，其他为游离型，色氨酸由肝细胞内的2，3－双加氧酶代谢，肝细胞损伤时，酶活力下降，色氨酸摄取与代谢减慢，外周静脉注射色氨酸后，肝脏耐受量明显下降，其耐受量与肝功受损的程度明显相关，本试验由我国工作者于1986年首先发现并研究应用的。本试验重复性好，特异性及灵敏度均高，能定量地反映肝细胞损害。由于检测复杂、费时，病人不易接受，又需特殊设备，临床开展受限。

七、防治

（一）预防

对既往有药物过敏史或过敏体质者，用药时应特别注意。治疗中尽量选用对肝无毒性或毒性小的药物，适当延长治疗间歇时间。在抗肿瘤治疗过程中，应定期检查肝功能，一旦发现肝功能异常或黄疸，立即停用有关药物。但肯定系肿瘤所致的肝功能异常，有效的化疗反可使之改善。

（二）一般处理

与其他原因的急、慢性肝病相同。如适当卧床休息，并注意饮食调节，宜多进富含维生素、矿物质以及高蛋白质的食物，宜清淡可口，高糖及高脂肪类食物能加重肝脏的负担，不宜多用。如有昏迷或出血，则给予对症处理。

（三）护肝治疗

1. 肝得健　可保护肝窦和肝细胞生物膜免受损伤，促进细胞膜再生，减少肝细胞脂肪浸润，调节免疫过程，抑制脂质过氧化，减轻炎症反应和胆汁淤积。本药至今尚未发现副作用及禁忌证。用法：为2粒/次，3次/天，口服。亦可每次1～2支（5～

10 ml）静脉缓慢注射，1 次/天；重症可增至每天 20 ~ 40 ml。本约在抗肿瘤治疗开始时立即使用，可预防或减轻肝损伤。

2. 强力宁　系甘草甜素制剂，为葡萄糖和甘草泛酸结合而成的皂甙。有类似激素的作用，能减轻肝细胞变性和坏死，副作用小。一般用量为 120 ~ 180 mg 加入葡萄糖溶液中静脉滴注，1 次/天。

3. 维丙胺　又名维丙肝，能改善肝功能，使谷丙转氨酶下降，促进肝细胞功能的恢复，尚有降血脂的作用。本药进入人体后有供给甲基的作用，能很快改善肝功能和肝炎患者的症状。不良反应有头晕、恶心、血压下降。本药适用于各种急或慢性肝炎和脂肪肝的治疗。用法为每次 80 mg，肌肉注射，1 次/天。

4. 益肝灵　本药有明显的保护和稳定肝细胞膜的作用，能抑制谷丙转氨酶的升高，减轻急性肝细胞坏死，对各类中毒性肝损伤有一定的保护作用和治疗效果。用法为 2 片/次，口服，3 次/天。个别人服用后有头晕和恶心等。

5. 齐墩果酸　系女贞子的提取物，作用基本同维丙胺。用法为 20 ~ 50 mg/次，3 次/天，口服。

6. 联苯双脂　由没食子酸制备而成，降低谷丙转氨酶的近期作用确切，对药物性肝损伤仍有应用价值。用法为 50 mg/次，3 次/天，口服。服用滴丸时可减量至 1/3。

目前临床应用的保肝药物较多，联苯双酯有助于转氨酶的恢复正常，但应注意缓慢减量停药，否则，易发生“反跳”现象。静脉应用肌苷、大剂量维生素 C（5 ~ 10 g）有一定的效果，其他药物可选用肝泰乐、维生素 B、肝复乐、古拉定、1，6 - 二磷酸果糖以及某些中药等。类固醇激素对改善症状，防止肝纤维化的形成有一定的帮助，可适量应用。

（二）利胆治疗

伴有黄疸的病人可酌情使用下列药物：

1. 丙谷胺　本药为胃泌素和胆囊收缩素的受体拮抗剂，原用于消化性溃疡的治疗，利胆作用可能是通过非胆酸依赖性小胆管分泌无机盐和水进行的。用法为 0.2～0.4 g/次，3 次/天，口服。

2. 消胆胺　能与胆红素络合，使血中胆红素浓度降低，并有降血脂和降血胆汁酸作用。该药常用于治疗胆汁淤积性黄疸、高脂血症和小肠术后腹泻。无明显全身毒性反应，但易出现口臭，用量较大时易引起恶心、腹胀和便秘。可与轻泻剂合用。服用消胆胺时需补充维生素 A、D、K 和 E，因其影响脂肪和脂溶性维生素的吸收。用法为 4～5 g/次，3 次/天，加水 200 ml，餐时或睡前服。

3. 糖皮质激素　短期大剂量糖皮质激素对黄疸消退有一定疗效，但应注意其副作用。

4. 苯巴比妥：本药对 $Na^+ - K^+$ - ATP 酶活性、微粒体酶活性、有机阴离子在肝细胞浆内的运转及毛细胆管内非胆酸依赖性胆汁流出有促进作用。常用量为 30～60 mg/次，3 次/天，口服。

（三）肝功能损伤时化疗药物剂量的调整

临床上对有肝功能损伤但又有化疗必要的情况时；应视肝功能损害程度调整化疗药物的剂量（表 8－4）。

表 8－4　肝功能损伤时化疗药物剂量的调整

肝功能指标		代表性化疗药物剂量（%）				
胆红素（μmol/L）	SGOT（U/L）	阿霉素	柔红霉素	长春新碱	环磷酰胺 Vp16	5－氟尿嘧啶
<26	<60	100	100	100	100	100
27～51	60～80	50	75	50	100	100
52～85	>180	25	50	－	75	100

原采用磺溴酞钠排泄试验和血清胆红素测定作为肝功能损伤时药物剂量调整的依据，但临床采用胆红素及 SGOT 更为方便。SGOT 也可以用 SGPT 代替。

（马力文　曹宝山）

第 9 章　肾脏功能损伤与康复

一、肾脏解剖

肾脏（kidney）是泌尿系统主要器官，呈红褐色，分上、下两端，内、外两缘和前、后两面。前面略凸，后面平坦；外缘呈弓形，凸向外侧；内缘中部凹陷，有肾动脉、肾静脉、淋巴管和输尿管出入，称为肾门。进出肾门的诸结构被肾蒂包绕，右侧肾蒂较短。其内结构排列：从前向后依次是肾静脉、肾动脉、输尿管；从上向下为肾动脉、肾静脉、输尿管。从肾门进入一扩大的腔隙即肾窦，后者被肾血管的分支、肾盂和肾大盏、肾小盏占据，中间充填脂肪组织。肾脏位于脊柱两侧，左肾上端平第 11 肋下缘，下端约平第二腰椎下缘。右肾上、下端均较左肾低约半个椎骨。

二、肾脏构造

肾脏表面包被着致密结缔组织被膜即肾纤维囊（fibrous capsule），内部为肾实质。肾实质又分为位于周边部的肾皮质（renal cortex）和中央部的肾髓质（renal medulla）。在肾的冠状切面上，新鲜的肾皮质呈红褐色的颗粒状，肾髓质色泽淡，有放射状条纹，形成 15 ~ 20 个肾锥体（renal pyamids），锥体的底朝向皮质，尖端钝圆，朝向肾窦，叫做肾乳头，肾乳头顶端有许多小孔，尿液经这些小孔流入肾小盏内。肾锥体之间有皮质成分伸入，叫做肾柱（renal columns）。

肾实质主要由众多肾单位聚集构成。每个肾单位包括肾小体和肾小管两部分。肾小体由动脉性毛细血管球（肾小球）和包在它外面的肾小囊构成。肾小管包括近曲小管、髓袢和远曲小管等三部分。肾小球滤出的原尿，经过肾小囊进入肾小管，肾小管可将原尿中的绝大部分水分和一些物质重新吸收，并分泌出一些物质，最后形成尿液。经集合管、乳头管导入肾小盏。肾皮质主要由肾小体及近曲小管和远曲小管组成；肾锥体则由髓袢、集合管、乳头管等直行的小管构成。

三、肾脏生理功能

肾脏的生理功能主要是排泄代谢产物以及调节水、电解质酸碱平衡，维持机体内环境的稳定。肾脏是通过制造不同成分尿液的方式而完成上述功能的。肾小球的巨大滤过面积、充足的血流供应及灵活的调节滤过能力，加上延伸甚长的肾小管各段强大的重吸收和分泌能力使上述功能得以实现。肾小球的滤过功能主要取决于肾小球内毛细血管和肾小囊中静水压、胶体渗透压以及滤过膜的面积，其系膜细胞上血管活性物质受体作用调节着其滤过面积；此外其表面的电荷情况也影响其滤过功能。含氮类废物主要由肾小球滤过排出，部分有机酸也从肾小球部分滤过，但是主要从肾小管分泌排出。

近端肾小管主要负责滤过液的重吸收，其中滤过的葡萄糖、氨基酸100%的重吸收，HCO_3 90%，水和NaCl 70%被重吸收。髓袢也重吸收水和各种电解质，受抗利尿激素的调节。远曲小管特别是集合管是尿液最终成分的主要调节场所。

肾脏还产生许多内分泌激素，其中肾素调节血管紧张素原的转化，是血管紧张素Ⅱ形成的关键，后者在调节血压、调节尿量等方面起着主要作用。肾脏还分泌促红细胞生成素对造血起一定调节作用。其本身有1α羟化酶，它调节着维生素D_3的转化等。

四、肿瘤治疗过程中肾脏的损伤类型

(一) 泌尿道梗阻

泌尿道梗阻包括输尿管、膀胱及尿道梗阻。这些梗阻与该部位原发肿瘤、前列腺肿瘤、腹腔巨大肿瘤压迫、浸润以及转移性肿瘤的侵犯有关。这些肾脏损伤的疗效取决于导致梗阻原发肿瘤的控制情况。影响因素较多，主要包括估计治疗的受益情况、治愈的可能性、肿瘤对化疗药物的敏感性、治疗缓解的速度以及梗阻部位的解剖情况。随着影像学技术的日益发展，该类疾病的早期发现和治疗已经成为可能，从而避免了扩大手术。

1. 输尿管梗阻

输尿管梗阻大多与腹主动脉周围增大的转移性淋巴结压迫有关。这种情况常见于原发淋巴结病变（淋巴瘤）或者淋巴结转移癌，后者常见的原发病灶为前列腺癌或者生殖细胞瘤。如果该类梗阻为淋巴瘤或者精原细胞瘤所致，后二者对化疗以及放疗均敏感，可以考虑应用化疗或者放疗解决这种梗阻，但如果肾功能异常，肿瘤体积过大，有必要施行经皮肾造口术。如果该肿瘤依赖含有顺铂的治疗方案，经皮肾脏造口术以确保肾功能则是必须的，为了获得肾脏功能的最大保留，有时甚至需要行双侧造口术。

关于大多数急性输尿管梗阻，应首选逆行支架。但前列腺过大、膀胱肿瘤或者输尿管多部位肿瘤、长期梗阻以及输尿管扭曲，则是经皮肾造口术的适应证。在造口后导管放置的位置应该根据肾内收集系统的显像来选择。在行造口术之前，除氮质血症或者造影剂过敏的患者，均应行静脉输尿管双重造影（IUC）以选择造口位置。经皮肾造口术在熟练医师操作下，成功率可达98%，常见并发症发生机率大约为4%，主要包括肾脏出血，需要输血的约1%～3%，血管损伤占0.5～1%，脓血症占1%～

2.5%，肠管损伤 0.1%，肺脏损伤 0.5% ~ 1.0%，致死概率约 0.046% ~ 0.3%。在肾脏收集系统和输尿管减压后，可以行双 J 形支架放置。

关于因乳腺癌、宫颈癌的转移病灶或者放疗纤维化导致的输尿管梗阻，支架治疗是其首选，但应该考虑患者的生存期以及支架为患者带来疼痛导致生活质量下降的影响。

2. 膀胱出口梗阻

因前列腺癌病灶过大所致膀胱出口梗阻，其症状可以很快被应用激素或者放疗所缓解。但是对那些激素非依赖性生长的前列腺癌、放疗后疾病进展所导致尿道梗阻的患者而言，有效的姑息治疗手段面临挑战。因为膀胱缩小、膀胱刺激以及出口梗阻带来的症状明显降低患者的生活质量，可以尝试化疗改善症状，但要注意化疗药物的毒性问题。为避免药物的肾脏毒性。对于那些无肾脏毒性或者不通过肾脏代谢的药物，可行单侧肾造口术，否则需行双侧造口术。

急性尿路梗阻导致的肾脏压力迅速增高和输尿管扩张，多可表现为肾脏体积和重量的增加。梗阳持续或梗阻进展主要导致肾脏皮质区萎缩。选择经皮肾造口术应该依赖皮质的厚度，对于无严重肾皮质萎缩的患者而言，造口术可以带来益处，而对因长期梗阻所导致的小的萎缩性肾脏患者将不能从中受益；对于肾皮质显著萎缩患者造口术的死亡率增高，而且不能从中受益。

梗阻症状缓解后，因尿液浓度以及肾小管损伤等情况将导致多尿、电解质紊乱等代谢问题。

诊断研究泌尿尿路梗阻首先表现为肌酐迅速升高，尿液分析为 isothenuria。血尿素氮（BUN）或许升高，但蛋白尿在梗阻性疾病中很少见。对于轻度梗阻难以诊断的患者，可以应用利尿剂核素扫描法区分血管和受阻的部位；关于阻塞性疾病常用的检查手段包括 B 超和 CT。最近输尿管内超声内镜也得到越来越多的应用。

（二）出血性膀胱炎

血尿在肿瘤患者中是一种可怕事件。它可以是发生在尿道任何部位的出血所致。通常全程血尿多为上尿道损伤，可伴有血凝块。鲜红但不伴随血凝块时以下尿道损伤多见。出血可以有以下三种原因，具体如下：

1. 药物诱导的血尿及治疗

环磷酰胺（CTX）和异环磷酰胺（IFO）是导致出血性膀胱炎最常见药物。这两种药物的代谢产物丙烯醛是主要泌尿道上皮毒性代谢物。除丙烯醛外，血小板的减少也是加重出血的原因。无菌性出血性膀胱炎在接受大剂量环磷酰胺和异环磷酰胺的患者中发生率分别为20%和8%。对于常规环磷酰胺化疗的患者，化疗时大量喝水即可避免出血性膀胱炎的发生。而异环磷酰胺通常需要静脉水化和尿路保护剂。在异环磷酰胺给药前15分钟、之后4、8小时分别给美司钠（mesna），其每次应用剂量为异环磷酰胺的20%，总量为IFO的60%。或者美司钠以100%IFO的剂量持续给药，其维持时间应达到异环磷酰胺给药后的4~8小时。就环磷酰胺而言，大剂量化疗时给予美司钠是有益的，其剂量为CTX的60%~160%，分3~5次或者持续给药。其他导致血尿的药物主要表现为血管损伤，包括阿霉素、丝裂霉素以及卡介苗(BCG)。

大剂量化疗时在没有环磷酰胺的方案中出血性膀胱炎的发生率为2%，这种出血通常因血小板减少所致。当含有CTX时，其血尿的发生率约为20%。此外除大剂量CTX外，白消安也增加出血风险。出血性膀胱炎在骨髓移植时发生与腺病毒或者BK人多瘤病毒（polyomavirus）感染有关。

2. 放射治疗所致血尿

盆腔放疗在TD_{50} 80 Gy时其膀胱受损并发症的发生率约为5.7%~11.5%。但大约有9%的患者可以出现血尿，而10%的患者在治疗后6个月发生出血。骨髓移植全身照射的患者中出血性膀胱炎的发生率为10%～17%，症状包括肉眼血尿，尿急及尿痛。在既往手术或者接受CTX治疗的患者中风险更高。大约放疗后85%大量血尿的患者为肿瘤复发所致。放疗诱导膀胱炎的机制为血管内皮受损、内膜炎导致进一步缺血、炎症、纤维化、最终导致组织坏死。

3. 肿瘤复发

此外大量血尿与膀胱肿瘤复发或者其他恶性肿瘤侵犯尿路有关，这些疾病多为进展性病变，针对肿瘤和症状的治疗多是姑息性的。

治疗

血凝块阻塞多是下尿道常见疼痛原因，间断膀胱注射或者持续注射含有抗生素的生理盐水或水对于改善病情有益。膀胱镜的应用有时也是必须的。对于没有接受过放疗的患者放疗是止血的有效手段。CTX、IFO及放疗诱导的出血性膀胱炎的治疗是一更具挑战性的问题。膀胱血管栓塞或者类固醇灌注在该类患者中有一定作用，但治疗效果多不满意。

（三）放射性肾炎

放疗涉及肾脏时多可引起放射性肾炎。肾脏是一重要的放疗剂量限制性器官。双肾接受照射时，其耐受剂量（TD5/5）在成人为20 Gy，约17%发生有症状的肾病。单一肾脏受照，耐受减低。肾小球功能在15 Gy时即有下降，在25～30 Gy时完全丧失。放射增敏剂如DDP、BCNU等进一步降低正常组织的耐受剂量。在治疗6个月内很少发生急性症状。亚急性症状包括贫血、高血压、水肿、白蛋白尿、尿路沉渣以及BUN和肌酐升高，此些症状多在放疗后6～12个月发生。慢性疾病（＞12个月）包括良性或者恶性高血压最常见，最终发展成为高肾素性高血压，主要与肾脏瘢痕形成、皮质区萎缩以及肾小球纤维化有关。治疗包括限制水、盐摄入、并且低蛋白饮食。严重的患者需要血液透析或者肾脏移植。了解肾脏的放射耐受情况和合理应用现代的放疗技术是避免肾脏损伤的最好预防措施。

骨髓移植时全身照射所致的肾脏损伤主要表现为：高血压、贫血、肾小球滤过率下降、血尿以及蛋白尿。这些主要与基底膜内皮细胞间隙增大、内皮细胞缺失、肾小球内动脉增厚、肾小管萎缩有关。这些症状为剂量依赖性。在全身照射剂量达 14 Gy 时对肾脏的保护是降低放射性肾病发生率的关键。在无肾脏保护的患者中，肾病发生率为 30%，反之为 15%。当既有保护，放疗剂量又减少 30% 时，没有患者发生放射性肾炎。在联合化疗、抗真菌治疗、或者存在感染以及存在移植物抗宿主疾病（GVHD）时放射性肾炎的发生率将升高。

（四）化疗药物所致肾脏损伤及其特点

随着细胞毒化疗药物的出现，肿瘤化疗药物肾脏毒性的诊断、治疗和预防越发受到重视。这些药物毒副反应包括肿瘤溶解综合征、副肿瘤肾小球肾炎、阻塞性尿路疾病、肾脏衰竭以及电解质平衡紊乱。上述反应在接受多药联合治疗和合并其他疾病的老年人群中更为常见。药物肾脏毒性常见于骨髓植移的患者中，与患者接受高剂量、多药联合化疗以及全身放射治疗有关。表 9－1 和表 9－2 中列出了常见和较常见药物对肾脏的损伤，表 9－3 指出导致肾脏损伤的相关机制。此外，药物间的相互作用也是影响化疗药物肾脏毒性的重要因素，例如抑制肝脏和肾脏代谢的药物，在提高肿瘤血药浓度的同时也增加了肾脏的毒性，因此药物的处理是预防肾脏毒性的关键。这些药物间的相互作用见表 9－4。另外评估患者肾脏功能的水平也是非常重要的，在肾功能不全时进行剂量调整是非常必要的。具体调整办法见表 9－5。

1. 常见引起肾脏损害的抗肿瘤药物包括：烷化剂：主要包括顺铂（DDP）、卡铂（CBP）、环磷酰胺（CTX）、链脲菌素（STZ）、环己亚硝尿（CCNU）以及氯乙亚硝尿（BCNU）。抗生素类：包括丝裂霉素（MMC）、光辉霉素等。抗代谢类：包括甲氨蝶呤（MTX）、阿糖胞嘧啶（CA）、6－硫鸟嘌呤、5－氟脲嘧啶

表 9-1　与肾脏毒性相关的化疗药物

烷化剂类药物	抗肿瘤的抗生素类	抗代谢类药物	生物制剂	其他
地吖醌 AZQ (diaziquone)	丝裂霉素	阿扎胞苷 5-Azacytidine	干扰素	硝酸镓
顺铂 顺铂类似物 异环磷酰胺 硝基脲	光辉霉素、平阳霉素	高剂量甲氨蝶呤	白介素-2	环孢素 他克莫司

表 9-2　化疗药物相关肾脏毒性的临床和病理特征

药物	损伤类型	临床特征	尿液分析	毒性时间	治疗/结果	预防
阿扎胞苷 5-Azacytidin	急性肾小管损伤	肾小管酸中毒	气味淡，低渗透压	多尿，给药后 7~10 天肌酐升高	应用HCO_3，PO_4，Mg 可以完全恢复	监测肌酐、BUN 和电解质
卡铂	肾小管损伤	Mg 浪费	气味淡	治疗后的 5~10 天肌酐升高	停药、透析是必要的；通常不能完全恢复	避免应用其他肾脏毒性的药物，顺铂治疗前提高 Mg 的含量
顺铂	急性肾小管损伤	Mg 浪费	气味淡	肌酐随剂量的累积而增高	停药、透析是必要的；通常不能完全恢复	大量水化、Cl 利尿、甘露醇利尿、硫代硫酸钠、避免应用氨基糖苷
环孢素	肾小管和输入小动脉血管收缩	钾增高，镁下降；肾小管酸中毒；水肿；高血压	蛋白尿	在治疗开始后几天到几个月肌酐升高	停药、透析是必要的；通常能完全恢复	间断测量药物浓度；监测肌酐、BUN 以及电解质
地吖醌 AZQ (Diaziquone)	肾小管和肾小球损伤	无尿、蛋白尿和肾小管酸中毒	蛋白尿	治疗后 5~10 天肌酐开始升高	停药、透析是必要的；通常能完全恢复	避免剂量 > 245 mg/m²

续表 1

药物	损伤类型	临床特征	尿液分析	毒性时间	治疗/结果	预防
硝酸镓 Galliumnitrate	肾小球病变	蛋白尿和偶尔氮质血症	蛋白尿	治疗期间或治疗后很短肌酐即可升高，随后初小蛋白尿	停药后通常能完全恢复	维持尿量大于 2 L/d；避免连续治疗7天剂量大于 $300\ mg/m^2\cdot d$
异环磷酰胺	急性肾小管损伤	少尿	气味淡	治疗后的1~2天内肌酐升高	支持性透析治疗：通常能完全恢复	少尿或许可以在顺铂之前增加：美司钠
白介素-2	肾前性氮质血症	少尿和低血压	蛋白尿和血尿	治疗期间肌酐升高	当肌酐超过 45 mg/dL 或大于 4.0 mg/dL 伴有酸中毒、水潴溜、高血钾：或当肌酐超过 1.5 mg/dL 并伴少尿。通常在治疗1~2周后恢复。	在肾性情况时给予多巴胺
甲氨蝶呤	急性肾小管损伤	少尿	气味淡	给药的 1~2 天内肌酐升高	高剂量甲酰四氢叶酸钙，大量水化以及碱化尿液	大量水化，尿液碱化，肾功能失常时适当减少药物剂量；避免应用氨基糖苷或者非甾体消炎药：给予甲酰四氢叶酸钙
光神(辉)霉素	急性肾小管损伤	突发肾衰竭	轻度蛋白尿	给药期间肌酐升高	停药；如果肾损伤完全恢复可以再次接受该药治疗	隔天给药；每天监测肌酐和 BUN

续表 2

药物	损伤类型	临床特征	尿液分析	毒性时间	治疗/结果	预防
丝裂霉素 C	肾脏血管病变	高血压和贫血	血尿、蛋白尿	在 2 mg 或者很大剂量时肌酐升高,多在开始治疗后 12 ~ 40 周开始	永久停药;SPA 免疫灌注和透析;恢复很难	累积剂量达到 60 mg 时停药
亚硝基脲	间质纤维化;肾小球硬化	迟发性并发症	气味淡	肌酐在治疗的数月或者数年后升高	支持性透析;通常能完全恢复	累积剂量达到 1200 mg/m² 时停止应用 BCNU
链佐星 streptozoun	肾小管损伤	蛋白尿,偶尔病情严重	蛋白尿;氨基酸尿	肌酐升高后可以出现蛋白尿	停药后通常能完全恢复	出现蛋白尿后停约;水化将不能预防肾损伤

BUN = 血尿素氮; SPA = staphylococcus protein A 葡萄球菌蛋白 A　BCNU = 卡氯芥

表 9-3　肿瘤化疗药物所致肾脏损伤的类型

病理类型	致病原因
急性肾小球肾炎	未发现
急性肾小管坏死	光辉霉素 Plicamycin　顺铂（?）
间质性肾炎	亚硝基脲
膜性肾小球肾炎（蛋白丢失）	硝酸镓　地吖醌 AZQ
肾小管性酸中毒	阿扎胞苷 5 - Azacytidine
肾血管炎	丝裂霉素 - C

(5 - Fu）以及 5 - 氮杂胞苷。其他药物：包括 α - 干扰素、白细胞介素 - 2 等。其引起肾脏损害的主要特点：顺铂与卡铂　顺铂是一种广谱抗肿瘤活性的高效抗肿瘤药物，在体内其蛋白结合率

高达90%，其主要由肾小球滤过并由肾小管重吸收及分泌，在近曲肾小管上皮细胞浆中顺铂浓度可高于血浆5倍以上。因顺铂含有金属铂，其体内代谢过程较慢。最初给药5天内仅27%～45%从尿中排出，完全消除需要更长的时间。顺铂的肾毒性呈剂量依赖性，有效治疗剂量接近中毒剂量，随着累积剂量逐渐增加，从50 mg/m^2 到200 mg/m^2 肾毒性的发生率呈线性上升。单一疗程肾毒性的发生率为25%～30%，多疗程时可达50%～75%。若与其他肾毒性药物如氨基糖苷类抗生素或异环磷酰胺（IFO）、甲氨蝶呤（MTX）、5－Fu等联合化疗时发生肾毒性的风险明显增加。顺铂引起肾毒性机制尚不完全清楚，有研究表明其参与脂质氧化反应，主要在近曲小管S段、远曲小管和集合管之间，引起这些部位的氧化损伤，并使肾小管细胞中具有抗氧化作用的谷胱

表9－4 药物相互作用提高肿瘤化疗药浓度或者增加肾脏毒性

卡铂	环磷酰胺和氨基糖苷类药物
顺铂	任何肾脏毒性药物
克拉屈滨 Cladribine（高剂量）	环磷酰胺
环孢素	任何肾脏毒性药物，万古霉素、马法兰（Melphalan）、cimedine、保钾利尿药、萘普生双氯芬酸钠（sulindac diclo fenac）、别嘌呤醇、细胞色素酶P－450抑制剂
异环磷酰胺	细胞色素酶P－450抑制剂
白介素－2	任何肾脏毒性药物
甲氨蝶呤	有机酸、青霉素、顺铂、NSAIDs
巯（基）嘌呤	别嘌呤醇
丝裂霉素	5－Fu相关的溶血性尿毒症综合征
喷司他丁	别嘌呤醇、α－干扰素
链左星	任何肾脏毒性药物
他克莫司	任何肾脏毒性药物、环胞素、顺铂

表 9-5 肿瘤化疗药物依据肾功能不全的剂量调整

博来霉素	肌酐清除率在 10~60 mL/min,减少剂量的 25%;清除率 < 10 mL/min 时,剂量减少 50%
卡铂	依据 Calvert 公式调整剂量　总剂量(mg) = (靶剂量 AUC) × (GFR + 25)
顺铂	肝酐清除率在 10~50 mL/min 时减少剂量的 25%;肌酐清除率小于 10 mg/min,减少剂量的 50%。一些临床医生提倡剂量不依赖肾功能的变化改变剂量。
环磷酰胺	肌酐清除率小于 10 ml/min;剂量减少 50%
红比霉素	肌酐大于 3 mg/dL 时剂量减少 50%
足叶乙甙	肌酐清除率在 15~50 ml/min:减少剂量 25%;肌酐清除率小于 15 ml/min 剂量应该进一步减少
马法兰Ⅳ	BUN > 30 mg/dl,减少剂量的 50%
链左星	肌酐清除率在 10~50 mL/min 时减少剂量 25%;肌酐清降率小于 10 mg/min,减少剂量的 50%
拓扑替肯	肌酐清除率在 20~39 mL/min 时减少剂量的 0.75 mg/m^2;肌酐清除率小于 10 mg/min,考虑不应用药物
硫鸟嘌呤	肾功能损害时应该减少剂量,但是没有固定的公式
巯(基)嘌呤	当应用别嘌呤醇时应该减少药物用量（一些临床医生不建议同时应用这些药物）
甲氨蝶呤	肌酐清除率在 30~60 ml/min 时减少剂量的 50%；肌酐清除率小于 30 ml/min 时，考虑不应用药物
Mithromycin	肌酐清除率在 10~60 mL/min 时减少剂量的 25%；肌酐清除率小于 10 ml/min，减少剂量的 50%
亚硝基脲	一些临床医生建议在肌酐清除率小于 60 ml/min 时不再给药

AUC = 药物曲线下面积　GFR = 肾小球虑过滤　BUN = 血尿素氮

苷肽转移酶数量减少。顺铂的肾脏毒性特征为肾小管间质损伤，出现肾小管性蛋白尿、尿酶增加，尿视黄醇结合蛋白增加是反映早期顺铂肾毒性的有效指标。肾脏病理改变为近曲肾小管细胞中可见透明小滴，肾小管坏死，间质水肿，肾小球及肾血管无明显损伤。临床表现呈多样性：多尿、尿酸化功能障碍、肾性失盐以及尿钾、钙、磷、镁排出增加和 Fanconi 综合征。其中尿镁排出尤为显著，临床可出现低镁血症，严重者伴有低钙血症、手足搐搦。研究发现，每 3 周接受顺铂剂量为 70 mg/m^2 的患者，低血镁发生率约 50%，一般在用药后 3 周出现，停药后数周内可恢复。部分病例低血镁可持续达数年。急性肾衰竭（ARF）常发生于用药后 1~2 周，大多在停药后可恢复。

预防和减少顺铂肾毒性的对策　（1）减少顺铂剂量和延长给药时间；（2）充分水化，在用药前、后充分补充血容量，使尿量维持在至少 100 ml/h，或顺铂剂量大于 100~200 mg/m^2 时加用小剂量速尿，以增加尿钠排泄；（3）将顺铂加入高张盐水中输注，其不改变顺铂的药代动力学，又增加了顺铂的耐受性；（4）同时应用自由基消除剂（N－乙酰半胱氨酸）、硫代硫酸钠和谷胱甘肽等。

卡铂是顺铂的同类物，1989 年应用于临床，比顺铂肾毒性低。单一剂量常为 400~500 mg/m^2，其肾毒性常出现在一次剂量大于 900 mg/m^2 或先前已用过顺铂治疗或同时接受其他肾毒性药物治疗的患者。低镁血症是其常见的临床表现，亦可有肾性失盐。

环磷酰胺（CTX）和异环磷酰胺（IFO）　环磷酰胺（CTX）的肾毒性主要是出血性膀胱炎和膀胱慢性纤维化。前者常见于儿童，表现为膀胱粘膜充血和溃疡，病变呈自限性和可逆性。慢性改变为纤维化。大剂量应用 CTX，40%病例可引起膀胱出血；部分可出现膀胱挛缩、严重尿道梗阻甚至发展成肾盂积水。在 CTX 剂量达 50 mg/kg 时，可引起远曲肾小管直接抗利尿作用，尿渗透压升高，临床表现为低钠血症，这种作用常在用药 24 小时后消退。异环磷酰胺（IFO）的肾毒性除出血性膀胱炎外，也可致肾小管损伤。在剂量达到 6 g/m^2 时尿酶增加，现已发现 β－2 微球蛋白和 Tamm - Horsfall 蛋白的增高有助于肾毒性的预测。当给药剂量在 8 ~ 18 g/m^2 时可发生肾小管性酸中毒和血肌酐升高。大多数肾毒性是可逆的，少数患者可发展为不可逆性的肾衰。使用 CTX 或 IFO 时应加强水化，加用小剂量甲基强的松龙、胃复安以减少胃肠道反应。硫乙磺酸钠（mesna）同时应用可减少出血性膀胱炎的发生。此外应注意药物的累积剂量以及远期肿瘤的发生。

亚硝脲类　亚硝脲类抗肿瘤药物包括链脲菌素（STZ）、环己亚硝脲（CCNU）、甲环亚硝脲（M - CCNU）和氯乙亚硝脲（BCNU）。STZ 每周 1 ~ 1.5% mg/m^2 的总量安全有效，若累积剂量 > 4.0 g/m^2 即有较高的肾毒性发生率，约 65% 使用者出现肾损害。STZ 肾毒性以肾小管损伤多见，且重于肾小球损伤，蛋白尿是首发症状，可出现急性肾小管坏死、各种小管功能异常，后者包括肾小管酸中毒、Faconi 综合征、肾性尿崩、持续性低磷血症和氮质血症等，有时可出现肾病综合征。若较长时间使用剂量 > 1.5 mg/m^2 时，可出现慢性肾脏损害，停药后其对肾脏的毒性作用仍可持续，以至发展为肾衰竭。大剂量使用其他亚硝脲类药物时可发生不可预测的肾损害，以 M - CCNU 最严重。M - CCNU 剂量 > 1400 mg/m^2 时即可引起肾损害。病理改变表现为肾小球硬化及间质淋巴细胞浸润和纤维化。临床过程常较隐匿，肾衰竭可发生于用药后的 3 ~ 5 年。严密监测肾功能有利于减少肾损害的发生。应严格控制累积剂量，如 STZ 应 < 1.5 mg/m^2，M - BCNU 应 < 1250 mg/m^2。

丝裂霉素　丝裂霉素对血管上皮有直接损害，可引起血栓性微血管病。丝裂霉素的肾毒性个体敏感性差异较大，发生率为 4% ~ 6%，呈剂量相关和累积相关，多疗程化疗累积剂量 > 60 mg/m^2（1.5 ~ 4.0 mg/m^2）或与其他药物如 5 - Fu 合用时肾毒性明显，一旦发生即不可逆转，出现蛋白尿、氮质血症，典型表现为溶血尿毒症综合征，包括血小板减少、微血管溶血性贫血和

ARF。肾脏病理主要表现为肾小球硬化，系膜溶解、毛细血管内血栓和出血及动脉内血栓形成和纤维素样坏死。血浆置换、免疫吸附可使血小板增加、微血管溶血改善，但对肾功能改善无帮助。

光辉霉素　光辉霉素常用剂量在25～50 ug/kg连续5天或是每周三次连续使用。肾毒性常发生于每天应用、疗程较长的病例中，发生率可达40%左右。主要为肾小管损伤，可累及近曲小管和远曲小管。病理改变为肾小管萎缩和上皮细胞坏死，肾小球常无明显损害。临床可有微量蛋白尿以及肾小管功能障碍的表现。光辉霉素被广泛地应用于治疗恶性肿瘤的高钙血症，在高钙血症时使用光辉霉素常没有肾毒性发生。

甲氨蝶呤　甲氨蝶呤（MTX）是抗代谢药物，以原形和7-羟基甲氨蝶呤代谢产物从肾小球滤过并由肾小管排泌。除非以往有基础肾脏病，常规剂量（70 mg/m^2）一般不引起肾毒性，大剂量（>200 mg/m^2）尤其在酸性尿中其代谢产物可沉积于肾小管形成结晶，引起肾内梗阻。但在部分肾衰竭病人中，未发现MTX代谢产物在肾小管沉积，有研究者推测MTX对入球小动脉有一持续血管收缩作用。临床上常表现为非少尿型ARF，应注意尿蛋白的出现和肾小管功能的检查。MTX与链脲霉素、NSAID和甲基苄肼联合应用时，肾毒性增加。

防治上要注意以下几点：（1）在GFR下降和老年人要减量使用MTX；（2）充分水化，使每日尿量大于3升；碱化尿液，使尿pH维持在7以上，对减少MTX的肾毒性尤为重要；（3）常规给予5-甲酰基四氢叶酸。也可使用MTX解毒剂-羧肽酶（CP-DG_2），其能迅速降低MTX的血液浓度；（4）一旦出现肾损害，可以用阳离子树脂进行的血液灌流。

阿糖胞嘧啶　阿糖胞嘧啶（CA）常用于治疗急性白血病和非霍奇金氏病。CA不单独应用，肾毒性并不依赖剂量，联合化疗时有肾功能不全（包括血肌酐升高和内生肌酐清除率下降）的患者肾脏病理观察中发现有明显的间质水肿、肾小管扩张和肾小管上皮细胞变平。故大剂量阿糖胞嘧啶与其他化疗药物联合应用时应注意肾功能的监测。

6－硫鸟嘌呤　6－硫鸟嘌呤的肾毒性与剂量有关，剂量＞800 mg/m^2 时可出现氮质血症。游离6－硫鸟嘌呤的应用可避免明显的肾毒性。

5－氟脲嘧啶　单独使用5－氟脲嘧啶（5－Fu）多不发生肾毒性，但合并其他药物如丝裂霉素治疗时，肾毒性发生率接近10%，死亡率高。临床呈二种类型，部分病人表现为溶血尿毒症综合征，因急性、爆发性肾衰竭常在3～4周内死亡。光镜和电镜检查显示肾脏有血管病变，动脉内膜增生和纤维蛋白血栓，间质纤维化、小管萎缩，广泛肾小球硬化。部分患者临床进展较慢，微血管溶血性贫血不明显，同样的病理变化但程度较轻。输血可加重溶血、血管内凝血，引起快速进展性肾衰竭和死亡。

5－氮杂胞苷　嘧啶类复合物，用于治疗非霍奇金氏淋巴瘤。90%从尿中排出，肾毒性主要为肾小管损害，表现有糖尿、磷酸盐尿、肾性失盐、肾小管性酸中毒及轻度氮质血症。这些常出现于用药的早期，停药后很快消失。

阿霉素　在动物实验中大剂量阿霉素（7.5 mg/kg或总剂量180 mg/m^2）可诱发阿霉素肾病。肾脏组织学检查显示：肾小球上皮细胞的足突融合、肾小管上皮细胞空泡变性和间质纤维化，临床呈大量蛋白尿、尿毒症和中毒性心肌病。通常发生在用药后的2个月内。

α－干扰素　重组白细胞α－干扰素近来广泛地用于肿瘤的治疗，有资料表明α－干扰素可引起可逆性的ARF和肾病综合征。组织学检查显示急性间质性肾炎与微小病变。肾脏改变可在用药后2周出现，停药10天内消失。

白细胞介素－2　白细胞介素－2是一种糖蛋白，具有杀死细胞的功能。大剂量肠道外给药时急性肾衰的发生率可达90%。

研究显示大剂量白细胞介素-2的快速静脉注入可引起肾血管收缩导致肾小球滤过率的下降。持续缓慢的输注、避免与非甾体抗炎药（NSAIDs）等药物同时应用等可降低肾毒性的发生率。

总之，肿瘤患者出现肾损害时，应多方面考虑其他相关因素，化疗药物的肾毒性仅为造成肿瘤病人肾脏损害的一个方面。避免药物性肾损害，首先要监测肾功能，在已有肾小球滤过率降低和老年人应予以减量；化疗时应认真水化；避免联合使用有肾毒性化疗药；注重掌握药物的累积剂量以及加强对肿瘤化疗病人的长期随访。

五、辅助检查

（一）化疗期间以及化疗后定期检查尿常规及肾功能是必要的，注意有无蛋白尿、血尿；有无肌酐、尿素氮的升高。

（二）观察尿蛋白的变化有助于早期确切地判断肾脏病变部位及程度。这主要包括尿β2-微球蛋白（β2-MG）、视黄醇结合蛋白（RBP）、白蛋白（Alb）、转铁蛋白（TRF）以及α2-巨球蛋白（α2-MG）。尿β2-微球蛋白是低分子蛋白，分子量11800 Mr，可以自由通过肾小球滤过膜，滤过的β2-微球蛋白其极大部分被近曲小管上皮细胞重吸收并分解代谢。尿RBP为低分子蛋白，分子量超过1200 Mr，是近曲小管的标志物。上述两项改变说明近曲小管功能障碍。尿Alb、TRF为中分子蛋白，分子量分别为68 000 Mr及76500 Mr，为肾小球标志物。尿α2-MG为高分子蛋白，分子量77万Mr，其中Alb和TRF直接反映肾小球通透性，升高说明肾小球损伤。而α2-MG升高说明肾小球基底膜严重受损。

六、肾脏损伤的预防与治疗

根据上述情况，对于肾脏损伤的不同类型以及特点，其治疗措施也有其针对性。

输尿管梗阻的患者为了预防肾脏衰竭，其治疗措施包括原发肿瘤的切除、肿瘤的放疗、化疗、支架治疗，同时为了避免急性肾脏衰竭的发生采取经皮肾脏造口术等。具体见相关梗阻的发生和治疗部分。

放射治疗引起的肾脏损伤的预防，首先确切了解肾脏对放疗的耐受性，注意放射治疗的耐受剂量；其次放疗时尽量避免对正常肾脏的损伤并且可以应用铅块等进行保护；再次应用现代的放射治疗设备和技术，如三维立体定向治疗、调强放疗等。

化学治疗中的肾脏损伤因化学药物的不同而不同，主要损伤类型包括出血性膀胱炎、肾小球、肾小管以及间接损伤等，治疗依据不同的药物采取的方法也不完全相同，详细可见化疗药物所致肾脏损伤及其特点部分见表9 2。这里主要强调以下几点：

（一）预防和减少顺铂肾毒性的对策

（1）减少顺铂剂量和延长给药时间；

（2）充分水化，在用药前、后充分补充血容量，使尿量维持在至少100 ml/h，或顺铂剂量大于100～200 mg/m^2时加用小剂量速尿，以增加尿钠排泄；

（3）将顺铂加入高张盐水中输注，其不改变顺铂的药代动力学，又增加了顺铂的耐受性；

（4）同时应用自由基清除剂（N－乙酰半胱氨酸）、硫代硫酸钠和谷胱甘肽等。

（二）环磷酰胺（CTX）和异环磷酰胺（IFO）导致出血性膀胱炎的预防

使用CTX或IFO时应加强水化，加用小剂量甲基强的松龙、胃复安以减少胃肠道反应。巯乙磺酸钠（mesna）同时应用可减少出血性膀胱炎的发生。对于常规环磷酰胺化疗的患者，化疗时大量喝水即可避免出血性膀胱炎的发生。而异环磷酰胺通常需要静脉水化和尿路保护剂。在异环磷酰胺给药前15分钟、之后4、8小时分别给美司钠（mesna），其每次应用剂量为异环磷酰胺的20%，总量为IFO的60%。或者美司钠以100% IFO的剂量持续给药，其维持时间应达到异环磷酰胺给药后的4~8小时。就环磷酰胺而言，大剂量化疗时给予美司钠是有益的，其剂量为CTX的60%~160%，分3~5次或者持续给药。此外应注意药物的累积剂量以及远期肿瘤的发生。

（三）大剂量甲氨蝶呤（MTX）肾脏毒性的预防和治疗

（1）在GFR下降和老年人要减量使用MTX；

（2）充分水化，使每日尿量大于3升；碱化尿液，使尿pH维持在7以上，对减少MTX的肾毒性尤为重要；

（3）常规给予5-甲酰基四氢叶酸。也可使用MTX解毒剂-羧肽酶（$CPDG_2$），其能迅速降低MTX的血液浓度；

（4）一旦出现肾损害，可以用阳离子树脂进行血液灌流。

（四）目前临床上还应用肾脏的保护剂

阿米福汀（amifostine）是美国FDA批准上市的第一个泛细胞保护剂（pan cytoprotective agent），又称WR-2721，最初是作为放射保护剂。它是一种前体药，在组织中被细胞膜结合的碱性磷酸酶水解脱磷酸后变成活性代谢产物，进而保护正常组织免受化疗引起的细胞损害。

冬虫夏草对药物肾毒性作用底保护已在几年前对庆大霉素引起肾损伤的保护作用中得到研究，其中主要作用是使NAG酶、溶解酶排泄减少，延迟蛋白尿出现，减轻肾脏功能损害。主要表现在肾小管保钠功能相对较完善，肾小球滤过率保持在较高水平，平均动脉压接近正常。其机制可能是与其减轻肾小管细胞溶解体毒性损伤，保护细胞膜 Na^+-K^+-ATP 酶和减少细胞脂质过氧化的作用有关。冬虫夏草可以改善肾脏的代谢及转运机能，有利于受损细胞的修复。人工虫草具有促进损伤及坏死后的肾小管细胞修复再生的治疗作用，促进肾内表皮生长因子（EGF）的产生，从而加速肾小管细胞的再生与修复，加快肾功能的恢复。

总之肿瘤患者出现肾损害时，应多方面考虑相关因素，化疗药物的肾毒性仅为病人肾脏损害的一个方面。避免药物性肾损害，首先要监测肾功能，在已有肾小球滤过率降低和老年人应予以减量；化疗时应很好水化；避免联合使用有肾毒性化疗药；注重掌握药物的累积剂量以及加强对肿瘤化疗病人的长期随访。对于其他药物以及上述药物导致患者严重肾功能不全时，血液透析或者是血液滤过是必要。

（曹宝山　马力文）

第10章　心脏功能损伤与康复

虽然抗肿瘤治疗中的心血管毒性发生率较低，但放化疗相关的心脏毒性可以限制治疗的剂量和时间，某些副作用严重地影响短期和长期的生活质量，甚至威胁生命。对减少及预防心脏毒性的出现，有着重要的临床意义。

一、正常的心脏结构与功能

心脏是血液循环的动力器官，位于胸腔内，膈肌的上方，二肺之间，为心包所包裹，约三分之二在中线左侧，三分之一在中线右侧。心脏在人体中占有极为重要的位置。右半心偏于前方，左半心偏于后方。

正常心脏解剖结构，由上部的房中隔和下部的室间隔将心脏分成互不相通的左、右两半。左、右两半又分别被左、右房室口及周围的瓣膜分为上部的心房和下部的心室。因此，心脏可分为四个腔，即右心室、左心室、右心房和左心房。通过左半心的是动肺血，通过右半心的是静脉血。

左心房有四个肺静脉开口，接受左、右肺两条静脉的血液(动脉血)；下面有一个左房室口，当其收缩时通过左房室口将血液射入左心室。左心室接受左心房的血液，收缩时把血液泵入主动脉，推动大循环。左心室壁最厚，约为右心室壁的3倍。在左心房和左心室结构中有二尖瓣，在左室和主动脉结构中有主动脉瓣，心脏瓣膜起到单向阀门的作用。

右心房接受全身流回心脏的静脉血，收缩时把血液压入右心室。右心房内腔的上方和下方，分别为上、下腔静脉口，是心脏自身血液回流入心之处。右心室接受右心房的血液，收缩时把血液压入肺动脉内。在房室口周围有三尖瓣，有防止右心室内的血液向右心房逆流的作用。

心血管系统是由心脏、动脉、毛细血管及静脉组成的一个封闭的运输系统。由心脏不停的跳动、提供动力推动血液在其中循环流动，为机体的各种细胞提供了赖以生存的物质，包括营养物质和氧气，也带走了细胞代谢的产物二氧化碳。同时许多激素及其他信息物质也通过血液运输得以到达其靶器官，以此协调整个机体的功能，因此，维持血液循环系统于良好的工作状态，是机体得以生存的条件，而其中的核心是将血压维持在正常水平。

人体的循环系统由体循环和肺循环两部分组成。

体循环开始于左心室。血液从左心室搏出后，流经主动脉及其派生的若干动脉分支，将血液送入相应的器官。动脉再经多次分支，管径逐渐变细，血管数目逐渐增多，最终到达毛细血管，在此处通过细胞间液同组织细胞进行物质交换。血液中的氧和营养物质被组织吸收，而组织中的二氧化碳和其他代谢产物进入血液中，变为静脉血。此间静脉管径逐渐变粗，数目逐渐减少，直到最后所有静脉均汇集到上腔静脉和下腔静脉，血液即由此回到左心房，从而完成了体循环过程。

肺循环自右心室开始。静脉血被右心室搏出，经肺动脉到达肺泡周围的毛细血管网，在此排出二氧化碳，吸收新鲜氧气，变静脉血为动脉血，然后再经肺静脉流回左心房。左心房的血再入左心室，又经大循环遍布全身。这样血液通过体循环和肺循环不断地运转，完成了人体血液循环的重要任务。

二、心脏损伤的临床表现

目前研究显示许多抗癌药物具有心脏毒性，按导致心脏损伤出现时间分为三型：急性、亚急性和慢性损伤。

(一)急性和亚急性表现

不常见，持续时间短。一般在用药期间或用药后数天内发生，在治疗停止后几天内恢复，但 ST－T 段及 T 波异常有时也可能持续 1～2 个月。心电图异常变化的发生率为 41%，与阿霉素应用的总剂量无关，可发生于各种不同剂量。

1. 阿霉素、柔红霉素　可以表现为非特异性心电图变化，如出现 ST－T 改变、QRS 波下降、心律失常（窦性心动过速、室上性心律失常、室性及房性期前收缩）、QT 间期延长等，传导异常很少见。柔红霉素累积量达 60～180 mg/m^2 后，距最后一次给药 1～23 天可发生心包炎－心肌综合征，表现为心律失常、严重的心肌功能失调，可诱发充血性心力衰竭而死亡。柔红霉素及阿霉素可引起心肌缺血及心肌梗死，常在用药后数小时内出现类似心绞痛的状症，老年人尤其既往有冠状动脉供血不足的患者易于发生。

2. 环磷酰胺　一般低剂量对心脏无明显的损伤作用，而单次大剂量应用尤其是在骨髓移植下应用超过高剂量时则可产生严重的心脏毒性，包括急性、亚急性毒性和慢性心肌病。

环磷酰胺心脏毒性的心电图改变为 QRS 低电压、Q－T 间期延长及 T 波低平等非特异性改变。多数心包炎、心肌炎发生在环磷酰胺剂量为 135～275 mg/kg，偶尔在 90～120 mg/kg，通常在连续用药 4～6 天，停药后 2 周左右出现。单纯心包炎的预后明显优于同时出现心包炎－心肌炎。Cazin 等曾报告 63 例骨髓移植的癌症患者，接受含有高剂量环磷酰胺的联合化疗，对发生致死性心肌毒性的病例追踪观察的结果表明，单纯心包炎患者的生存期 6～79 个月，而心包炎－心肌炎者仅 7～16 天。心肌病变通常伴有浆液性纤维蛋白性心包炎和毛细血管壁改变，含有高浓度细胞毒性代谢产物的血液漏出，发生出血性心肌损害、纤维蛋白沉积以及多灶性坏死区域，最终导致充血性心力衰竭而致死。电镜观察显示心肌细胞核及细胞内的细胞器发生损伤性改变。

3. 氟脲嘧啶 心脏毒性主要是心肌缺血，严重者可发展为心肌梗死。心电图改变为 QRS 低电压，T 波低平，S－T 段下移等，临床主要表现为胸骨后疼痛，多在用药后 6 小时出现，胸痛在单次用药后 3～4 小时或连续数日静脉输注时第三或第四天发生。与氟脲嘧啶心脏毒性产生的有关危险因素包括年龄、性别、放疗、同时应用其他心脏毒性药物以及患者原先患有心脏疾病等。据文献报告，有心脏病史者，氟脲嘧啶的心脏毒性发生率为 4.5%～15.1%，而无心脏病史者为 1.1%～1.5%。另有报道显示 5－Fu 引起的心脏毒性占 1.6%～7.6%，Labianca 等发现 1083 例不同肿瘤经 5－Fu 治疗后，发生 5－Fu 相关的心脏病有 17 例，其中 15 例是心绞痛，日本学者 Tokoyama 等发现 5－Fu 所致的心绞痛呈非剂量依赖性。由于 5－Fu 广泛用于胃肠恶性肿瘤的治疗，人们要注意其化疗毒性的心脏损伤。

4. 紫杉醇 常规剂量即可引起多种多样的心脏毒性

(1) 心动过缓 最为常见。一般无临床症状，紫杉醇输注期间进行连续心电图监测显示其发生率为 30%，对以往心脏正常者无临床意义；

(2) 心脏传导阻滞 通常无临床症状，并可完全恢复。对 198 例患者的监测结果表明，Ⅱ～Ⅲ 度的传导阻滞发生率为 2%，Ⅰ 度间断性传导阻滞发生率为 25%（22/89）；

(3) 室性心律失常 在输注紫杉醇后 1～24 小时（平均 12 小时）可发生间断性室性心律失常和心室纤颤，发生率为 0.25%；

(4) 房性心律失常 包括房颤、房扑和室上性心动过速，发生率 0.24%，患者多有房性心律失常病史；

(5) 心肌缺血与心肌梗死 对 3 400 例的观察结果显示，4～5 级的心肌缺血发生率为 0.29%，有时由于紫杉醇可引起严重的变态反应，应用肾上腺素而引起心电图出现缺血改变，多数患者有心脏病史；

(6) 目前尚未证实紫杉醇具有累积性心脏毒性 但不能排除，仍需进一步观察。

5. 单克隆抗体赫塞汀（Trastuzumab. Herceptin） 治疗 Her-2 过表达的乳腺癌取得较好疗效的同时，也发现其预想不到的副作用如心功能衰竭（表 10-1）。增加心脏毒性的危险因素有应用蒽环类药物史者及年龄大于 60 岁者。大多数发生Ⅲ~Ⅳ级 CHF 的病人经药物治疗后得以改善，赫塞汀相关的心脏毒性预后优于蒽环类相关的心脏毒性。以前经蒽环类药物治疗的病人，在赫塞汀单药治疗中也出现心功能衰竭。

表 10-1 赫塞汀相关的心脏毒性

治疗	阶段	前期蒽环类治疗	病例数	心功不全	3~4 级充血性心衰
阿霉素+环磷酰胺	一线	0	135	8	3
阿霉素+环磷酰胺+赫塞汀			143	27	16
紫杉醇	一线	100	95	1	1
紫杉醇+赫塞汀			91	13	2
赫塞汀(单独)(650G)	一线	51	113	0.8	0
赫塞汀(649G)	二线	94	213	7	5

急性心脏毒性的机理可能与下列因素有关 ① 与剂量有关的组织胺浓度升高，可导致心律失常、心肌细胞损伤和低血压；② 抑制心肌鸟苷酸化酶的活性，使 c-GMP 的浓度降低，c-AMP/c-GMP 比值升高，引起心律不齐和细胞损伤；③ 与药物的刺激性作用有关，引起类似肾上腺素的刺激作用及血管痉挛。

(二) 慢性心肌病

与化疗药物累积剂量有关，一旦发生，通常为不可逆性。起病快，进展迅速，可以出现对治疗的耐受，严重者可致死亡，发生率通常在 1%~2%（其中非致死性心肌病占 0.4%，致死性心肌病约占1.2%），死亡率与心脏受损伤的程度呈正相关。阿霉素总剂量低于500 mg/m^{2}时可避免致死性心脏毒性。

一般慢性心肌病可分为亚临床心肌病、非致死性心肌病和致死性心肌病三种。

亚临床心脏毒性很常见，化疗药物常规剂量下约有一半的患者在治疗后6~8个月发生，患者可无任何症状，仅在同位素血池扫描时发现心脏功能受损。但有研究显示即使ADM累积量低于350 mg/m^2，左心室射血分数（left ventricular ejection fraction，LVEF）也可降至15%~20%。

非致死性心肌病可表现为低血压、窦性心动过速或过缓、心室肥大、心房性早搏、预激征候群或心肌劳损等。

致死性心肌病则主要为充血性心力衰竭（congective heart failure，CHF），发生率显著低于亚临床心脏毒性。CHF的发生很少有前驱症状，常常急剧性发作，出现窦性心动过速，呼吸困难，肝肿大，肺水肿，胸腔积液和全身水肿等。心衰的出现时间一般在阿霉素最后一次用药后第9~192天（平均34天），2天后（1~10天）即可死亡。心电图的改变为T波平坦或倒置，QRS的绝对面积减少40%以上，射血前期与左室射血期之比明显增加，并可出现室上性阵发性心动过速、室上性后室性期前收缩，心室内传导障碍等急性或亚急性心电图改变。

1. 异环磷酰胺　心脏毒性报道的较少，剂量6.25~10 g/m^{2}连用3~5天，可出现房颤、心电图异常和脉搏减慢。Quezado曾报道52例在骨髓移植下大剂量应用IFO，结果9例发生CHF。

2. MMC　单药应用时极少引起心脏毒性，但与蒽环类药物联合应用时可使心脏毒性的发生率增加。可能与超氧化物和过氧化氢有关。一般剂量达30 mg/m^{2}时的发生率低于10%。

3. 胺苯吖啶　以往接受过各种抗癌药物尤其是蒽环类抗肿瘤抗生素的患者，胺苯吖啶所致充血性心力衰竭的发生率为0.2%，而初治者无一例发生。CHF多在末次用药后16天发生，死亡率43%（6/14）。另有报告胺苯吖啶治疗后可发生急性心肌梗死。

4.DDP 心脏毒性主要表现为心电图改变。通常认为是在应用DDP输液量大并进行利尿等措施导致电解质紊乱所致。

5.干扰素 心脏毒性发生率较高，对α、α2、β、γ-干扰素共432例Ⅰ期临床试验结果发现，10%的患者出现心脏毒性。主要表现为心律失常、房室传导阻滞等。与年龄、用药次数、累积量无明显关系。但有心脏病史者易于发生，多在用药5周内发生。长期应用后有发生心肌病的可能。干扰素心脏毒性的发生机制尚不十分明确。

6.其他

硫唑嘌呤、甲氨蝶呤、氮芥 可引起房颤、心动过速等心律失常。阿糖胞苷、博莱霉素、更生霉素 可能与心包炎的发生有关。长春碱类、足叶乙甙 能引起冠状动脉血管痉挛，产生心肌缺血、心绞痛甚至心肌梗死。总的来讲，这些药物的心肌毒性很低，临床多是散在个例报告，而且通常合并其他导致心脏毒性的因素存在，临床意义不大。

三、心脏损伤产生的机制

1.蒽环类抗肿瘤药物引起心肌损害的机制尚不十分清楚，目前已知有以下几种 ① 阿霉素引起的心脏毒性与其所产生的自由基、过氧化脂质有关，阿霉素与Fe^{3+}有很强的亲合力，可形成阿霉素-铁复合物，而Fe^{3+}-ADM复合物可以损伤细胞膜，交联DNA；② 抑制心肌细胞Na^{+}-K^{+}-ATP酶的活性及钾离子的运输；③ 抑制心肌细胞的核酸代谢；④ 抗心脏自身免疫反应；⑤ 抑制细胞呼吸；⑥ 作用于细胞膜上的受体（包括钙离子通道），改变细胞膜的流动性；⑦ 螯合二价阳离子，引起多种微量元素比例失调；⑧ 抑制HMM-肌动蛋白-Mg^{2+}-ATP酶反应；⑨ 抑制心脏变性球蛋白还原酶。

2. 环磷酰胺引起心脏毒性的机制尚不完全清楚，但与蒽环类心脏毒性的机制有所不同，无明显的蓄积性。CTX 本身无抗肿瘤作用，亦无毒性。在体内首先被混合功能氧化酶（主要为 P 450）氧化为 4 – 羟基 – 环磷酰胺，后者又代谢为丙烯醛和磷酰胺氮芥。丙烯醛在体内及体外均可与 P 450 发生作用，使之变性，是产生心、肺毒性的主要原因。

高剂量的环磷酰胺的剂量限制性毒性是可使少部分病人致死的心脏毒性。高剂量环磷酰胺相关的心脏毒性的病理生理仍不明确。研究显示高剂量环磷酰胺所致的心功能衰竭初始表现为轻度左室舒张顺从性降低的间质水肿；病人尸检研究显示其诱导心脏毒性主要原因是心肌细胞出血性死亡和间质水肿，而不是心肌细胞膜的损伤。

3. 与 ADM 不同，5 – Fu 的心脏毒性与其累积量无关，停用 5 – Fu 后多数可迅速得到缓解。关于 5 – Fu 产生心脏毒性的机制可能为：① 心肌细胞对 5 – Fu 较敏感，且 5 – Fu 对心肌细胞有直接的损害；② 5 – Fu 与心肌细胞结合形成复合物，引起自身免疫反应；③ 5 – Fu 促进血管活性物质释放，引起冠状动脉血管痉挛。

4. 紫杉醇心脏毒性的发生机制尚不十分明确，可能与药物本身的其赋形剂 Cremphor 有一定关系。

5. 赫塞汀诱导心力衰竭的机制尚不清楚，但人们认为组织学特点与阿霉素相关的心脏毒性无关，没有证据显示赫塞汀和阿霉素之间有药代动力学的影响。然而，一些证据显示上皮生长因子家族在心肌细胞的生理学和发育中起到重要作用。大规模临床试验过程中，一部分病人出现心功能衰竭的症状和体征，蒽环类药物使其加重。这种心脏毒性的机制尚不清楚。

四、化疗心脏损伤的监测

化疗药物治疗期间，对心脏状况进行监测的目的在于预测和防止充血性心力衰竭的发生。心脏毒性的监测手段很多，包括心电图、心脏酶学检测、心脏血池扫描、超声心动图以及心肌或心内膜活检等。理想的监测方法应具有以下特点：特异性、准确性高，对人体损伤小及在临床易于普及开展。

（一）左室射血分数的监测

左室射血分数（LVEF）即心搏出量与左心室末期容积的百分比，健康成人的 LVEF 为 55% ~ 65%。当心脏在正常范围工作时，左心室射血分数基本不变，当左心室功能减退时，搏出量可能与正常人无明显差别或仅略有下降，而此时的 LVEF 却可明显下降。因此 LVEF 作为评估阿霉素心肌毒性的指标极有价值，可以及时发现临床前期的心脏功能改变，确立心肌受损程度，有效地指导阿霉素的临床应用。

对于 LVEF 基数正常（即 LVEF≥50%）的患者 ① 阿霉素累积量达 250 ~ 300 mg/m^2 时行第 2 次测定 LVEF；② 累积量达 450 mg/m^2 或 400 mg/m^2 但存在相关危险因素时行第 3 次测定 LVEF；③ 之后每次应用阿霉素前均需测定；④ 如果 LVEF 基数≤50%，或着绝对值下降≥10%，则需要停用阿霉素。

放射性核素心脏血池扫描技术是首选方法，其特异性及准确性高，可以发现亚临床期心脏收缩功能的异常变化，临床易于开展。

Schwartz 等对 282 例接受阿霉素治疗并具有高危 CHF 的患者采用放射性核素血池扫描监测 LVEF，结果发现，按照上述原则用药后 CHF 的发生率为 3%，而未遵循者的发生率为 21%。

超声心动图有时也可用于左心室射血分数的测定，但其准确性较低，并且易受人为因素的干扰。

（二）多普勒超声心动图

在蒽环类药物应用前及化疗后的长期随访过程中，多普勒超声心动图是一个有价值的心脏功能评估工具。对于心室舒张期的各种参数包括等容舒张期速度及快速充盈期速度，多普勒超声心动图均可灵敏地测定，从而可以早期发现蒽环类药物引起的心肌功能损害。尤其近年来随着计算机技术的迅速发展，对多普勒超声心动图在临床上更为普及、更为精确地应用提供了极大的帮助。

（三）心内膜活检

通过心导管技术获取心内膜或心肌组织在光镜下观察，根据心肌细胞的病理形态学改变对阿霉素所致的心脏毒性进行评估，既能够及早发现亚临床毒性，又能与其他原因的心脏损伤相区别，是最为精确的监测手段。该方法的缺点是创伤性大，有可致死性，致死率低于1%，而且临床不易开展，应用受到限制，检查所需的费用也高。Bristow等依据心内膜活检结果及右心导管的观察，将78例患者根据可能发生CHF的危险程度分成低度、中度和高度三组，结果CHF的发生率在低危组为3.2%（1/31），中危组为12.5%（2/16），而高危组则高达45.2%（14/31）。

（四）心电图及心脏酶学变化

在通常情况下，阿霉素心脏毒性的心电图及酶学变化是非特异性的，任何原因引起的心脏异常均可显示，并不能表明心肌受损程度。因此，在慢性心肌病的监测及防止发生CHF方面无多大价值。但是对于治疗前心电图正常的患者，如果用药后出现异常改变，可以结合临床情况提示有产生心肌毒性的可能，药物所致心电图异常变化的发生率一般在11%左右。6个肢体导联QRS波群的绝对值在治疗中降低30%～40%以上时，应立即停药；如果在治疗后降低超过30%，应采取积极的保护心肌措施并密切观察。

（五）肌钙蛋白的测定

虽然常规的心脏影像学研究（如超声心动或multiple gated acquisition scans扫描）可以确定心肌功能不全的亚临床证据，但可利用的资料不支持它们用于癌症治疗期间无症状病人的监测。其他方式如核医学闪烁扫描法用^{111}铟抗肌球蛋白抗体和心内膜心肌的活检已经显示在确定早期心脏损伤的有效方法，但如常规应用则会受到可行性和费用的限制。因此，人们的兴趣在于应用简单的、可以反复进行的方法以判定病人治疗诱导的心脏损伤的危险性。资料显示循环标记物如肌钙蛋白利钠肽可以有效地达到这个目的。近年来发现肌钙蛋白（Tropin T）水平的变化对检测心肌细胞的损害具有很高的敏感性，在LVEF、多普勒超声心动图甚至心内膜活检发现心肌组织病理学变化之前，血清Tropin T的水平便已经开始升高，为心肌缺血病人提供诊断和预后的信息。其水平的升高可同样与蒽环类诱导的心肌损伤相关，虽然血浆水平仅有低度升高（明显低于缺血相关的水平），但可持续存在于蒽环类应用后数周或数月。当前的临床试验正在评价这些标记物在预示早期和晚期心脏损伤作用以及蒽环类和trastuzumab相关的临床和亚临床的损伤。

五、防治对策

通过改变给药的方案、考虑危险因素选择病人、化疗期间严密地监测心脏、应用低毒性的阿霉素类似物及质脂体形式可以减少将来心脏病发生的频率。

（一）控制诱发心脏毒性的危险因素

1. 化疗前有心脏病、高血压病史者，增加心脏毒性发生的机会　用药期前后进行的心电图监测，以了解治疗后心电图是否有变化。控制血压在正常范围。

2. 控制剂量　临床明显的阿霉素心肌病与其累积量有关，

累积量越高，发生率迅速上升。累积量为450 mg/m² 时，心肌病极少发生，550 mg/m² 时为7%，600 mg/m² 时为15%，而累积量700 mg/m² 则高达30%～40%。因此严格、恰当地限制药物的累积剂量是防止CHF发生的主要措施。

3. 改变用药方式　临床研究及心内膜活检结果表明，在累积量相同状况下，间歇性大剂量（每3周1次）应用阿霉素的心脏毒性显著高于小剂量持续应用阿霉素（每周1次）的心脏毒性，见表10－2；静脉输注阿霉素比静脉注射的心脏毒性低。所以通过以下两种方式变更用药方式　①延长静脉给药时间；②常规每3周1次ADM用量分割为每周用药。上述研究结果显示ADM用药方式改变后，不仅心脏毒性降低，而且血液毒性及消化道毒性也有不同程度的改善。

表10－2　阿霉素的应用方式及累积量与心脏毒性发生率的关系

应用方式	累积量（mg/m²）	临床CHF（%）	LVEF（%）
间歇性大剂量	200～300	1～2	15～20
（每3周1次）	400～500	2.5～5	28～57
	500～650	8～16	54～77
	650～800		
	>800		
持续性小剂量	200～350	0.3～0.5	
（每周1次）	400～500	0.7～1.3	
	500～650	1.5～4.5	
	650～800	4.4～13	
	>800	>17	

4. 减少心脏受照　心脏毒性的真正危险可能与胸部和纵膈的放疗相关，放疗可以增加化疗诱导的毒性。在应用阿霉素的同时进行心脏/纵隔放疗，或以往有心脏/纵隔放疗史者，充血性心

力衰竭的发生率显著升高，心内膜活检的结果也支持这一结论。心脏区域曾接受过放疗者，任何剂量的阿霉素均可导致心肌病的发生，而且即使在放疗后多年，再应用阿霉素时，也有可能产生“放射回忆”现象，使心脏损伤加重，心内膜活检发现的阿霉素引起毛细血管内皮细胞损伤大体类似急性放射毒性效果，即是这种“放射回忆”现象的一部分。另外，接受放疗与化疗的患者，心肌中的小动脉及小静脉基底膜增厚，影响心肌的血液供应。然而，随着现代治疗技术的应用，放疗所致的心脏病已不常见。

286例Ⅰ或Ⅱ霍奇金病患者化疗后3~4周接受放疗，应用的方案有NOVP 161例，MOPP 67例，ABVD 19例，CVPP/ABDIC 18例，及其他方案21例，患者接受1-8（中位3）周期诱导化疗，中位放疗剂量是40.0 Gy/20 d/2.0-Gy，15年冠状动脉疾病危险率为4.1%。

5. 心脏病与高血压　既往患有心脏疾病或高血压者，应用阿霉素等蒽环类抗肿瘤抗生素易于发生CHF，应给予严密监测。

6. 对于LVEF基数异常（LVEF 30%~50%）的患者应采取措施　① 不论是否存在危险因素，每次应用阿霉素前均需监测；② 如果LVEF基数≤30%或绝对值下降≥10%，则停用阿霉素。

7. 与其他抗癌药物联合应用　目前临床上采用的化疗方案多为二药或三药联合应用，除蒽环类抗生素外，许多其他抗癌药物对心脏也有一定的损害作用（见附录）。因此阿霉素与MMC、BLM、CTX、5-Fu、PTX、taxols等联合应用时，应考虑到有心脏毒性叠加的可能。

蒽环类和紫杉类是治疗乳腺癌最为有效的药物，研究显示它们的联合具有安全、有效。尤其是阿霉素和紫杉醇的联合在剂量和给药方式上已经进行几种研究Gianni等报告用阿霉素（60 mg/m^2）静脉注射后15分钟静脉点滴紫杉醇（125~200 mg/m^2）3小时，反应率（RR）为94%，完全缓解率（CR）为41%；Gehl等用相似的剂量和方法证实RR为83%，CR为24%。不幸的是两

附录：具有心脏毒性的抗肿瘤药物

药　　物	急性－亚急性毒性			慢性毒性
	心律失常	心包炎	心肌缺血	心肌病
胺苯吖啶	+		±	+
博苹霉素		±	+	
硫唑嘌呤	±			
环磷酰胺		+		+
白消安				±
阿糖胞苷		±		
更生霉素		±		
柔红霉素	+	+	+	+
善唯达	+	+	+	+
阿霉素	+	+	+	+
表阿霉素	+	+	+	+
米托蒽醌	+	+	+	+
吡喃阿霉素	+	+	+	+
阿克拉霉素	+	+	+	+
足叶乙甙			±	
氟脲啶嘧			+	
白细胞介素－2			+	
氮芥	±			
卡氮芥	+	+		
甲氨蝶呤	±			
放疗	+	+	|	+
长春花碱			+	
长春新碱			+	
长春地辛			+	
紫杉醇	+		+	
异环磷酰胺		+		
泰索帝	+		+	
干扰素－α			+	

注：＋：肯定有关；＋/－：报告例数少。

组研究出现不可接受的 CHF 事件为 21%，两组中位累积剂量超过 360 mg/m^2。其原因可能是紫杉醇减少阿霉素的清除，使其血药浓度增加 30%。Sharon 等报告阿霉素剂量超过 360 mg/m^2，两药联合后出现不可接受的心脏危险性。一项Ⅲ期临床研究证实在阿霉素剂量不超过 360 mg/m^2，阿霉素与紫杉醇联合治疗转移性乳腺癌没有过多的心脏毒性出现。回顾性分析显示限制阿霉素剂量小于 360 mg/m^2，两药联合治疗指数增加 CHF 危险率减少（<5%）。另有几个研究显示阿霉素和紫杉醇间隔 4～24 小时给予，即使阿霉素的剂量限制在 400 mg/m^2，CHF 发生率没有明显高于阿霉素单药。

8. 阿霉素衍生物的临床应用　阿克拉霉素、表阿霉素、吡喃阿霉素、米托蒽醌等。研究显示这些类似物均有不同程度的心脏毒性，但却明显低于阿霉素和柔红霉素，而且发生心脏毒性的累积量远远高于阿霉素。表阿霉素、idarubicin and mitoxantrone 已经用于临床实践。另外，质脂体蒽环类是一种新一类的药物，可以结合更特异的器官的蒽环类靶，从而产生较少的心脏毒性。

（二）心脏保护性药物

1. 氨磷汀（Amifosine）　该药是一种前体药物，本身并无细胞保护作用。在体内与细胞膜结合后，经碱性磷酸脂合成酶作用发生脱磷酸化，变为含有巯基的活性型代谢产物 WR 1065，后者被摄入细胞内而起到细胞保护作用。其可能机制为 ① 清除自由基，使细胞毒性药物失活；② 减少溶解氧的利用度；③ 灭活反应簇（供 H+）；④ 防止或逆转 DDP－DNA 加合物的形成；⑤ 促进 DNA 的修复。正常细胞内碱性磷酸脂合成酶的含量远远高于肿瘤细胞内的含量，所以正常细胞内的活性型 WR 1065 浓度更高，而且碱性磷酸脂合成酶的活性在一定程度上依赖于组织微环境的 pH 值，与肿瘤局部较低的 pH 值相比，正常组织周围的中毒 pH 值更有利于该酶发挥作用。

基础研究显示氨磷汀进入体内后 ① 可迅速自血液系统清除，在用药后 5 分钟血药浓度达到最高，30 分钟后下降 10 倍；② 在正常组织中以可溶性高氯酸形式迅速出现，尤以在肝、肾组织中的浓度最高，其次为心脏和小肠。氨磷汀能够显著增强在正常组织尤其是造血组织对放射线的抗性，同时能够明显减轻细胞毒化疗药物的血液毒性、肾毒性、消化道毒性等，对机体多种组织器官具有保护性作用，研究证实氨磷汀单用或与硒联合应用能够明显预防阿霉素心脏损害。

2. 双内酰胺类化合物　早期发现的双内酰胺类化合物为 ICRF-159，具有抗转移、增强疗效，降低蒽环类抗肿瘤抗生素毒性作用。ICRF-187 则是 ICRF-159 的右旋同分异构体，可降低阿霉素的心脏毒性，其机制尚不十分清楚，可能的机制为 ①通过其开环水解产物 ECRF-198 的结构络合金属离子，迅速地清除与阿霉素结合的三价铁离子和二价铜离子。ICRF-187 本身也可产生以上反应，但速度较慢。两者均能有效地阻止由于三价铁-阿霉素复合物的诱导而产生的亚线粒体细胞色素 C 氧化酶活性的丧失，同时使细胞内亚铁离子浓度下降；② 通过清除自由基，使阿霉素诱导产生的氢氧根离子生成减少，从而减轻阿霉素的心脏毒性。ICRF-187 在减低阿霉素心脏毒性的同时，不影响其抗肿瘤效果。

对应用阿霉素化疗后有希望生存几十年的儿童来说，预防其毒性非常重要。多数人的兴趣集中在蒽环类与另一药物协同给药以减少心脏的毒性。众所周知，蒽环类螯合的铁和 DOX-铁的联合体催化大量的氢氧基形成。许多药物如 dexrazoxane（DEX）可以祛除 DOX 中的铁，已经开始研究蒽环类抗生素的心脏保护剂。

DEX 是一种非极性化合物，容易穿透细胞膜，在细胞内发生酶催化和非酶催化水解反应，产生两种单环开环中间体和双环开环的终产物（ADR-925），ADR-925 的结构与螯合剂 EDTA 相似。3 种水解产物均易与多种金属离子产生螯合作用，不仅可以与游离态铁离子螯合，而且可以从 Fe^{3+} -蒽环类药螯合物中夺取 Fe^{3+}，从而减少位点特异性氧自由基的产生，进而抑制蒽环类药物的心脏毒性。多项研究显示，Fe^{3+} -蒽环类药螯合物直接促进了 EDX 的水解，Fe^{2+}（高达 6 000 倍）、Fe^{3+}（达 8 倍）促进两种单环开环中间体的进一步开环水解。正是 Fe^{2+} 离子将过氧化氢还原成极具反应活性和损害性的羟自由基，同样也是极具损害性的 Fe^{2+} 离子强烈地促进单环开环中间体的水解，产生 ADR－925 强螯合剂。因此，DEX 可能以这种方式限制 Fe^{2+} 离子参与位点特异性羟自由基对细胞成分的损害。研究显示，ADR－925 快速（t1/2 = 1.8 min）、几乎完全（99%）从 Fe^{3+} 和 Cu^{2+} 与 DOX 的螯合物中置换出这两种金属离子，孤立的单环开环中间体也能快速（t1/2 = 2.2 min）、有效地从 Fe^{3+}－DOX 螯合物中置换 Fe^{3+}。这些结果表明，ADR－925 及上述水解中间体与 Fe^{3+} 的螯合作用比 DOX 强得多。水解中间体的半衰期与 ADR－925 几乎相同，所以这些在体内形成（酶催化或非酶催化）比 ADR－925 快的中间体也可能是药理活性成分。另一方面，DEX 虽然难以与铁离子直接螯合，但有关实验研究提示，DEX 对脂类的过氧化具抑制作用，因而也起到保护心脏的作用。DEX 对心脏保护作用的临床研究大多集中在转移性乳腺癌的病人。早期的临床试验研究了 DEX 与单一蒽环类药物或与 FAC〔氟尿嘧啶（5－FU）、DOX 和环磷酰胺（CP)〕联用，对患有乳腺癌的妇女进行治疗时 DEX 对心脏的保护作用。DEX 按 DEX∶DOX = 20∶1 的剂量给药，心脏毒性评价包括 CHF、静息时左心室射血分数（LVEF）指标的分析以及心肌活组织病理改变的检查等。试验结果均表明，与对照组相比，DEX 组心脏毒性显著减小，且疗效一般不受影响。在随后的研究中，由于担心按 DEX∶DOX = 20∶1 给药时可能发生其他毒性，而将这一比例降到 10∶1。DEX 对于蒽环类药物的心脏毒性具有预防作用，且不影响其抗肿瘤效果，也不产生严重的非心脏毒性。此外，DEX 还可减轻蒽环类药包括 FAC 联用的胃肠道症状。最令人惊奇的是，DEX 可以增加对 FAC 治疗方案敏感的晚期乳腺癌病人的中位存活时间，与对照组相比，中位存活时间加倍了，延长到近 3 年。DEX 在儿童中的临床试验已经开始，有明显的短期心脏保护作用，而不影响抗肿瘤活性，是否具有长期的心脏保护作用尚需进一步观察。

吗珍嗪（AT－2135）为 ICRF－159 的衍生物，基础研究显示对肿瘤细胞有明显的抑制作用，减少肿瘤细胞的转移，对抗阿霉素诱导的小鼠心肌毒性，减轻心肌病变。其机制可能为：① 消除 Fenton 反应所产生的氢氧根离子，也能清除佛波酯刺激引起人多形核白细胞呼吸所产生的活性氧自由基；② 清除阿霉素诱导的心肌半醌自由基，并且该作用呈剂量依赖关系。

3. 抗氧化剂　主要包括维生素 C、维生素 E、谷胱苷肽、ATP、辅酶 Q 10 等。① 维生素 E 能够将其分子结构酚羟基上的氢原子提供给脂自由基，使之变为脂氢过氧化物，后者再由 GSH－PX 分解成无毒的羟化物，阻止了自由基对生物膜中不饱和脂肪酸的过氧化作用。在此过程维生素 E 变为一个自由基中间物，它又使羟基化合物尤其是 GSH 再还原为维生素 E。另外，维生素 E 还可改变阿霉素的体内代谢或排泄，对抗阿霉素的心脏毒性，但不影响其抗癌活性。研究发现在阿霉素之前预先应用维生素 E 可以使心肌组织中的总蛋白、GSH 及超氧化物酶含量升高；② N－乙酰半脱氨酸可防止阿霉素所引起的 PEP/LVET 比值升高，并可防止阿霉素所致心肌组织中 c－GMP 的下降，提高 GHS－PX 的活性；③ 辅酶 Q 10 与 ATP：能够改善心肌细胞的能量代谢，对预防或治疗阿霉素引起的心肌病有一定作用。

4. 微量元素　机体对损害心肌的 O^{-2}、H_2O_2 等活性氧和自由基的清除取决于抗氧化酶 SOD、GSH－PX 及过氧化物酶的活性。锌是人体内 100 多种酶包括 SOD、DNA 聚合酶的组成成分或激活因子，可促进肝脏合成富含半胱氨酸残基的小分子蛋白，使还原型谷胱苷肽的合成增加，锌还可与铁竞争性地与硫醇结合。硒是组成 GSH－PX 的必需离子，GSH－PX 参与游离基的清除。铜是 SOD、单胺氧化酶（MAO）的必需元素参与氧化还原反应，缺乏铜离子可导致集体的抗氧化能力显著下降。实验证明注射阿霉素可使心肌与血液中的 SOD、GSH－PX 活性显著下降，并可使心肌中的微量元素硒（Se）及肾脏和血清中的 Ca^{2+}、Zn^{2+}、Cu^{2+} 离子的含量明显下降，补充这些离子后，可诱导 SOD、GSH－PX 的活性上升，机体抗氧化能力增强，在一定程度上防止阿霉素诱导产生的 O^{-2}、H_2O_2 等对细胞的毒性作用。

5. 其他药物　① 三苯氧胺（TAM）　TAM 是乳腺癌的主要内分泌治疗药物之一，近年来，研究发现，TAM 除了具有抗雌性激素作用之外，还具有影响体内其他物质如抑制蛋白激酶、调钙蛋白、逆转肿瘤抗药性等功能。动物实验发现 TAM 对阿霉素的药代动力学有一定的影响。Vaidyanathan 等每天给以小鼠 TAM 1 mg/kg，10 天后静注 ADM 10 mg/kg，然后测定其血浆、血细胞、胆汁及尿液中 ADM 及其代谢产物的含量，同时测定血清内皮细胞素的水平。结果发现，提前应用 TAM 可使细胞质总蛋白量下降 50%，ADM 的毒性代谢产物 doxorubixinol 显著降低。ADM 在血浆和血细胞浓度—时间曲线下面极显著升高，而平均残留时间、分布体积及血浆内皮细胞素显著下降，这是由于外周组织对 ADM 摄取量下降所致。同时还发现，尽管血浆中，ADM 浓度升高，但其毒性代谢产物水平却下降大约 50%。因此认为 TAM 不但可调节 P－糖蛋白，而且在细胞水平影响 ADM 的药代动力学，抑制毒性代谢产物的形成。

② 褪黑激素　WAHAB 等采用艾氏腹水肿瘤细胞接种的小鼠进行研究发现，应用 ADM 后正常心肌织组中总蛋白、GSH 分别下降了 25%、33%。在应用 ADM 之前 24 小时应用褪黑激素，则与单用 ADM 组相比，总蛋白量升高 31%，GSH 升高 36%。研究还发现应用褪黑激素组小鼠的存活期和长期存活的数目均高于单用 ADM 组，因此认为褪黑激素不但可预防 ADM 的心脏毒性，而且能增强其抗瘤活性。

③ 7－单羟乙基芸香苷　7－单羟乙基芸香苷是黄酮类化合物，属半合成芸香苷族，是一种强力抗氧化剂，而且毒性轻微。

有研究显示在应用 ADM 前 1 小时预先给予 500 mg/kg 的 7 - 单羟乙基芸香苷对 ADM 性心脏毒性有明显的防护作用。目前需要更多样本资料来进一步证实。

（三）治疗措施

对于阿霉素等蒽环类抗肿瘤抗生素所致的心脏毒性目前尚无特异有效的治疗方法，首先应强调对心脏毒性的密切监测和积极预防。一旦发生心脏功能异常改变，则立即停止应用阿霉素，心肌病发现得越早，预后越好。对发生充血性心力衰竭的患者，则遵循一般内科处理原则，即应用洋地黄类强心药，采取利尿措施，应用血管舒张药，并给予吸氧等。

（梁莉　龙金华）

第 11 章　肺功能损伤与康复

一、肺部结构与功能

肺脏是呼吸系统最重要的器官，是气体交换的场所。肺脏位于胸腔内，左、右两肺位于横膈两侧，左肺分上、下叶；右肺分上、中、下三叶。肺表面覆以光滑的浆膜（脏层胸膜），浆膜结缔组织把肺分成许多小叶。

肺脏分为传导部分和呼吸部分，前者指支气管和细支气管，是气体的通道，并无气体交换功能；后者包括呼吸性细支气管、肺泡管、肺泡囊和肺泡。肺泡除一端开口于肺泡囊外，其余各面均与相邻肺泡紧密相连。相连肺泡腔之间的组织称为肺泡隔。肺泡隔内有密集的毛细血管网，保障血液与气体交换。此外，还有丰富的弹力纤维、胶原纤维和网状纤维等浆肺泡上皮和毛细血管内皮紧紧地连在一起，构成气血屏障。肺泡隔内的弹力纤维保证吸气后的肺泡回缩，有效地保证气体交换。

肺泡上皮的下方和毛细血管的外方各有一层基底膜，在不同部位两层基底膜可以相互融合或分离，构成肺间质。融合部分为上皮－基底膜－内皮，即气血屏障，肺泡内氧气与毛细血管血流中二氧化碳在此进行气体交换。分离部分为上皮－上皮基底膜－内皮基底膜－内皮，即肺泡液体循环部分，正常情况下形成毛细血管→肺间质→淋巴毛细管→淋巴管循环池，形成液体和蛋白成分的循环。

正常情况下，肺间质容积很小，一旦肺间质患病其容积明显增大，可达数十倍，影响氧和二氧化碳的气体交换，以及毛细血管的通透性。实际上肺生理功能很大程度上取决于肺间质的完整与否。

二、抗肿瘤药物诱发的肺毒性

抗肿瘤药物诱发的肺毒性（chemotherapeutic pulmonary toxicity）指使用抗肿瘤药物治疗过程中由于毒力因素的直接或间接作用引起的一组以肺泡炎、肺间质纤维化为病理基础的肺部损害。

（一）导致肺毒性的可能机制

1. 代谢产物　反应性氧化代谢产物包括超氧阴离子（O_2^-）、过氧化氢（H_2O_2）和羟基（HO）、单态氧的次氯酸等。这些物质通过氧化还原反应使脂肪酸氧化，导致细胞膜不稳定，造成肺组织损伤。肺组织中氧化剂的产生和抗氧化系统的活性都十分活跃。不少细胞毒药物通过破坏这种平衡而引起肺部毒性，如博莱霉素、环磷酰胺、卡氮芥等。

2. 免疫系统损伤　肺组织内存在着局部的免疫系统，为一种受肺淋巴细胞、肺泡巨噬细胞等控制的独特的免疫耐受状态，能避免引起组织损伤的过度反应。抗癌药物可以使肺内局部免疫系统受到破坏，导致组织细胞的损伤，如博莱霉素、甲氨蝶呤等。

3. 变态反应　药物的有效成分及代谢产物都可能是过敏原，机体免疫反应异常是发生变态反应的基础，药物的变态反应也称过敏反应。如博莱霉素和甲氨蝶呤可作为异物抗原，产生趋化因子，动员嗜酸粒细胞集聚在肺脏局部，产生炎性反应。

4. 生物活性物质平衡失调　肺间质细胞胶原蛋白处于不断产生又不断溶解的平衡状态，从而维持肺泡弹性功能，某些抗癌药通过刺激和调整纤维母细胞的增殖，产生过多的胶原蛋白沉积，进而导致严重的不可逆性的肺纤维化蛋白和抗蛋白酶系统之间的平衡失调，导致肺损伤，如博莱霉素、环磷酰胺。

5. 生长因子的释放　尤其是肺泡巨噬细胞（CMAC）和Ⅱ型肺细胞（PⅡ）受到放射线和化疗药物打击后，DNA受到损伤并断裂，这些断裂的DNA碎片可引起细胞基质中某些基因的过度表达，产生或释放各种细胞因子，如转化生长因子（TGF），这些因子可激活其他细胞壁的生长因子受体，引起基因表达，从而产生细胞过度增殖以及细胞外基质蛋白合成增加。

TGF具有α、β两种类型；TGF-α能促进纤维细胞的有丝分裂加速其增殖，TGF-β是由巨噬细胞释放，对纤维母细胞和白细胞具有趋化作用，抑制血管内皮细胞和造血细胞的增殖，进一步促进纤维化，产生无菌性炎症反应，并抑制其吸收环节，促进纤维化的发生。

6. 其他原因　细胞毒性物质对肺泡上皮、毛细血管内皮的直接损害作用，使肺毛细血管内皮细胞和肺泡上皮细胞受损，肺血管通透性增加，形成肺泡壁和间质炎症导致肺纤维化。肺泡巨噬细胞在肺间质中沉积，可造成反应性的胸膜腔积液等。

（二）引起肺毒性药物

许多抗肿瘤药物可以引起肺毒性，一般发生率在1%～30%。与肺毒性密切相关的药物有博莱霉素、甲氨蝶呤、阿糖胞苷、丝裂霉素及亚硝脲类尤其卡莫司汀（BCNU）。

按抗肿瘤药物出现严重的肺毒性危险性分为高度、中度、低度三类，见表11-1。

（三）肺毒性临床特点

抗肿瘤药物的肺毒性虽然发生率较低，但一旦发生肺损伤则可能很严重，甚至致死率高于放射性肺炎。

1. 症状　渐进活动即出现呼吸困难，四分之三的病人发生干咳。少数有胸痛及哮鸣音、乏力、耐力差。

2. 体征　双肺底部在吸气末有湿啰音，2/3杵壮指、紫绀。

3. 实验室检查　血沉增高，嗜酸性粒细胞增高。

表 11-1 抗癌药物肺毒性的危险性分类

肺毒性	危险性	药物
高度	>5%	博莱霉素、卡莫司汀、丝裂霉素、白介素类
中度	1%~5%	甲氨蝶呤、白消安、苯丙氨酸氮芥、司莫司汀、洛莫司汀、环磷酰胺、异环磷酰胺、氟达拉滨、健择、紫杉醇、泰索蒂
低度	<1%	5-氟尿嘧啶、卡培他宾、顺铂、卡铂、阿霉素、放线菌素D、足叶乙甙、拓扑替康、依立替康、长春新碱、长春花碱、异长春碱、替莫唑胺、他莫希酚、芳香化酶抑制剂、前列腺癌治疗的激素、类固醇
出现肺毒性的比例不定		抗-EGFR 药物（如 ZD-1839）、单克隆抗体（如抗-VEGF 单抗）、依玛替尼（格林卫）

4. 影像学检查　胸片可见小型的不规则阴影，对称弥漫，位于双肺，以下肺明显，膈肌升高。肺 CT 显示，典型者呈毛玻璃样及斑片状高密度影。近年来用高分辨率 CT 断层快速扫描（HRCT），可以早期发现异常的肺间质结构。

5. 肺功能检查　肺活量减低，肺总量和残气量减低，肺容积缩小，弥散量减低，肺顺应性减低。

6. 血气分析　氧分压（PaO_2）降低，肺泡-动脉血氧分压差（$A-AdO_2$）增大。严重时出现 PaO_2 降低而出现呼吸性碱中毒。

肺毒性按肺部病变出现时间可分为：

即刻反应　常表现为典型的Ⅰ型变态反应，可以由于休克、呼吸困难而导致死亡，多见于博莱霉素等抗生素类抗肿瘤药物。

急性肺毒性　肺损害在用药后短期内（数日至数周）出现，一般认为属于过敏反应，多见于甲氨蝶呤、丝裂霉素等。卡氮芥、博莱霉素也可出现急性肺毒性，但以慢性毒性为主。

慢性肺毒性　肺部病变在用药后几个月至几年出现，常为肺纤维化，多见于博莱霉素、环磷酰胺、亚硝脲类、马利兰等。

肺毒性按病变性质主要可分为：

药物过敏反应所致　在用药数小时内出现，呈急性发作，表现为急性呼吸困难、不明原因的干咳和发热。外周血象表现为嗜酸性粒细胞增多，X线显示两肺间质浸润，可呈双侧弥漫性斑点状病变，呈向外性分布。一般预后尚好，停止化疗、给予糖皮质激素及抗过敏药治疗，症状可迅速消退。常见于博莱霉素、甲氨蝶呤和甲基苄肼。

间质性肺炎、肺纤维化　潜在性发病，停药后症状呈进行性不可逆者多。主要症状为活动后呼吸困难、干咳、疲劳及不适，查体可闻及吸气末捻发音。常合并肺部感染，严重者出现呼吸衰竭。X线早期可无明显异常，虽病变进展可见弥漫性网状结节影，或合并胸腔积液。早期即可有限制性通气障碍及肺泡弥散功能障碍的表现，中晚期逐渐发生不伴有二氧化碳潴留的低氧血症。CO_2 弥散能力（$DLCO_2$）和 CO_2 转运能力（$TLCO_2$）是评价博莱霉素肺毒性敏感的指标，应在博莱霉素应用前后进行监测。DLCO明显降低应立即停药。预后差。常见于博莱霉素、丝裂霉素、环磷酰胺、阿霉素等。

非心源性肺水肿　常见于阿糖胞苷、健择、甲氨蝶呤、环磷酰胺等。给药后，出现气促、呼吸困难、肺底捻发音，X线表现为弥漫性肺炎和/或网状浸润，预后较间质性肺炎好。

（四）肺毒性诊断

1. 有明确的抗肿瘤药物应用史　临床上出现进行性加重性呼吸困难，持续性干咳等。

2. 胸片呈双肺弥漫性斑点状改变　早期为毛玻璃样变，严重者可见多个圆形透光区或小轮状阴影，以双肺下野为著。

3. 实验室检查　外周血象嗜酸细胞增多、血沉增快、免疫球蛋白增高；血气分析有明显的低氧血症；肺功能测定，肺活量和总肺容量减少，顺应性降低，低碳酸血症，安静时中度低氧血症，负荷时重度低氧血症及明显的氧弥散障碍。

4. 肺活检可呈典型的病理改变　弥散性细胞损害、肺泡及间质水肿、渗出及透明膜形成、血管内皮细胞和肺泡上皮细胞的异常。

5. 鉴别诊断　要排除其他原因所致肺损伤，见表11-2。

表11-2　呼吸困难或怀疑放疗、化疗性肺毒性患者的检查

检查	目的
胸部CT	渗出的情况及程度及其他发现，与放疗的相关性。除外进展复发性肿瘤
高分辨肺栓塞protocol CT	除外肺栓塞
脉冲血氧定量法（静息和活动后）	评价增补氧的需求
肺功能检测（肺量测定法、D_{LCO}）	评价肺功能损伤程度；如果存在基础测量结果更有意义
全血计数	检测白细胞计数（感染征象）和血红蛋白浓度（贫血加重呼吸困难）
血培养	除外败血病和感染性心内膜炎
心电图	评价节律障碍，心肌缺血或心肌炎的体征
超声心动	评价心包炎、心包积液或心功能衰竭
通气/灌注肺扫描、肺血管造影或二者均进行	除外肺栓塞
支气管镜	感染（尤其非典型感染）和复发或进展性肿瘤
肺活检（如胸腔镜活检）	避免常规麻醉的危险，如果诊断仍不明确和对类固醇没有反应者可能是必需的

（五）肺毒性防治

1. 预防

抗肿瘤药物的肺毒性是一种严重的不可逆性远期毒性，致死率很高，而且一旦发生，目前尚无肯定有效的治疗手段，因此，预防肺毒性的发生极为重要。

（1）在用药前对病人的身体进行全面了解　对伴有慢性肺部疾病的高龄患者，特别是＞70 岁的患者，易出现肺毒性，可能是由于老年人自由基清除能力下降或肾功能下降所致。对于老年人尽可能避免应用易导致肺损伤的药物。

（2）严格掌握化疗药物剂量　博莱霉素肺毒性出现的危险性与其累积剂量相关，其累积剂量＜300 mg 的患者，肺毒性反应发生率为 3%～5%，而在＞500 mg 的患者，发生率达 20%。一般推荐使用剂量为＜400 mg。BCNU 累积剂量 1 200～1 500 mg/m^2 时，多数患者出现肺部临床症状，超过 1 500 mg/m^2 时，50%有明确的肺毒性；CCNU 累积量超过 1 100 mg/m^2 时，肺毒性的发生率升高；白消安总量＜500 mg 一般不会发生肺毒性。

（3）放化疗联合应用可导致肺毒性相加　胸部放疗的主要并发症的放射性肺损伤，常见为放射性肺炎和肺纤维化。其发生率与严重程度主要与放射野大小、放射剂量的高低有关，放射野越大，剂量越高，发生率亦高，程度越重。

（4）联合用药时各种药物剂量适当减少　以减少副作用。

（5）用药期间和用药后定期随访观察肺部变化　如服用一些软化血管的药物，如维生素 C、E、A 及其他 B 族维生素等。

（6）博莱霉素治疗期间一般不推荐使用吸氧　由于博莱霉素通过产生自由基发挥作用，吸入高浓度氧可能有害。

（7）肾功能下降明显延缓博莱霉素的排出，增加肺毒性　Kawai 等研究表明，血清中肌酐水平的升高是肺弥散量降低的独立风险因素，可作为博莱霉素肺毒性反应的预测指标。博莱霉素与肾毒性抗肿瘤药物如顺铂等合用时，应特别注意肾功能下降的患者肺部的反应。

（8）要求患者戒烟　吸烟可明显增加肺毒性反应的发生率　Senan 等的研究发现，55%接受博莱霉素的吸烟患者出现了肺毒性样胸片改变。

（9）随访　应用肺毒性药物治疗的患者应密切观察肺部症状

及体征，定期作 X 线检查，停药后也应定期随诊。

2. 治疗

应尽早确立诊断并在组织被广泛破坏及形成纤维之前开始治疗。主要为药物及支持治疗，有条件者可以肺移植。

(1) 肺毒性一旦发生，必须立即停药。

(2) 皮质类固醇激素　如强的松等，主要机制是抑制纤维母细胞的活性，减少液体渗出，控制纤维化的发生、发展。多数资料认为：及时应用皮质类固醇激素可以取得一定效果，改善症状。一般日剂量 40 ~ 60 mg，早晨顿服，6 周后渐减，整个疗程 6 ~ 12 个月。注意副作用，如库欣综合征、体重增高、高血压、糖尿病、尿路感染、阴道炎、消化道溃疡、骨质疏松等。

(3) 免疫抑制剂　如用激素治疗病情仍恶化，应考虑用免疫抑制剂：① 环磷酰胺：起始为 1.5 mg/kg 日。注意白细胞降低，有效者治疗 1 年，可以和激素同服；② 硫唑嘌呤：副作用较少，可替代 CTX，剂量为 1 ~ 3 mg/kg·d，一日一次。

(4) 抗生素　肺纤维化因血流、氧气供应比例失调易遭感染而出现咳嗽、咳痰等，应针对致病菌给予相应抗生素，多选择青霉素类和头孢类抗生素。

(5) 低流量吸氧　能暂时改善症状，但对于博莱霉素、丝裂霉素所致肺毒性不主张吸氧。

(6) 中医中药　以活血化瘀为主，如丹参、生脉液、贞芪扶正、养阴清肺等。

(7) 体育锻炼　循序渐进，量力而行，大量研究表明：适量运动能使人体免疫活性增强，免疫应答加快。

(8) 呼吸操　目前国内外学者建议在上午 9 ~ 10 点或傍晚锻炼。认为清晨空气多含二氧化碳等污染物质，太阳上升后树叶进行光合作用产生氧气，此时进行呼吸操能吸入更多氧气，弥散到肺泡里，新陈代谢也可达到肺组织的保健作用。

(9) 镇咳药对症治疗，必要时可应用可待因等。

(10) 谷胱甘肽　具有清除氧自由基、保护肺组织的作用；氧自由基可使肺组织易受氧化损伤，Borok 等研究用谷胱甘肽治疗后肺泡巨噬细胞释放的超氧离子（O_2^-）显著减少，说明对肺泡上皮有保护作用。

(11) 一氧化氮（NO）　本病晚期可发生肺动脉高压，经气道给予 NO 吸入后，通过直接弥散到达肺血管平滑肌细胞，可使平滑肌松弛而降低肺动脉压力。

(12) 医疗随访。

三、放射治疗诱发的肺损伤

食管癌、肺癌和乳腺癌等胸部肿瘤接受放射治疗时其正常肺组织受到不同程度损伤，发生率约16.9%～50.3%。因此预防其发生十分重要。

（一）诱发肺损伤的可能机制

根据近几年研究进展，可能有以下几种机制。

1. 血管内皮细胞及肺Ⅱ型上皮细胞受损伤　放射性肺损伤的发生与血管内皮细胞及肺Ⅱ型上皮细胞受损关系密切。它们均为照射的靶细胞。放射治疗后，两者均可出现形态学改变，出现细胞破裂、脱落，脱落内皮损伤部位有血小板黏附，导致毛细血管堵塞。肺Ⅱ型细胞分泌表面活性物质增多，而分泌的前列素 E_2（PGE_2）减少，致成纤维细胞明显增生，这是放射性肺纤维化的细胞病理学基础。此外，照射后肺内转化生长因子（TGF－β）水平增高。而 TGF－β具有刺激纤维母细胞增殖，并诱导细胞外成分包括胶原和粘连蛋白分化作用，这也是射线致肺纤维的一个重要因素。

2. 自由基产生过多致肺损伤　很多学者实验研究结果显示，肺受到大剂量照射，例如，用 20 Gy 照射肺部后自由基水平进行性增高，致肺泡—毛细血管膜通透性增加，这可能是肺损伤的直接或主要原因。

3. 分子生物学机制　分子生物学理论和技术的发展，使人们对放射性肺损伤的发生机制有更深入的认识，肺部受照射后，肺泡细胞、纤维细胞、肺泡巨噬细胞分泌大量的细胞因子，如肿瘤坏死因子（TNF - α）、纤维细胞生长因子（FGF - β）、表皮生长因子（EGF）等，这些因子都直接或间接影响肺损伤的严重程度。

4. 低氧因素　低氧可介导多种炎性细胞因子产生，纤维组织增生，导致放射性肺损伤。这是一个新的概念。大量研究表明，放疗后，受照射肺呈低氧状态，此时发现肺巨噬细胞活性增强，胶原沉积，肺纤维化及呼吸频率增加。

（二）影响放射性肺损伤因素

放射性肺损伤的发病率，国外报道 19% ~ 37.2%，国内报道 8.25%。发病率与病情的严重程度受诸多因素影响，其中以照射野和总照射剂量更为重要。

1. 照射野和总照射剂量　放射性肺损伤的发生率与照射野面积和总照射剂量成正比，例如，有学者报告，总放射剂量≥70% Gy 时，发生率为 15.38%，50 ~ 70 Gy 为 9.32%，< 50 Gy 为 1.33%，呈明显剂量效应关系；照射野≥180 cm^2 时发生率为 11.76%，而 < 180 cm^2 时，发生率则为 1.33%，同样表现出与受照面积的明显相关性。

2. 照射部位　有人认为肺门或纵膈部位受照易发生放射性肺损伤，可能与纵膈淋巴管阻塞有关；肺底部照射的敏感性高于肺尖部。

3. 再程放疗　再次行肺部照射时，肺损伤发生率为首次放疗的 3 倍以上，而且发病更早，病情更严重。

4. 化疗因素　化疗药物可增加放射性肺损伤的发生率，其中博莱霉素、丝裂霉素、环磷酰胺、甲氨蝶呤、紫杉醇等可增加放射性肺损伤发病率。据北京大学第三临床医院 2004 年回顾性分析研究；1999～2003年放射治疗的女性乳腺癌85例，对其术后辅助放疗照射剂量、应用化疗药物时间、种类、年龄、既往肺部疾病与放射性肺炎发生率的相关性进行讨论。结果表明临床有放射性肺炎症状者5例，其中1例需积极治疗，有影像学改变的放射性肺炎共16例，占18.8%，与放射剂量、化疗时间、化疗药物种类和肺部疾病史有关，可见照射剂量、放化疗顺序、肺部原有疾病都增加了放射性肺炎的发病率，见表11－3；11－4。

表11－3　放射性肺炎影响因素

影响因素	患者例数	放射性肺炎发生率(%)	*p*值
年龄（岁）			
≤60	65	15.3（10/65）	
>60	20	30.0（6/20）	0.04
受照剂量（Gy）			
≤50	57	10.5（6/57）	
>50	28	39.7（10/28）	0.012
治疗方案			
化疗＋放疗＋化疗	39	30.7（12/39）	
化疗＋放疗	25	8.0（2/25）	
单放疗	2	9.5（2/21）	0.034

表11－4　化疗药物种类与放射性肺炎关系

化疗方案	患者例数	放射性肺炎发生率（%）
FEC	10	10.0（1）
CMF	8	37.5（3）
PTX＋5Fu	13	38.4（5）
PTX＋EPI	8	39.5（3）

此外，性别、既往身体状况，如心血管疾病和慢性支气管炎等也都不同程度地影响放射性肺炎的发生率。

（三）病理改变

放射性肺损伤的病理变化是一渐进的过程。肺泡是主要受损部位，其病理变化为肺充血、水肿、肺间质增厚及肺泡腔萎缩变小。后期以肺纤维化为主要表现。

放射性肺炎病理改变可分三个阶段：渗出阶段、肺炎阶段和增殖阶段。渗出阶段，内皮和上皮损伤，出现间质性肺水肿，肺泡蛋白沉积和透明膜形成；肺炎阶段，肺泡Ⅱ型细胞和巨噬细胞充满肺泡腔，毛细血管损伤，胶原纤维沉积；增殖阶段，许多细胞增殖，肥大细胞占优势，胶原纤维继续增生，导致纤维化。

（四）临床表现

放射性肺损伤临床上可分为早期放射性肺炎和晚期放射性肺纤维化两个阶段。放射性肺炎是指胸部放疗后6个月内所发生的肺损伤，而急性放射性肺炎一般发生在放疗后4～12周。其主要临床表现为刺激性干咳、气促、胸闷、胸痛、低热，有时高热常伴肺部感染，重者呼吸困难和持续性干咳，可有少量粘痰或血丝痰。少部分人无急性期而发展成为肺纤维化。

体征：轻者无明显异常，但有时可在相应部位叩诊浊音，听诊发现胸膜摩擦音或呼吸音减低，出现干、湿啰音，严重者出现急性呼吸窘迫症（ARDS），高热，常导致患者死亡。

（五）实验室检查

轻者无明显异常，重者白细胞升高，血气分析显示氧分压 PaO_2 下降，二氧化碳分压（$PaCO_2$）升高。

（六）临床诊断

1. 肺部接受一定面积的照射剂量，剂量应 > 20 Gy，亦有提出 > 30 Gy；

2. 有刺激性干咳、胸闷、胸痛、呼吸困难和低热等临床症状；

3. 呼吸音减低，出现干、湿啰音等体征；

4. 白细胞升高，常合并感染；

5. 肺功能检查发现明显呼吸功能障碍，肺通气量/血流量比例下降，血气分析显示氧分压下降，二氧化碳分压升高；

6. X 射线征象为明显边缘不清的团块状、网状或条索状阴影。

总之，要结合病因、病史、临床表现、多项检查综合分析，并除外非放射性肺炎诊断。

（七）预防与治疗

对于放射性肺损伤，预防比治疗更为重要。制定更合理的放疗方案：定位要准确，从而可以减小照射面积，减少对正常肺组织的照射剂量；预防感染，在放疗时注意提高免疫功能，例如应用胸腺肽，核糖核酸注射剂等。在提高疗效的前提条件下，尽量避免放、化疗同步进行，嘱患者戒烟；对年老体弱者应行姑息放疗。

一旦确诊放射性肺炎，除了对症治疗（吸氧、解痉、止咳、化痰等）外，应及时对合并肺部感染者，进行合理、足量的抗生素治疗，同时要进行痰或血的细菌培养及药敏试验，可再根据细菌培养结果调整用药品类和剂量。

放射性肺炎的其他治疗措施相同于化疗所致肺损伤。生物因子 α－干扰素 2b 在放射性肺炎治疗中日益受到重视，但其机理尚待探讨。

（邓惠静　梁莉　贾廷珍）

第12章 中医治疗与康复

中医学是我国劳动人民几千年与疾病斗争过程中积累起来的实践与经验的结晶。在对肿瘤疾病的治疗中，这一传统的治疗方法始终受到广大患者的欢迎。随着它在肿瘤治疗中起到的不同作用和效果，使古老的祖国医学体现出旺盛的生命力。那么中医药在肿瘤治疗中有哪些作用呢？

一、肿瘤病的中医治疗

（一）整体观念与生活质量

中医对患者生活质量的重视，体现在它对患者的诊治方法上。从对患者的问诊开始，就注重患者的主观症状，从解决不适症状入手，到治疗效果的判断——症状的改善而终，均体现出重视患者主观感受的内涵。而辨证论治则是根据每个人产生症状的具体原因，进行整体调节。

在肿瘤的治疗中，中医的整体观念还体现在扶正祛邪这一指导思想上，通过治疗恢复正气，提高人体的抗病能力战胜邪气。即要控制肿瘤的发展，更要减少患者痛苦，即“治病留人”。中医急则治标，缓则治本及标本兼治的思想方法，指导我们处理好抗癌治疗和保护机体功能的辨证关系，使患者在临床治疗中受益。

形神合一的理论是中医整体观的另一重要体现，它强调：“神附形而存”（《素问。上古天真论》）强调情志对人体脏腑功能的影响。现代医学亦认识到心理活动在疾病发生中的作用，癌症的心理变化和社会影响与治疗效果有一定相关性。肿瘤病人多有相同的情感刺激经历，如：当听到自己被确诊为癌症时，当不同治疗手段的毒副作用给自己带来生理上的痛苦时，当家人的情感关怀使自己不满意时……。中医重视情绪变化对疾病的影响，因此强调“恬淡虚无，真气从之”。同时用药物调节情绪与脏腑功能，帮助病人恢复也是整体调节的方法之一。

整体调节是中医理论和辨证方法的核心，体现了以人为本的观念。患者从治疗中受益的程度往往与医生治病的指导思想有关。这一治病观念在肿瘤的治疗中起着积极的作用。

（二）中药对放化疗的减毒作用

减轻放化疗的毒副作用，是中药在肿瘤在治疗中应用最广泛的方面之一。西药虽已有很多办法，如骨髓刺激因子可提高白细胞，保肝药可降低转氨酶，止吐药可减轻化疗时呕吐的发生，大量水化可预防化疗药顺铂引起的肾毒性等等。而中药对放化疗的减毒作用则是 ①中药在改善客观指标的同时还改善了患者的不适症状 如骨髓刺激因子可使白细胞指标正常，但仍有患者感到疲乏无力；用止吐药后不吐了，但仍不思饮食等等。患者求助于中医是为了减少痛苦。中药可改善症状，帮助患者恢复自身的功能。例如止吐西药多作用于呕吐中枢而止吐。中医则认为呕吐是由于脾胃升降功能失常造成的，因此采用调理脾胃功能的法则进行治疗。由于在改善呕吐症状的同时脾胃功能得到恢复，同时起到了改善食欲的作用；②提高对化疗的耐受性 我们知道辅助化疗或姑息化疗一般要进行6个周期左右，时间较长。许多患者服用中药后，感到放化疗引起的不适反应减轻了，血象维持的比较好，体力状态和食欲较好。对化疗的耐受性提高了，可将化疗顺利完成。这对治疗是有益的；③独特的治疗特点 我们曾遇到一位Ⅱ期肠癌患者，术后需要化疗。但仅一次化疗后，即出现严重腹泻，一天要上10余次厕所，用各种止泻药效果都不好，但如放弃化疗则影响预后。患者经中医调理后很快恢复，并坚持完成了全程化疗。腹泻未再发生。说明调理脏腑功能是中医治病的特点，可解决一些临床棘手的难题。

这是否说，在减轻化疗副作用方面是否中药比西药强，用中药就行了呢？不是。西药有起效快，作用强等特点。如骨髓抑制严重时，必须用造血细胞集落刺激因子使患者尽快恢复，以保证患者的安全。由于某些化疗药有严重的消化道反应，在化疗的同时使用止吐药进行预防也是必要的。而中药这时就显得力不从心了。中西医各有优势，不可替代。只有结合两家之长，才能取得更好的疗效，使患者受益。

（三）中医药配合放、化疗对肿瘤治疗的增效作用

随着中西医结合治疗肿瘤工作的深入，在中药配合放、化疗以减轻其毒副作用的同时，人们发现治疗效果也在提高。因此，在用不同西医手段治疗肿瘤时，临床医生也配合不同法则的中药开展临床观察和前瞻性研究，并已取得了令人鼓舞的治疗效果。临床常用的法则有扶正培本法，活血化瘀法等。这两个法则无论在肿瘤临床应用和实验研究报道方面都比较多。例如扶正培本法配合化疗治疗晚期胃癌，比单用化疗 5 年以上生存率有明显提高。用活血化瘀药加放疗和单纯放疗对照的两组鼻咽癌患者生存率，前者 1，3，5 年生存率明显高于单纯放疗组。中药配合化疗治疗晚期非小细胞肺癌，在生存质量和带瘤生存期方面都有较好的效果等等。

（四）免疫增强作用

扶正培本、健脾益肾法在提高机体免疫力、延长生存期方面的作用，不仅在临床取得了较满意的疗效，在实验室也进一步得到了证实。分析这些组方，扶正培本法离不开人参、黄芪、当归、地黄等健脾益气、养血补肾药。这些补气养血的代表药都有较强的免疫增强作用、升血作用、保护肝、肾功能及抗衰老作用，同时对肿瘤细胞有直接或间接的抑制作用。含这些药的代表方剂有补中益气汤，四君子汤，六味地黄汤等。通过对扶正培本代表方剂的研究也证实了含有以上药物的中药有扶正抑癌作用。

如补中益气汤对胸腺等免疫组织具有保护作用、对环磷酸胺引起的小鼠基因突变具有拮抗作用。四君子汤对小鼠移植性肉瘤细胞株S180有明显的抑制作用，并能延长动物的存活时间。对注射环磷酰胺所致的基因突变具有拮抗作用。六味地黄汤对荷瘤小鼠的外周血白细胞总数、淋巴细胞总数和T淋巴细胞数均有提高作用。同时能增强机体的抗癌力，与抗癌药合用能提高疗效和减少化疗的副作用。党参与环磷酰胺合用可使小鼠Lewis肺癌及其肺转移病灶的瘤体体积和重量减少，并能减少肺转移和延长动物存活时间，其作用比单用环磷酸胺为优。黄芪对自然杀伤（NK）细胞有较强促进作用[4]。在体内或试管内均可增强小鼠NK细胞活性，这一过程与诱生干扰素同时发生等。提高免疫力是治疗肿瘤不可缺少的方法之一，对不同分期的病人都有益。至于用什么药则要根据不同情况进行选择。

（五）中药对晚期肿瘤病人的治疗作用

对于不能手术，化疗，放疗的晚期癌症患者，多数病人选择了中医中药治疗。多年来的临床结果表明，中医中药对晚期肿瘤的治疗可起到改善症状，减缓进程、延长生命的作用。但由于中医针对不同个体进行辨证施治的治疗特点，临床仍以经验为主，重复性较差，难以推广。目前经国家批准用于临床的中药针剂，有的已显示了较好的苗头；尚需大量的临床资料进一步证实。相信随着对中医药研究的深入，将会开发出更多疗效肯定的中药制剂。同时，随着多中心临床研究的开展，有效的中医治疗经验也将得到推广，造福广大癌症患者。

二、肿瘤病人的康复与养生

饮食与养生与疾病的康复密切相关，特别是慢性病和肿瘤患者，希望了解更多的适于自己病情的饮食知识。我们应广大患者的要求，根据不同肿瘤和不同病情，向癌症患者介绍有关知识，以利于科学地进行饮食保健治疗。

（一）肺癌

肺癌病人多有咳嗽、咳痰或痰中带血，胸憋、胸痛等症状。这些症状为肺气肃降失常的表现。中医认为“肺为清肃之脏，行降下之分”。肺气以清肃下降为顺，故肺癌患者的康复，应注意按肺的生理特性进行调养。

咳痰，憋喘、多为痰饮实邪壅滞于肺，肺气上逆之症。“肺苦气上逆，急食苦以泄之”（《内经：脏气法时论》）。故宜食苦味之品以助肺气肃降。常用药如杏仁、旋复花、枇杷叶等，可用杏仁 15 g，白糖 10 g，将杏仁研碎，加水煮沸，入白糖调化，代茶饮用。亦可做枇杷酱经常服用。枇杷肉 500 g，将冰糖加水适量熬化，入枇杷煎熬至稠，冷后装瓶备食。干咳、气短影响休息睡眠者，多为肺气不足，损伤肺阴所致。“肺欲收，急食酸以收之，用酸补之”。常用药如乌梅、山楂、五味子等酸味之品。以防耗气太多。可做乌梅糕：乌梅 500 g，白糖 100 g，蜂蜜 150 g，将乌梅捶破。用水煎 3 次，每次 20 分钟、合并 3 次煎液，文火煎成稀糕样，入白糖，蜂蜜煮沸调化、装瓶备用，每次 1 匙，口服 2 ~ 3 次。乌梅可增强免疫功能，对癌细胞有一定抑制作用。

药粥，在我国有几千年的悠久历史。由于其易消化吸收，被推为“世间第一补人之物”。溶药于粥中长期服用，可达颐养强壮，祛病延年之效。下面是两个有代表性的宫廷颐养药粥。①杏仁粥（《养生随笔》）　杏仁 10 g。粳米 100 g（即大米），冰糖适量，杏仁去皮夹，捣碎，加水研滤取汁，粳米煮粥，临熟时加冰糖少许，空腹食之。功效：止咳平喘抗癌。（注：杏仁有甜苦之分，野生者一般为苦杏仁，有抗癌作用，苦杏仁甙受酶的作用生成氢氰酸，能选择性地破坏癌细胞，故选苦杏仁为佳）。②贝母粥（《资生录》）　贝母粉 6 g，粳米 50 g，先煮粳米粥，入贝母粉，搅匀，再煮沸即可。空腹食用。功效：清热化痰，开郁散结。（注：浙贝母有清热散结之功，尤适于肿瘤患者）。

对于放、化疗期间的患者，常有肺燥干咳，血象降低的表现，可用枸杞银耳汤调补。枸杞子 10 g，水发银耳 100 g，冰糖 50 g，桂花少许。将银耳去蒂，撕成小片，枸杞子洗净同煮十数分钟，入冰糖熬化，撇去浮沫、撒上桂花，长期服用。具滋阴润肺，养阴生津之效。（注：银耳为滋补抗衰老之珍品，含抗肿瘤多糖 A，B，C。三者均能增加机体免疫力，对放射线所致放射损伤有保护作用。枸杞子有养血之功，可提高血象）。

对肺癌有效的偏方　虫草补肺汤：冬虫夏草 6 g，川贝 6 g，沙参 12 g，杏仁 9 g，麦冬 9 g，将杏仁浸泡支皮，加水适量煮沸，文火 20 分钟即成。功能：养阴补肺，止咳化痰。（注：虫草叶对艾氏腹水癌和人体鼻咽癌有抑制作用，临床报道做肺癌辅助治疗有较明显效果）。

常用滋阴润肺补药

1. 西洋参　味苦甘，性凉，补肺降火，滋阴生津。可用开水沏后代茶饮，每次 10 g，亦可服用市售洋参胶囊，咽部干疼时，可将 1 cm 左右西洋参段含于口中，频频咽下，可收立竿见影之效。（注：脾胃虚寒者应在医生指导下使用）。

2. 冬虫夏草　味甘性温，入肺肾二经，滋肺阴补肾阳，为平补阴阳之药。其含虫草素对艾氏腹水癌及人体鼻咽癌有抑制作用。临床可用西洋参、冬虫草备等分，碾未装胶囊，每个胶囊 1.5 g，每日 2 次，每次 2 粒，对病后伤明体虚者，尤对肺，鼻咽癌患者为宜。

3. 天冬、麦冬　味甘微苦性寒，润肺止咳，养阴生津。天冬为抗癌扶正药，实验研究对肉瘤 S180 有抑制作用（《实用抗癌药物手册》）。天冬润肺滋肾，麦冬润肺养胃而清心，两药合用，对肿瘤阴虚伤津者可增加疗效。《张氏医通》二冬糕：天冬、麦冬，加白蜜；治肺胃燥热，咳嗽痰少。《温病条辨》中益胃汤；麦冬 10 g，沙参 15 g、生地 10 g、玉竹 10 g、冰糖适量，适用于肺胃燥热液枯，不思饮食者。

4. 沙参　味甘微寒，润肺止咳，养胃生津，对阴虚干咳、咳血者，可用沙参、虫草、麦冬、生地煎服，有一定疗效（《补身必读》）。尤对气阴不足者，常服可收补益之效。

(二) 胃、肠道肿瘤

胃，大小肠与胆、膀胱、三焦在中医合称六腑。其生理功能为受纳腐熟水谷，传导糟粕，中医诊病养生，最重视胃气之有无。有胃气则生，无胃气则死。“因为胃主受纳，大肠主津，小肠主液。大小肠受胃之营气，将津液汇流血脉，充实肌肤，若饮食不节，胃气不及，胃之一腑病，则十二经元气皆不足也”（《脾胃论》）。所以，保养胃气，不仅是胃肠肿瘤病人特别要注意，亦是养生之要旨。

胃肠道肿瘤术后，多有腹胀，纳差，大便不规则等症状。特别是化疗期间，常出现恶心，呕吐等消化道反应，在这种情况下，如何保养胃气呢？

1. 调饮食　除饮食有节，起居有常，不妄作劳多人们熟悉养生规则外。“五谷为养”，是以食养胃的上乘之法。“小米人参粥”（《宫廷颐养与食疗粥谱》）可为代表。人参 5～10 g，山药 50 g，大枣 10 枚，瘦肉 50 g，小米 50 g，将瘦猪肉切片，与山药、大枣、米共煮粥，待熟时，另煎参水兑入，长服可获益气养血，恢复胃气之功效。黄芪生药羹（《家庭中医顾问》）用黄芪 30 g 加水煮半小时，滤去药渣，放入山药片 60 g，再煮 30 分钟，加白糖（便秘者加蜂蜜）即成。每日早晚各吃一次，有益气生血，增加胃肠之吸收功能，提高免疫力的作用。

2. 忌大咸及大辛味　胃属阳，易生热，胃病忌大咸，咸走血，助火邪而耗肾水真阴。大辛辣味如蒜、韭、葱、桂皮之类，对胃刺激性较强，常吃或多吃都会损伤胃气。中医主张六腑以通为顺。故宜食消食利导之物，如萝卜，胡萝卜，猴头菌等。萝卜有健脾化滞之效，含有消化酶，可助消化，消积滞，所以胃满，腹胀、消化不良时，可服饴糖萝卜汁。白萝卜适量，饴糖 20 ml

（或用高粱饴糖2块），将萝卜洗净切碎，绞取汁30 ml，加饴糖，用沸水冲化即可服。亦可将萝卜洗净炒菜，做汤及生吃。现代药理发现萝卜含有木质素，能提高巨噬细胞吞噬能力，另含一种酶能分解致癌物亚硝胺，故被认为是抗癌食物。近年发现胡萝卜素亦是一种有效的防癌物质，能防止多种类型上皮细胞癌的发生、发展。同时也含木质素。已成为国内外公认的防癌食物。猴头菌，甘温、利五脏、助消化，尤对胃、十二指肠疾病疗效甚佳。可精炖做汤，既可健身补益，又可抗癌益寿。

3. 注意脾胃升降调和　中医认为脾主升，胃主降。脾主运化，胃主受纳。要使胃液得以滋生就要保持脾的运化功能。食欲不振，大便溏泻等都是脾运化失调的表现，可常服大枣补脾汤（《保健素食精选》），红枣50 g，山药30 g，莲子肉10 g，炒白扁豆15 g，白糖适量，将各味水煎至烂熟。白糖调化即可。功效：健脾胃，养气血。对脾虚腹泻，消化不良均有疗效。

4. 化疗期间，胃肠反应　如恶心、呕吐、纳呆等可用炒山楂10 g，生谷、麦芽各10 g，生姜3片，绿萼梅6 g，开水泡代茶饮。既可保养胃气，又可启脾开胃，和中止呕。

（三）肝癌

原发性肝癌起病较隐蔽，最初可无症状，以后渐发生倦怠、乏力、恶心、腹胀、食欲减退，肝区不适或肝区疼痛等症状。肝脏呈进行性肿大是常见的重要体征。晚期可以出现黄疸，腹水或出血等。

祖国医学认为，肝性喜条达而恶抑郁，与春季生发之气相应。春天万物生发与肝喜条达之性相合，正是治疗肝脏疾病的好时机。情绪急躁善怒或郁闷不舒者，易患肝病。反之，又影响人的脾气而加重病情。“恬淡应无，真气从之，精神内守，病安从来。”（《素问·上古天真论》）。肝癌患者的养生，特别要注意心情愉快，性情平和，肝主疏泄，如果肝的气机不畅，将影响脾的运化功能，出现一系列消化症状而加重病情。中医养生的另一特点，即防病于未然。五行学说认为“肝属木，脾属土，见肝之病则知肝当传之于脾，故先实其脾气，无令其受肝之邪”（《难经·七十七难》）。肝癌病人，木壅侮土，伤及脾胃，可见呕逆、腹胀、泻泄等。在没有出现这些症状之前，就应保护脾气，预防传变。这是中医养生的另一指导思想。在饮食方面，应根据肝癌特点进行保健。

1. 肝苦急，急食甘以缓之　肝病易急，饮食应食甘味之品。“粳米、牛肉、枣、葵皆甘”（《内经·脏气法时论篇第二十二》）。此外，如玫瑰花味甘，微苦入肝经，气味芳香，能和肝气，养胃宽脾，理气散郁，对肝郁气滞引起的胁胃疼痛有较好治疗作用，常服对肝硬变有保健作用，可做成玫瑰糕：玫瑰花300朵，冰糖500 g，取玫瑰花去蒂，用水熬透，滤去渣，再熬成浓汁，加冰糖文火收糕，每次10 g（约一茶匙）开水冲服，早晚各1次。（《保健素食精选》）。

2. 肝癌进展较快，病人往往消瘦，乏力明显，全身衰弱，服一些增强免疫力的补剂是必要的。如蜂乳，性味甘，酸平，有益肝健脾的作用。除增加机体抵抗力外，土浆的醚溶部分W－羟基－4’癸烯酸有抗癌作用。蜂乳对肝脏有保护作用，并促进肝细胞再生，每日5～10 g（《中西医结合简明肿瘤学》）。另外，动物的肝脏含有大量维生素A和叶酸、核酸和硒。实验证明，硒具有抗癌作用，硒的化合物亚硒酸钠能抑制大鼠诱发的肝癌发病率，叶酸也是一种与抗癌作用密切相关的B族维生素（《癌症诊治康复350问》）。可用乌鸡肝一具，豆豉10 g，粳米100 g，先煎豆豉取汁，后入肝及米煮为粥食之（《太平圣惠方》）。乌鸡有养血抗衰老的作用，亦可用猪肝或普通鸡肝代替。

3. 介绍一些对肝癌有益的食物及验方　① 芦笋——近几年国内外均报道芦笋治癌有特殊功效，其抗癌有效成分天门冬酸胺，并含微量元素硒，能增加人体免疫功能，增强体力，消除疲劳。用于抗癌时，必须熟透食用，煸炒，做汤均可（《保健素食精选》)。② 洋葱——含硒，根含虫草素，也是一种有抗癌活性的物质，味甘，有平肝健脾之效（《保健素食精选》)。③ 鳖甲——入肝经，味咸，可软坚，药理实验对肝癌细胞有敏感作用，并提高机体免疫力，常用于肝癌及其他肿瘤。10 ~ 30 g 煎服(《中西医结合治疗癌症》)。④ 肝癌疼痛，(中医研究院广安门医院肿瘤科段凤舞老中医验方）雄黄、明矾、青黛、皮硝、乳香、没药各 60 g，冰片 10 g、血竭 30 g 共研细粉，每次 60 g，用猪胆汁或醋各半调成糊状外用，每日 1 次，每次 8 小时左右（《黑龙江中医药》)。

(四) 乳腺癌

乳腺癌是最常见的严重威胁妇女生命的恶性肿瘤之一。祖国医学对乳腺癌的治疗，积累了丰富的经验。祖国医学称乳腺癌为“乳岩”，其发病原因与五脏六腑有着内在联系，从经络走向来看；“乳房阳明胃经所司，乳头厥阳肝经所属。”从发病的内因来说，与肝、脾两脏直接相关。“忧思伤肝，思虑伤脾……，致经络病涩聚结成核。”(《外科正宗》)。因此，乳癌患者的康复保健，应注意平衡肝、脾两脏的功能。(肝脾功能及注意事项，我们在前篇肝癌中已讲过，这里就不再赘述)。乳腺癌术后患侧上肢肿，内分泌治疗后的潮热等都是临床常见的问题。乳腺癌患者的康复，应注意以下几个问题。

1. 心静气和，不急不怒　乳腺疾病的发生与肝郁气滞、思虑伤脾有关。乳腺疾病的康复要注意保持肝气条达舒畅，脾气运化正常。饮食上可多吃一些有舒肝健脾功效的食品，如金桔、桔皮泡水代茶饮、佛手、荔枝等。金桔可做成圆肉桔饼糖，取金桔 500 g，桂圆肉 100 g，白糖 250 g，将白糖放锅内加少许水熬成粘稠糖浆，加入市售金桔饼及桂圆肉，小火煎熬，随加翻炒，至糖能拉起成丝时离火，到方盘中摊平压实，稍冷后纵横切成 100 块即成（《保健素食精选》)。

2. 术后患侧上肢肿　主要由淋巴回流不畅引起，应于术后适当加强患侧上肢的活动。如出现上肢肿，应以活血通络，健脾利水法治疗。常用药：生芪 30 g，汉防已 30 g，姜黄 10 g，桑枝 10 g，威灵仙 12 g，伸筋草 10 g，白术 10 g，车前子 30 g，芦根 30 g，鸡血藤 30 g，泽兰 10 g，牛夕 15 g。

3．内分泌治疗后的潮热，烦躁，夜间苏醒等症状　主要由体内雌激素水平下降引起。根据症状表现，中医认为多属肝郁血热。常用的有舒肝解郁、凉血散结作用的中药如：青皮、佛手、夏枯草、八月扎、玫瑰花、丹皮、旱莲草、绿萼梅等。也可用玫瑰花，绿萼梅，青皮、丹皮泡水代茶饮。对于激素依赖性乳腺癌患者，特别在用内分泌药物治疗时，应避免服用含雌激素活性的药或补品。如：人参，蜂王浆，当归等。

4．乳腺癌有益食物　① 菱角，性味甘、凉、熟食益气健脾，有抗癌作用。治乳癌验方：菱茎叶 60 g，薏苡米 30 g，煮汤代茶饮，连服数月。(注：菱肉干体内外筛选试验均有抗癌作用。《保健素食精选》)。② 茄子，性味甘凉，可做成清蒸冬菇茄：茄子 500 g，冬菇 25 g，味精，黄酒，细盐，姜葱末，香油，豆油各适量。将茄子洗净削成滚刀块，取大碗一只，将洗净的冬菇摊于碗底，放入茄块，加入以上调料和清水少许，淋些熟豆油，上屉蒸 20 分钟，淋入香油即可食用。功效：活血消肿，可作癌症病人放、化疗期间的保健饮食。注：茄子中含胡芦巴碱，是一种抗癌活性物质，并能防治白细胞减少。(《同上》)。③ 魔芋：性味辛寒有毒。功能主治：消肿散结，解毒止痛，去毒后供烹调做菜，有包装好的市售品(《同上》)。

(五) 鼻咽癌

鼻咽癌是常见肿瘤之一，其发病率虽以广东最高，但在北方亦很常见。鼻咽癌一般多发生于中年人，男性多于女性。其临床症状主要有：鼻堵、有血性或其他异性分泌物，耳鸣胀感或听力减退，甚至耳聋。偏头痛病或有复视。

由于鼻咽癌的治疗目前仍以放射治疗为主，病人常常因唾液损伤而出现口、咽干燥等不良反应，因此中医保健尤为重要。

祖国医学认为，肺开窍于鼻，“异者，肺之喉”（《难经·四十难》）。“喉咙空灶也……，即肺之系也，呼吸之道路……喉咙与咽并行”（《四十二难》）。故鼻、咽部有病，脏腑辨证当责之于肺，而肺为娇脏，易为邪侵。放射治疗往往伤津耗液，使肺气，肺津损伤，应以养阳润肺之品保养之。

常见养阴润肺食物

1. 百合微苦性平，润肺止咳　百合含微量秋水仙碱，有抗癌作用。肺燥干咳时，可用百合 50 g，款冬花 10 g，冰糖 30 g，水煎服，每日 1 剂。（《保健素食精选》）或烩百合：百合干 150 g，冰糖 150 g，白糖 50 g，青梅、桂花少许，将百合用开水泡发，入笼蒸酥，滤去水。锅内加清水适量，加白糖、冰糖、细盐少许煮化，倒入百合，小火煎煮待汁浓稠时出锅，撒上青梅丁和桂花即成（出处同上）。

2. 银耳味甘性平，滋阴润肺，益气生津　含多种抗肿瘤多糖。银耳清肺饮：银耳 6 g，百合、沙参各 9 g，冰糖 25 g，做法：将银耳浸发，用百合，沙参加水煮开，小火微沸 20 分钟，如冰糖调化即成（同上）。

3. 鲜藕味甘性寒，清燥润肺，凉血止血　蜂蜜藕汁：鲜藕 100 g，蜂蜜 25 g，将藕洗净榨汁加蜂蜜调匀即可饮用。（出处同上）

4. 甘蔗味甘性寒，清热润燥，生津止渴　甘蔗藕汁：甘蔗 500 g，藕 500 g，将甘蔗去皮切碎，鲜藕去节切碎，共榨取汁，1 日 3 次饮用。甘蔗菊花饮：甘蔗 500 g，菊花 50 g，将甘蔗切片同菊花加水煎煮去渣即可。除生津止渴外，有清热解毒作用。

四、饮食与忌口

随着社会的进步，人们对癌症的认识经过了几个阶段，从

40～50年代鲜为人知到80年代人尽皆知，到90年代几乎人人都感到了癌症的威胁。世界卫生组织分析了大量资料之后指出，尽管最近几年癌症的早期诊断和治疗已取得较大进展，但是战胜癌症的最大希望仍然在于预防。在查阅和综合大量世界文献的基础上，总结并科学地指出，癌症病例中30%～40%可以通过合理膳食及有关因素可预防50%的乳腺癌，75%的胃癌和结肠癌，饮食不合理是引起癌症的主要原因之一，约占癌症病因的35%[5]。因此，癌症是一类可以预防的疾病，在防癌措施中，不吸烟和选择营养平衡的膳食是最重要、最可行的。饮食应以食物为基础，从饮食中获取所需的各种营养素，只有当饮食不能满足人体的营养需要时，才需用药物来补充。

预防癌症应该作到：动物油和植物油都不宜多吃，限制动物蛋白质的摄入量，多吃豆制品和鱼，多吃新鲜蔬菜和水果。各种蔬菜和水果是维生素和膳食纤维的良好来源，如刺梨、猕猴桃、柑橘、山楂都含有丰富的维生素C，动物肝脏含丰富的维生素A，磨菇、银耳含丰富的矿物质，海藻、海带含丰富的碘。此外，大蒜和茶叶都含有丰富的预防癌症的活性成分。

如果已经患了癌症，有人担心吃的好、吃的多会促进癌细胞生长，这是没有科学根据的。事实上，癌症患者对蛋白质和热量的需求比正常人高25%～50%，良好的营养可增强癌症患者的抗癌能力，减少感染性并发症，延长生存期。只要饮食结构基本合理，多吃有益，限制饮食不利。

忌口，是癌症病人在治疗中经常提出的问题。关于忌口，中医和西医都有一定的道理和经验，例如，不吃霉变的食物，不要过量饮酒，不要过量食用熏制和烧烤食品，是从现代科学的角度提示人们这些食品易于致癌。祖国医学也讲忌口，但应因人而异，因病而异，因治疗方法而异。因人而异即辨证施食，根据病情的寒热属性选择食品，如患者以寒症为主，则应忌食梨、西瓜、鸭、鹅等凉性食品；如患者以内热为主，则应少吃羊肉、狗肉、鹿肉、黄鳝、辣椒等热性食品；如患者脾胃阳虚，则应忌食粘、冷、滑、腻之品，如银耳、冬葵子、年糕等；如脾胃阴虚的患者，则应少吃煎炒干果、生葱、辣椒、胡椒等。

病种忌口：胃癌患者忌食狗肉、熏制食品、刺激性调料等；食道癌患者忌食过热饮料、酒；肝癌患者应忌食硬、油炸、刺激性食品和酒；乳腺癌患者，不吃刺激性食物，忌饱和/动物脂肪及酒；肠癌患者忌酒精、加工肉食、饱和/动物脂肪；肺癌患者忌烟酒、刺激性食物；肾癌患者少吃羊肉、狗肉、咸食、烟酒及辛辣食品；前列腺癌忌食含雄激素的食物如海马、鹿茸、韭菜及韭花；胆囊癌则忌食高脂肪、酒、油炸食品，并避免暴饮暴食。

服药忌口：在服健脾和胃、温中补气药时，应忌食生冷、滑肠之品；服解表药荆芥时，应忌鱼、蟹；服补药人参时，应忌萝卜、莱菔子。另外，《本草纲目》记有“甘草忌菘菜、海菜、猪肉，地黄、何首乌忌一切血、葱、蒜、萝卜；苍术白术忌雀肉、青鱼、菘菜、桃、李、紫苏、天冬，龙牡忌鲤鱼”等。

祖国医学早在几千年前就提出防病于口的观点，如“饮食自倍，肠胃乃伤”“膏粱之变，足生大丁”即暴饮暴食，易损肠胃，多食肥甘厚味，令人内热而生痈疽疮毒之病，又提出“毒药攻邪，五谷为养，五果为助，五畜为益，五菜为充，气味合而服气，以补精益气”即祛病用药，养病食补的观点，特别以五谷为养，水果、蔬菜、肉类补充之，与现代医学提出的癌症饮食原则基本一致。

总之，提倡合理的饮食、戒烟、运动，在治疗过程中进行合理的饮食调养，是我们防癌康复的重要措施。

（李萍萍）

第 13 章　生活质量与康复

一、生活质量定义

目前治疗癌症的水平可归纳为：仅有部分患者能够治愈；大多数患者为症状缓解；而全部患者均需要关怀和照顾。WHO 确定的癌症综合控制规划包括预防、早期诊断、根治性治疗、疼痛及其症状的控制即姑息性治疗四项重点。姑息性治疗是对已不能根治的癌症患者的一种积极、全面的治疗，其中，患者的症状控制、心理障碍、社会及精神问题的处理至关重要。它关心的是生活质量，而不是生命的长短。治疗目的可用康复一词来概括，即帮助患者达到和维持其躯体、情感、精神、职业和社会行为能力的最佳状态，从而使患者及家庭得到最大安慰，获得尽可能好的生活质量。

Quality of life（QOL）的译法和解释颇多，可译为生活质量、生存质量或生命质量等，无本质区别。从医学角度来看，QOL 是指与健康有关的生活质量（HOL），简称生存质量。

临床肿瘤 QOL 的研究可追溯到 20 世纪 40 年代，由 Karnofsky 等提出的行为状态评分（KPS），现代 QOL 研究始于 1976 年 priestman 等人。1985 年美国食品和药品管理局（FDP）决定新药评价既要有提高生存时间、又要有改善生存质量的资料。1989 年美国将 QOL 测定作为肿瘤临床试验和慢性病治疗效果的评价方法。可以预计，QOL 评价将成为肿瘤临床研究终点（end point）之一。

QOL 的定义及内容常常难以准确界定。可给 QOL 下一个概念性定义，即 QOL 主要包括躯体方面、心理方面、社会人际关系（包括职业）和精神方面的健康和满意。关于 QOL 操作性定义，广而言之，QOL 就是人对其身心健康与生活环境总的满意度，也就是在一特定时间点上，个人期望与目前处境之间的差距。具体在临床上，是指一个患者将他（她）目前的健康状况与他（她）理想健康状况进行比较后所得出的评价。化疗学家 Schipper 认为，癌症患者 QOL 一般包括：躯体功能；情绪或生理机能；社会职能；疾病本身及其治疗引起的症状和体征。总之，QOL 是一个多维的、主观的、动态的、跨文化的概念。

二、生活质量的评估

QOL 测定在医学领域中的应用已有 40 余年历史，测量 QOL 的量表原型是 1949 年推出的 Karnofsky 行为状态量表（KPS）也是首次对癌症患者进行的身体机能测量。QOL 是一个多维概念，一般认为 QOL 测量维度应包括以下内容：① 身体方面——身体活动受限，身体功能，卧床天数；

② 心理方面——焦虑/压抑，心理健康，行为情绪控制，认识机能；

③ 社会方面——人际交往的频率，社会支持和网络；

④ 职责——因健康原因职责能力受限情况；

⑤ 健康的自我评价——对目前健康状况的评价，对未来健康状况的展望；

⑥ 经济——与健康有关的经济情况。

QOL 的测定通过各种量表进行。迄今为止，广为使用的量表达数百种之多，下面介绍几种常用量表：

（一）KPS 量表 1949 年 Karnofsky 等首次对癌症患者进行身体机能测量，评价其化疗前后的 QOL 变化及疗效。KPS 量表可用作 QOL 评定的总指标，但因其没有把握 QOL 的整个要领范围，只能作为 QOL 的评定基础。该量表和简化的 Zubrod 量表曾被广泛地用于应试患者的分层分析。

表 13-1 患者一般状况的积分标准

Karnofsky（KPS）			Zubrod-ECOG-WHO（ZPS）
正常，无症状及体征	100	0	正常活动
能进行正常活动,有轻微症状及体征	90	1	有症状,但几乎完全自由活动
免强可进行正常活动,有一些症状或体征	80		
生活可自理,但不能维持正常生活和工作	70	2	有时卧床,但白天卧床时间不超过50%
有时需人扶助,但大多数时间可自理	60		
常需人照料	50	3	需要卧床,白天卧床时间超过50%
生活不能自理,需特别照顾	40		
生活严重不能自理	30	4	卧床不起
病重,需住院积极治疗	20		
病危,临近死亡	10		
死亡	0	5	死亡

（二）EORTC 生活质量核心 30 问调查表（QLQ-C 30）

欧洲癌症治疗研究组织（The European Organization for Research and Treatment of Cancer，EORTC）历时 7 年于 1993 年推出跨文化，跨国度的 QLQ-C 30（Quality of life Questionnaire Core 30 Items）。它已被翻译成 38 种语言并被验证，而且在全世界超过 1 500 个试验中应用。它又增加了由 EORTC 数据中心分类的疾病特异性模块，如头颈部肿瘤，肺癌和乳腺癌。QLQ-C 30 共有 30 个指标，包括身体功能、角色功能、情绪功能、认知功能、社会功能、总体健康状况/生活质量六项功能分类。量表中还包括一系列多指标项目和单一指标，用于评价在癌症患者中经常出现的一些共同物理症状，另外，还有一附加单项，用于评价疾病和治疗对患者经济造成的影响。指标内容见表 13－2。

表 13－2　EORTC QLQ－C30 指标内容

维度	指标个数	内　容
身体功能	5	身体活动情况：提物、步行、卧床天数及基本生活自理情况。
角色功能	2	日常活动、工作及爱好的进行是否受到限制。
情绪功能	4	紧张、担心、情绪控制能力。
认知功能	2	记事是否困难及能否集中精神做事。
社会功能	2	家庭生活、社交活动有无受到妨碍。
总体健康状况/生活质量	2	自我评价总体健康状况和总体生活质量。
物理症状	12	疲劳、恶心呕吐、疼痛、吞咽困难、睡眠紊乱、食欲下降、便秘、腹泻。
与健康有关的经济情况	1	疾病和治疗对患者经济造成的影响。

六类功能项按同样的方法分别独立计分，通过线性变换后，使所有单项的得分在 0～100 间变动，得分高就代表高的功能水平。多指标及单一指标症状项目也分别独立计分，同样经线性变换成 0～100 的得分，得分高代表较严重的症状和问题。

（三）肿瘤治疗功能评估表－通用版（FACT－G）27 项　慢性疾病治疗的功能评估表（FACIT）系统是慢性疾病治疗中应用的生活质量调查表的总汇。这种测量系统从 1987 年开始开发，一普通的核心调查表开始，称为肿瘤治疗功能评估表－通用版（Functional Assessment of Cancer Therapy－General version，FACT－G）。FACT－G 量表汇集了 27 个项目，涵盖 4 个生活质量基本范围的普通问题：① 生理健康状况；② 社会/家庭状况；③ 情感状况；④功能状况。此量表被认为适合应用于任何类型的肿瘤患者。

（四）Rotterdam 症状自评量表（RSCL）－39 项 Rotterdam 症状自评量表（Rotterdam Symptom Checklist，RSCL）是用来测量参与临床研究的肿瘤患者的心理和生理疾患的肿瘤特异性工具。它已经在各种肿瘤人群中被验证。患者被要求完成 Likert 型的评分表（一点也不，很少，相当多，很多），根据上周所遭受的症状程度进行选择。

（五）症状困扰平分量表（SDS）－13 项 修改过的症状困扰评分量表（Symptom Distress Scale，SDS）有 13 个问题。其中有 11 项是评估关于症状困扰的程度（恶心、食欲、失眠、疼痛、乏力、腹泻/便秘、注意力、体征、外观、呼吸和咳嗽）。恶心和疼痛的频度也被评估。症状困扰评分量表（SDS）已经被设计成自我管理，自我报告的调查表。调查表被设计成有 7 个问项，每个问项有 5 个选项的卡片，每个问题代表一种症状并根据其症状程度按 1～5 分计分。1 分表示正常状态或没有某种既有症状的困扰，5 分表示严重的症状困扰，2 分、3 分和 4 分分别表示中间程度的困扰。2 项关于发生频率的问题，同样分成 1～5 这 5 个等级，1 分表示没有症状，5 分表示一直有症状困扰。

（六）SF－36 量表 是在 MOS 的基础上，由美国波士顿健康研究所研制的简明健康调查表。它包括 11 项共 36 个问题，分为 8 个项目，分别是生理功能、生理职能、身体疼痛、总体健康、活力、社会功能、情感职能、精神健康。可用于人群健康状况监测、疗效评价及慢性病人的健康监测等，其应用领域相当广泛。

（七）癌症疼痛及生活质量调查表 我国于 1990 年由孙燕等制定了《癌症疼痛及生活质量调查表》，通过对 1543 例癌症病人的调查分析，初步表明该量表具有一定的可靠性、有效性及灵敏性；并且认为，该问卷适用于接受各种治疗措施的所有癌症病人。其中生活质量评分标准如下（圆圈内为得分）：

1. 食欲 ① 几乎不能进食；② 食量 < 正常的 1/2；③ 食量

为正常的1/2；④ 食量略少；⑤ 食量正常。

2. 精神　① 很差；② 较差；③ 有影响，但时好时坏；④ 尚好；⑤ 正常，与病前相同。

3. 睡眠　① 难入睡；② 睡眠很差；③ 睡眠差；④ 睡眠略差；⑤ 大致正常。

4. 疲乏　① 经常疲乏；② 自觉无力；③ 轻度疲乏；④ 有时轻度疲乏；⑤ 无疲乏感。

5. 疼痛　① 剧烈疼痛伴被动体位或剧痛出现前时间超过6个月；② 重度疼痛；③ 中度疼痛；④ 轻度疼痛；⑤ 无痛。

6. 家庭理解与配合　① 完全不理解；② 差；③ 一般；④ 家庭理解及照顾较好；⑤ 好。

7. 同事理解与配合（包括领导）　① 全不理解，无人照顾；② 差；③ 一般；④ 少数人理解关照；⑤ 多数人理解关照。

8. 自身对癌症认识　① 失望，完全不配合；② 不安，勉强配合；③ 不安，配合一般；④ 不安，但能较好配合；⑤ 乐观，有信心。

9. 对治疗的态度　① 对治疗不抱希望；② 对治疗半信半疑；③ 希望看到疗效，又怕有副作用；④ 希望看到疗效，尚能配合；⑤ 有信心，积极配合。

10. 日常生活　① 卧床；② 能活动，多半时间需卧床；③ 能活动，有时卧床；④ 正常活动，不能工作；⑤ 正常活动和工作。

11. 治疗的副作用　① 严重影响日常生活；② 影响日常生活；③ 经对症治疗后可以不影响日常生活；④ 未用对证治疗基本不影响日常生活；⑤ 不影响日常生活

12. 面部表情（附图）

我们现用的生活质量分级：生活质量满分为60分，生活质量极差的为<20分，差的为21～30分，一般的为31～40分，较好的为41～50分，良好的为51～60分。

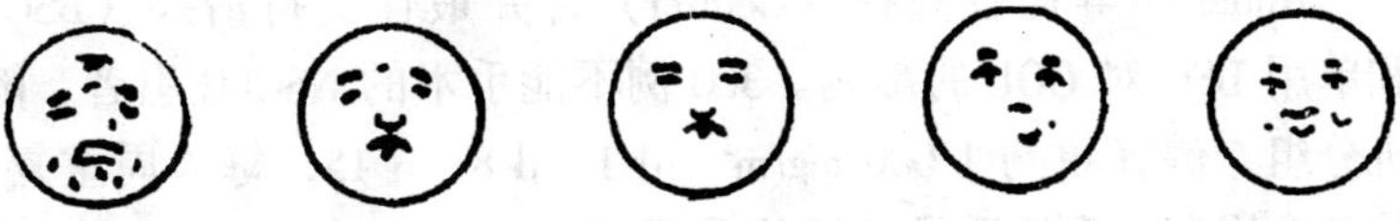

①痛苦 ②烦恼 ③平静 ④愉快 ⑤高兴

三、生活质量的研究在肿瘤治疗中的意义与应用

QOL研究在肿瘤临床研究中有三大作用：1. 评价癌症患者及其癌症疼痛的治疗效果，进行疗法的选择；2. 有利于抗癌药物、镇痛剂、止吐药物等的筛选及评价；3. 有助于了解癌症患者治疗后的远期生存状态。

（一）QOL研究在肿瘤化学生物治疗中的意义与应用

化疗对QOL有两重作用，一是通过治疗作用使QOL提高，二是由于副作用使QOL降低。仁井合久畅等认为，在化学疗法中进行QOL评价的意义在于：有助于选择合适的治疗方法；选择合适的诊疗和护理指标；以及推断预后。Bleehen发现肿瘤病人日记卡（MRC）日常生活评分（1分、2分、3分和4～5分）的肺癌病人平均生存期分别为299天，206天，154天和93天，因此，认为QOL评估可作为生存期的独立预测指标。

Helsing等人研究晚期非小细胞肺癌（NSCLC）患者的生活质量，采用支持疗法与化疗合并支持治疗对比研究，进行随机对照ⅢB期及Ⅳ期患者共48例，其中22例予以支持治疗，26例予以化疗合并支持治疗。化疗方案采用CBP 300 mg/m^2，VP－16 120 mg/m^2，口服5天，每4周重复一次，共8个周期。结果显示，化疗合并支持治疗者无论全身状况还是疾病的临床症状，均较单用支持治疗着有明显改善，中位生存期为29周，1年生存率为28%；支持治疗者中位生存期为11周，1年生存率为8%。结论说明，化疗对于晚期患者来说不仅能提高生存率，且能改善生活质量。

Anderson等比较健择（Gemzer）合并最佳支持治疗（BSC）和单用BSC对QOL的影响。300例不能手术的NSCLC患者，随机分组，健择单药1 000 mg/m^2，d 1，d 8，d 15，每4周重复，共6个周期。生活质量的评价采用EORTC QLQ－C30和LC13量表（欧洲癌症研究及治疗组生活质量核心量表），比较治疗前和治疗2个月后QOL的变化。结果表明，2个月后QOL评分改善在化疗合并BSC组占22%，BSC组仅占9%。其中以情感状况、疼痛、咳嗽、乏力等症状的改善最为明显。两组生存期比较，差异无显著性，中位生存期化疗合并BSC组和BSC组分别为5.7个月和5.9个月，1年生存率分别为25%和22%。显示了化疗在生存期无优势的情况下能缓解症状，明显改善患者的生活质量。

Bleehen等观察了497例小细胞肺癌病人的化疗效果后指出，没有明确证据表明超过最初6个疗程的化疗能延长病人的生存期，相反维持治疗增加了药物毒性作用，降低了病人的QOL。尤其在晚期转移性肺癌中持续化疗对生存期的有益影响更为有限，从QOL的角度来看，维持治疗的价值有待进一步评价。

在评估小细胞肺癌治疗新药的随机临床试验中，在211例复发的小细胞肺癌患者中，Von Pawel等比较了托普替康（Topotecan）与标准CAV方案；症状控制是研究的目的。两种方案有着近似的生存率、反应率和反应持续时间。托普替康导致更多的血小板减少症和贫血，但在虚弱，心脏毒性和神经毒性方面较少。用调查表获得的症状控制评估显示，托普替康在呼吸困难、食欲不振和全身健康方面有显著优势。试验之后，由于托普替康缓解症状的功效，被美国食品和药品管理局批准用于小细胞肺癌的二线治疗。

Goidhirsch利用无症状生存时间来评价Ⅱ期乳腺癌术后辅助治疗时的生活质量，他认为，化疗序贯内分泌治疗要比单一内分泌治疗组及未治疗组好得多。

马格丽特皇家医学院研究人员发现，晚期乳腺癌患者接受足量的CMF方案与小剂量CMF方案相比，前者毒性反应、有效率和生活质量均高于后者。与间断化疗相比较，接受延续化疗的晚期乳腺癌患者能获得更高的生活质量（与人们预期结果相反），生存期也可能会相对有所延长。

（二）QOL研究在肿瘤放射治疗中的意义与应用

癌症放射治疗对生活质量的影响和化学治疗一样，既可能提高也可能降低，具有双重性。例如：保乳术后放疗，虽然可以减少局部复发的危险性，但是放疗后正常的乳腺皮肤的纤维化，仍然会影响美观，但已经比根治术对生活质量的影响要小得多。小剂量紫杉醇虽然可以增加放射性治疗的敏感度，但是有文献证实在肺部放疗时可增加放射性肺炎的危险几率。

Per Fransson利用患者自评问卷评估前列腺癌患者盆腔放疗后性功能改变，发现性功能损害较为明显，年龄小于70岁组，损害更为突出，因此影响了患者的生活质量。

Huguenin采用了EORTC QOQC－30量表评价了长期接受放疗的79例头颈部癌患者的生活质量。根据放疗的不同范围分为三组，结果为放射野若包含双侧颞腭关节和唾液腺者，其生命质量将会受到严重影响。

组织间植入放射性粒子治疗恶性肿瘤方法的出现，提高了肿瘤杀伤的疗效、弥补了化疗和常规放疗的不足之处、而且以简单的穿刺技术、微创的方式，为难治性的恶性肿瘤或部分晚期肿瘤患者提供了生存机会，因其创伤明显减轻，提高了患者的生活质量，在肿瘤的治疗中已广泛应用。

（三）QOL研究在肿瘤外科治疗中的意义与应用

恶性肿瘤的外科治疗常常以根治性为目标，容易使患者形成新的功能障碍和畸形。近年来，随着癌症综合治疗的加强，外科手术在强调根治性的同时，还要求尽可能保持患者的机体功能和形体。在肺癌的治疗方面，外科手术仍然是首选，但是手术引起的并发症和肺组织的减少，可以明显损害肺功能，对合并慢性心肺功能不全者，术后生活质量的影响更大。故有学者提出，应尽量避免那些对病人生活质量影响较大而对延长生存期不太明显的手术。目前在乳腺癌的治疗中，普遍认为Ⅰ、Ⅱ期及部分Ⅲ期乳腺癌施行保乳手术，配合相关的辅助治疗。术后远期效果与传统的根治手术相同，同时具有更好的生活质量。

目前外科手术在微创外科方面做了大量的研究工作，临床上也开始行内镜肿瘤切除术，与传统的创伤较大的手术相比，减少了对患者机体功能及形体的损害，患者在心理上也更易接受，但是有资料显示有增加种植的危险性。

（四）QOL 研究在肿瘤中医药治疗中的意义与应用

中医学在治疗疾病时，不仅考虑患者发病的个体，而且还从其所处的环境、人际关系等方面探究起因，中医学的这种整体观及辨证论治观，比较接近于生物 - 心理 - 社会这一医学模式，它体现了心身合治。近年来，国际心身医学宣称，现代医学要向中医学寻找智慧。在我国，中医药在肿瘤治疗中主要体现在：

① 作为综合治疗的一部分，提高手术、放疗、化疗及生物治疗的疗效，减轻其不良反应，促进康复，延长生存期及提高QOL；

② 对不适宜手术、放化疗的患者或终末期患者，中医药作为主要治疗方法，其目的是尽可能控制肿瘤、减轻症状，在一定程度上改善生存期及 QOL。

谭立欣等将晚期消化道肿瘤患者分别纳入榄香烯乳注射液 + 化疗（治疗组）与单纯化疗（对照组），发现治疗组近期有效率（CR + PR）为 65.7%，高于对照组 45.1%（$p < 0.05$），治疗组患者生存质量（Karnofsky 评分）优于对照组（$p < 0.05$）。

气功是一种松弛训练方法，属于行为治疗范畴，被认为是一种以调心、调息、调身为手段的自我心身锻炼的方法。大量实践表明，气功疗法有以下几方面的疗效：

① 改善不良情绪，提高患者对疾病的自我控制感，增强战

胜疾病的信心；

② 促使日常活动增多，增强体质体力；

③ 减轻疼痛治疗的副作用（恶心、呕吐等）；

④ 提高机体免疫力；

⑤ 气功训练常常是集体式的，病友之间能互相支持、鼓励和帮助，获得一定的社会支持；

⑥ 提高生活质量，延长生存时间。

（五）QOL 研究在肿瘤综合治疗中的意义与应用

目前癌症治疗的基本方针是综合治疗，最终目的是延长生存期和提高生活质量。在肿瘤临床领域，有作者建议治疗方法的选择基于以下四种考虑，而每一种考虑的相对重要性是由治疗的不同目的来确定的：

① 首先必须考虑到医疗问题，包括疾病的本质、可能的治疗方式及其结果；

② 必须考虑到在疾病治疗过程中短期及长期 QOL 问题；

③ 应考虑到病人的爱好和选择；

④ 最后，还应考虑到其他因素，如治疗费用、家庭愿望、社会影响等等。从医生角度而言，患者 QOL 资料影响医生对治疗方案的提出、执行、取消及中止。

Miyanaga 回顾性调查了多中心的 120 例膀胱癌患者（均为 $T_2N_0M_0$ 或 $T_3N_0M_0$），分为传统切除术组和保留膀胱组（经动脉插管化疗和放疗），使用 EORTC QOL－30 量表，结果显示在生命角色、社会功能这两个生命质量的评价上，两组病人无明显差异，但前组病人更易出现便秘、腹泻、食欲减退和呼吸困难等症状，并且前组的经济影响更为明显，从而认为对于膀胱癌患者，采用动脉插管联合化疗是一种更为合适的治疗方法。

Giovagnoli 等对 101 例脑瘤患者的术后生活质量进行评估，结果表明：1. 在病程中进行积极抗肿瘤治疗（术后化疗＋/－放疗），只要肿瘤不复发，病人生活质量仍可得到进一步改善；

Moore等对舌基底部鳞癌患者治疗后的QOL进行了评价，发现单纯高剂量外照射治疗组的QOL等同于外照射合并组织间照射组，但均优于单纯手术组。放疗后颈清扫术不影响患者疗后QOL。

Vicini等报告，对于早期乳癌患者，保守手术加全乳外放疗后低剂量组织间照射可以达到电子束或X线同样的局部控制率以及长期保持乳腺自然形态的效果。

王建平等对289名放化疗病人，采用生活质量问卷（QLQ-C30）和卡氏功能量表（KPS）于治疗前、中、后检查3次。结果表明，病人整体和各方面生活质量状况均在治疗中最差，治疗后其次；治疗前化疗病人稍好于放疗病人，但治疗中和治疗后的状况则是放疗病人好于化疗病人。可能的原因是：在临床上，化疗治疗周期比放疗更长，治疗引起的反应对病人生活质量的影响比放疗重一些；放疗病人中属早、中期的相对比化疗病人多一些。在治疗过程中受影响最大的是躯体功能，整体生活质量的恢复也比较慢，受影响最小的是认知功能。影响生活质量的因素比较多，因素之间的交互作用明显，且以综合治疗方式为主，可归纳为三个方面：

① 经济状况　医疗费用来源、对生活质量有明显的影响，尤其是整体生活质量和情绪功能。

② 疾病和治疗有关的因素　肿瘤类型、临床分期和病人的治疗经历对生活质量状况尤其是躯体功能状况影响比较大；③与情绪或心理有关的因素　癌症本身是一个巨大的应激，再加上有一定副作用的治疗，对其心理冲击很大。研究发现，对治疗知识不了解、没有心理准备、感到生活事件影响较大的病人其情绪功能较差。

目前，大多数癌症患者最终需姑息性治疗，因此追求好的生活质量将成为主要目的。QOL评定有助于帮助护士改进护理计划、使之个体化，并成为评价护理干预效果的科学依据。

美国 Rush 癌症研究所 Cella 博士等利用癌症治疗功能评估问卷（FACT）测评癌症病人 QOL，发现低血红蛋白水平病人有较严重的疲劳感，影响病人的 QOL。

Ahmedzai 报道吗啡片剂与芬太尼贴剂的止痛效果无显著性差异，由于芬太尼贴剂是一种使用方便的非侵袭性给药方法，患者使用贴剂可获得更好的 QOL，但是要注意掌握剂量。

（六）QOL 研究在恶性肿瘤骨髓移植治疗中的意义与应用

大剂量化疗（HDC）合并自体骨髓移植（ABMT）是临床肿瘤领域中有争议的课题。QOL 研究大多集中在 BMT 恢复阶段后期，结果表明：尽管大多数患者在 BMT 后 1 年内躯体功能状况（体力、性功能、工作问题）明显恢复，但仍有近 40% 的患者需经过几年后才得以康复。BMT 存活者的精神异常和社会心理问题（如抑郁、焦虑）要比对照组或正常人多见。25% ~ 33% 的 BMT 患者主诉 BMT 后出现中、重度社会心理问题。

（七）QOL 研究在老年肿瘤患者中的意义与应用

大多数肿瘤的发生率随着年龄的增加而增加：新诊断肿瘤患者超过 50% 和所有肿瘤死亡者超过 60% 发生在年龄 > 65 岁的老年人。尽管过去的 20 年中肿瘤治疗取得了很大的进展，并使年龄 < 50 岁患者的死亡率下降，但对于更年老的患者其肿瘤相关死亡并没有下降。

由于普通人群的寿命延长以及使人卧床的疾病发病率升高，生活质量的评估在过去 20 年中已经变得越来越重要。因为测量方法、临床应用和研究方向的不明确，评估老年肿瘤患者的生活质量仍有争论。目前存在的随机临床试验是长春瑞宾意大利研究组（ELVIS）特别针对老年肺癌患者设计的，其中评估了生活质量并将其作为第一观察目标。

这项临床试验将 154 例老年晚期非小细胞肺癌（NSCLC）患者随机分组接受最佳支持治疗（BSC）+ 长春瑞宾或单一最佳支持治疗。研究目的是生活质量和生存率。用 EORTC QLQ – C30 和特异性 QLQ－KC13 量表评估生活质量。在 ELVIS 试验中，应用长春瑞宾延长晚期 NSCLC 老年患者的生存期，与最佳支持相比，对生活质量产生了正面影响。功能评分尽管只在认知功能方面达到统计学差异，在健康状况方面处于临界水平，但是接受化疗的患者比对照组好。长春瑞宾治疗的患者，其肺癌特异性评分（疼痛和呼吸困难）要明显高于对照组，但治疗相关毒性（便秘、恶心和呕吐、脱发、末梢神经病变）的评分明显低于对照组。大部分患者能很好地耐受这一治疗，只 5 例患者（7%）终止治疗（4 例患者 3～4 度便秘和 1 例患者 2 度的心脏毒性）。另一项关于严重疾病患者的研究出乎意料地显示这些老年患者在生活质量和生存期的选择上更注重后者。这也许是老年患者的一种心理反映。

四、提高肿瘤患者的生活质量的措施

1997～1998 年世界卫生组织（WHO）和美国临床肿学学会（ASCO）有关学者估计全世界每年新发生的癌症病人为 1 000 万，死于癌症的病人在 600～700 万之间，平均占死亡总数的 12%。在居民常见死亡原因中发达国家居第一位（占死亡总数的 22.3%），发展中国家居第二位（占死亡总数的 9.5%），其中最重要的癌症是肺癌、胃癌、乳腺癌、大肠癌、口腔癌、肝癌、子宫颈癌和食管癌。生活质量的改善作为肿瘤治疗的最终目标之一日益受到重视。生活质量的提高涉及多方面的内容，包括症状控制，健康教育，精神支持等。现仅就姑息治疗做简单介绍。

世界卫生组织（WHO）对姑息治疗的定义是“姑息治疗医学是对那些不能进行治愈性治疗的患者完全的治疗和护理。控制疼痛及有关症状，并对心理、精神和社会问题予以重视。其目的是为病人和家属赢得最好的生活质量。姑息治疗同样适用于早期肿瘤病人，将姑息治疗与抗肿瘤治疗相结合。”

姑息治疗的内容　癌症疼痛的控制；肿瘤姑息治疗手段的实

施；肿瘤伴随或治疗所致症状的诊断评估、预防和治疗；心理和非癌性躯体疾病的预防和治疗；终末期病人的治疗和护理。

关于癌痛的处理 癌症疼痛的治疗方法虽有多种，如① 放疗、化疗和外科手术等抗癌治疗；② 药物治疗；③ 心理治疗；④ 相关物理方法的治疗；⑤ 神经外科治疗。但多年来认为药物治疗乃是主要方法。

WHO 三阶梯癌痛治疗方案 是国际上已被广泛接受的药物治疗方法，只要正确地遵循该方案的基本原则，90%的癌痛患者能得到很好的控制。**给药必须遵守五个基本原则**：① 按阶梯给药；② 口服给药；③ 按时给药；④ 个体化给药；⑤ 注意具体细节。

关于症状处理 多数症状的处理均有随机对照试验或其他临床验证依据可循，已成为较为规范的处理依据。如高钙血症（双磷酸盐、水化、降钙素等），肿瘤性贫血（红细胞生成素），骨转移性疼痛（放疗、全身化疗、双磷酸盐），疼痛（依三阶梯止痛方案），脑转移的治疗（放疗、皮质激素、脱水），厌食（地塞米松、甲地孕酮），便秘（乳果糖、番泻叶），腹泻（易蒙停、思密达），恶心、呕吐（地塞米松、胃复安、恩丹西酮），粒细胞减少（粒细胞集落刺激因子），脊髓压迫（手术、减张、地塞米松、放疗），抑郁（三环类药物或选择性 5 - HT 再摄取抑制剂），带状疱疹（抗病毒、止痛），上腔静脉压迫综合征（地塞米松、放疗、化疗），深静脉血栓（肝素、低分子肝素）等。关键在于早诊断，早治疗。

总之，期望自患者到医院接受治疗开始，建立以患者为中心的自知、自治式治疗体系，对患者实施来自精神、身体、社会等多方面的全方位、多学科、立体式的综合治疗。

（肖宇）

参考文献

1. 石秉霞，吴海生主编．临床康复学．青岛：青岛出版社，1998．1~12
2. 孙燕，汤钊猷等译．临床肿瘤手册．长春：吉林科学技术出版社，2003．820~830
3. Richard Payne，Juan Santiago - palma，Andrea Chevile．Introduction．Cancer 92/4 supplement August 15，2001，969 - 974
4. Lynntt Gorber，Cancer Rehabilitation into the future．Cancer 92/4 supplement August 15，2001：975 - 979
5. Whelan TJ，Mohide EA，Willan AR，et al．The supportive are needs of newly diagnosed cancer patient．attending a negional cancer center，Cancer，1997；80：1518
6. Alexander HG，Paterson F．Bone metastases：potential for molecular prevention American Society of Clinical Oncology Education Book，2003．81 - 88
7. Katrin Gaardbo kuhn，Ellen Boesen，Lone Ross etal．Evaluation and outcome of behavioural changes in the rehabilitation of cancer patients：areview．Eur of cancer，2005，41：217~222
8. K．M．Kash，R．Mago，Elisabeth J．S．Kunkel．psychosocial Oncology：supportive care for the cancer patient．Semin oncol．2005，32：211~218
9. Ross J，Boesen EH，Dolton SO et al．Mind and Cancer：does psychosocial intervention improve survival and psychological well - being．Eur J Cancer，2002，38：1447~1457
10. 安德鲁·韦尔（Andrew Weil）著．诺曼、刘立伟译．不治而愈——发现和提高人体自我康复能力（Spontaneous Healing）．北京：北京新华出版社，1998
11. 谭仁祥主编．植物成分功能．北京：北京科学出版社，2003，510~527
12. 徐厚恩主编．Theprogress of Resource，Environment and Health in china（英文版）．北京：北京大学医学出版社，2004，115~148
13. Pierce JP，Faerber S，wright A et al．Feasibility of a randomized trial of high - vegetable diet to prevent breast cancer recurrence．Nutr cancer，1997，28：

282～288
14．Cassileth．B．R，Dong．G．Complementary and alternafive therapies for cancer．Oncologist，2004，1：80～89
15．郭红卫主编．医学营养学．上海：复旦大学出版社，2003，2～49；98～103；146～451
16．Wall LM：Changes in hope and power in lung cancer patients who exercise．Nurs Sci．Q2000；13（3）：234－242
17．Segal R et al：Structured exercise improves physical functioning in women with stage Ⅰ and Ⅱ breast cancer：results of a randomized controlled trial．J Clin oncol 2001；19（3）：657－665
18．Fairly AS．Physical exercise and immune system function in cancer survivors．Cancer 2002；94（2）：539－551
19．Delisa JA and Gans BM：Rehabilitation Medicine：Principle and practice．Third Edition．Lippincott－Raven Publishers．Philadelphia 1998，P1298，1295，1300
20．Winningham ML：Strategies for managing cancer－related fatigue syndrome．Cancer Supplement August 15，2001；92（4）969
21．Schwartz AL et al：Exercise reduces daily fatigue in women with breast cancer receiving chemotherapy．Med Sci Sports Exerc 2001；33（5）；718－723
22．Delisa JA：Rehabilitation Medicine：Principle and practice．Second Edition．Lippincott Company，Philadelphia．1993，P918
23．Nagamatsu Y et al：Preoperatice ecaluation of cardiopulmonary reserve with the use of exercise expired gas analysis during exercise testing in patients with squamous cell carcinoma of the thoracic esophagus．J Thorac Cardiovasc surg 2001；121（16）：1064－1068
24．Braddom RL：Physical Medicine and Rehabilitaiton．W．B．Saunders Company．1996，P1210
25．Kirshblum S et al，Rehabilitation of persons with central nervous system tumors．Cancer supplemtnt，Augest 15，2001：92（4）：1032
26．Lane JM et al：Rehabilitation for limb salvage patients．Cancer Supplement 2001；92（4）：1015
27．曾益新主编．肿瘤学。北京：人民卫生出版社，1999，196～220

28．高晓明主编．医学免疫学基础。北京：北京医科大学出版社，2001．4 ~8
29．Naredi P．Histamine as an adjunct to immunotherapy．Semin Oncol，2002，29 (3 Suppl 7)：31-4
30．Kirkwood J．Cancer immunotherapy：the interferon - alpha experience．Semin Oncol，2002，29 (3 Suppl 7)：18-26
31．Foss FM．Immunologic mechanisms of antitumor activity．Semin Oncol，2002，29 (3 Suppl 7)：5-11
32．Gunzer M，Grabbe S．Dendritic cells in cancer immunotherapy．Crit Rev Immunol，2001 (1-3)：133-145
33．王哲海、孙莉、于金明主编．肿瘤化疗不良反应与对策．山东：山东科学技术出版社，2002．98
34．陆道培等．中国医院用药评价与分析．血液系统合理用药专家会议纪要．2003，6：323
35．Bunn PA，Crowley J，Kelly K，et al．Chemoradiotherapy with or without granulocyte - macrophage colony - stimulating factor in the treatment of limited - stage small cell lung cemcer：a prospective phase Ⅲ randomize study of the southwest Onoology Group．J Chin Oncol，1995；13：1632-1641
36．Momin F，Kraut M，Lattinp，et al．Thrombocytopenia in patient receiving chemoradiotherapy and G - CSF for locally advanced non - small cell lung cancer (NSCLC)．Proc Am Soc Clin Oncol，1992，11：1214-1234
37．Bulter RD，Waites TM，et al．Timing of G - CSF administration during intensive chemotherapy for breast cancer．Proc Am Soc Clin Oncol，1992，11：403
38．王欣茹、郝静、罗庆良。IL-11对造血的刺激作用及在辐射损伤治疗中的应用，国外医学·放射医学核医学分册，2003，27：42~44
39．周际昌．抗肿瘤药物的不良反应及处理．实用肿瘤内科学．北京：人民卫生出版社．第2版，2003：28-38
40．方建飞，蒋梅芳，俞立农等．食管癌放射治疗所致食管粘膜炎症．中华护理杂志，1999；34 (12)：722-723
41．冯惠霞，卢儒彪，胡莲英等．食管癌放射治疗致放射性食管炎的护理．护士进修杂志，2001；16 (1)：47-48
42．孙鲁梅，姜若兰．便秘及其治疗．辽宁药物与临床，2002；5 (3)：118

-120
43. 王哲海，孔莉，于金明. 肿瘤化疗不良反应与对策. 山东：山东科学技术出版社，2002. 68-93
44. Holland Frei Cancer Medicine 5th edition 2000; section 40, 151 Laurie D. Deleve Liver function and Hepatotoxicity in Cancer 2317-2323
45. Moertel CG, Fleming TR, Macdonald JS, et al. Hepatic toxicity associated with fluorouracil plus levamisole adjuvant therapy. J Clin Oncol, 1993, 11 (12); 2386-2390
46. Joel SP, Shah R, et al. Predicting etoposide toxicity: Relationship to organ function and protein binding. J Clin Oncol, 1996, 14: 257-267
47. Tamura T, Sasaki Y, Nishiwaki Y, et al. Phase I study of paclitaxel by three-hour infusion: hypotension just after infusion is one of the major doselimiting toxicities. Jap J Cancer Res, 1995, 86: 1203-1209
48. 张克君综述、高焱明审校. 肝脏功能障碍量化指标的评价及意义. 国外医学外科学分册，2003，1：263~267，4-7
49. 麻晓林，陈伟，金榕兵. 肝损伤后检测肝功能指标的实验研究. 创伤外科杂志 2003，vol 5 (1)：20-22
50. Holland Frei Cancer Medicine 5th edition 2000; section 40, 147 Urologic Complications 2317-2323
51. 刘皋林、王雯佶. 化疗药物细胞保护剂的应用进展. 药学实践杂志，2002，3：144-147
52. 张树军、张树才、李佩文等. 阿米福汀保护肾脏的疗效观察. 中华肿瘤杂志，2002，1：101-103
53. 陈楠、沈平雁. 肿瘤化疗药物与肾脏损害. 临床内科杂志，2003，4：171-173
54. 许洪涛、黄胜利. 腹膜透析配合腹腔内化疗治疗消化道恶性肿瘤并急性梗阻性肾功能衰竭临床观察. 中华肾脏病杂志，2002，3：178
55. Woodland, Cindy, Ito, Shinya, Granvil, et al. Evidence of renal metabolism of ifosfamide to nephrotoxic metabolites. Life Sciences, 2000. 1: 109-117
56. Ableloft MP, Arinitage JO, Lichter AS, Niederhcebr JE. 临床肿瘤学. 第2版. 北京：科学技术出版社，2001. 1048
57. Chien KR. Myocyte survival pathways and cardiomyopathy: implications for tras-

tuzumab cardiotoxicity. Semin Oncol, 2000, 6 Suppl 11: 9 – 14; discussion 92 – 100
58. Sparano JA, Brown DL, Wolff AC. Predicting cancer therapy – induced cardiotoxicity: the role of troponins and other markers Durg Saf, 2002, 5: 301 – 11
59. Lacko A, Wlodarska I, Zymlinski R, et al. Cardiac toxicity in cancer therapy. Pol Merkuriusz Lek, 2002, 73: 79 – 85
60. Chronowski GM, Wilder RB, Tucker SL, et al. Analysis of in – field control and late toxicity for adults with early – stage Hodgkin's disease treated with chemotherapy followed by radiotherapy. Int J Radiat Oncol Biol Phys, 2003, 1: 36 – 43
61. Biganzoli L, Cufer T, Bruning P, et al. Doxorubicin – paclitaxel: a safe regimen in terms of cardiac toxicity in metastatic breast carcinoma patients. Results from a European Organization for Research and Treatment of Cancer multicenter trial. Cancer, 2003, 1: 40 – 5
62. 侯杰，戴令娟主编．现代肺弥漫性疾病学：北京：人民军医出版社，2003．3 – 4
63. 陈振东、孙燕、王肇炎主编．实用肿瘤并发症诊断治疗学．安徽：安徽科技学技术出版社，1997．148 – 149
64. achtay M. Pulmonary complications of anticancer treatment. In: Abelloff MD, Armitage JO, Niederhuber JE, Kastan MB, McKenna WG eds. Clinical oncology, 3rd ed. Philadelphia, Pa. Elsevier: Churchill Livingstone, 2004, 1245 – 1247
65. 文芳、钱飞宇、素云英．肺癌放疗与放射性肺炎的研究．实用肿瘤学杂志，2000，4：274 – 275
66. Abid SH, Malhotra V, Perry MC. Radiation – induced and chemotherapy – induced pulmonary injury. Curr Opin Oncol, 2001, 4: 242 – 248
67. 李惠萍、王俊杰、马力文等．乳腺癌放化疗致放射性肺炎与相关因素分析．中华放射医学与防护杂志，2004，6：507 – 509
68. 季宇彬，等．补中益气汤对环磷酰胺抗癌活性和毒性的影响．中国中药杂志，1989，3：48
69. 李玲．六味地黄丸（汤）研究新进展．中国中医药杂志，1995，5：310
70. 陈君石、闻芝梅主译．食物营养与癌症预防．上海：上海医科大学出版社，1999．4
71．罗健、储大同．评价生活质量在中医药治疗恶性肿瘤中的作用．中华肿瘤杂志，2002，4：411－412
72．Miyanaga N，Akaza H，Shinohara N，et al．Assessment of QOL and survival for patients undergoing radical cystectomy or bladder cancer［J］．Nippon Hinyokika Gakkai Zasshi，1999，90（3）：445－453
73．赵剑波、李彦豪．癌症患者生活质量评价的现状及展望．中国肿瘤，2002，11（6）：321－322
74．孙燕，顾慰萍．癌症三阶梯止痛指导原则．北京：北京医科大学出版社，1995．5：92－108
75．王建平、崔俊南．癌症患者生活质量状况及影响因素研究．中国临床心理学杂志，2000，8（1）：23－26
76．罗健、孙燕．癌症患者生活质量研究．中国肿瘤，2001，10（2）：76－77
77．刘淑俊．姑息医学总论．全国姑息治疗与癌症止痛学习班讲义，2002，32－35